苏佳灿 著

刀尖舞春秋

冷暖

一名创伤骨科医生讲述的故事

文汇出版社

爱最伟大

人生就是一列开往坟墓的列车
行驶再慢的列车
也有一个又一个的站台
很难有人
可以自始至终陪着走完
再漫长的故事
也有完结的时候
再亲密无间的旅伴
也有分开的时候
当陪你的人要下车时
即使不舍也该心存感激
然后挥手道别
旅途上经历的事情
可能会被我们遗忘
旅途上学到的东西
我们却会将它记在心间
因为遇见你
我才知道我也能拥有美丽的记忆
所以，无论你怎么对待我
我都会用心去宽恕你的恨
用心去铭记你的好

——宫崎骏

世间冷暖逐处年 火井自温冰井涸

记忆是冰冷的，回忆是温暖的。

许多普通人的一生，如同乡间小路边的无名小草，悄无声息地走完一生，既不惊天也不动地，默默无闻；更多平凡人的一生，如同荒郊野外的废弃水潭，虽经雨雪也经风霜，却平静得甚至于连水波的皱纹都不兴，寂静无声。静悄悄地来，静悄悄地走，没有一丝波澜。

如果让每个人独自选取对自己人生最有影响的关键节点，相信不同人会有不同的答案，都会努力寻找各自不同的参照物或者坐标，比如一餐饭、一杯茶，或者一次旅行、一场无法表白的恋爱，甚至于一次没有对错的吵架。尔后从记忆库中选取值得品味的部分，稍事修饰加工，形成自己独特的人生故事。

我在上海生活工作二十七年有余，刻骨铭心的记忆都与天气密不可分，诸如遭遇第一场不请自来的倾盆大雨，第一次不期而遇的史上最高温热浪，第一次破坏力极大的台风麦莎，第一次毫无征兆漫天飞舞的鹅毛大雪。在每一个恶劣天气背后，都有许许多多普通人在为生活忙碌奔波、奋力前行，于我而言，都是生存的点点滴滴。

2004年6月31日，上海，骄阳似火，博士毕业后顺利留在医院工作，开始了救死扶伤的新征程。医院福利待遇不错，分配给我一间带有独立卫生间的10平方米单身公寓，可以放置一张单人床，一张办公桌，麻雀虽小五脏俱全，好歹在上海有了第一个小窝。单身公寓位于医院内部，优点甚多，尤其上下班特别近，步行五分钟可以到病房，两分钟即可到食堂，洗澡或在手术室，或去医院公共浴室，都能够轻松完美解决。

别小看医院一间单身公寓，却是满身疲惫之后温暖的容身之所，于我而言，不亚于五星级酒店的豪华客房，给了我立足上海的根基与勇气。杜甫先生的"安得广厦千万间"对当时的我来说并不存在，只是随着结婚生子，10平方米的房子显然无法生活，于是开始租房。

中原地区之所以很熟悉，是因为我从博士毕业留沪工作开始，便混迹于其中，租房让我对当地有了许多更深刻的体会。掐指一算，曾经在世界路99弄、市光一村、民星二村、安波路教师公寓等租过房子，每一次搬家都是被逼无奈的过程，房东给的理由不外乎亲戚回国、外地家人来沪工作等等，目的是提前终止租房协议。人在屋檐下，必须要低头，即使我知道房东只是不好意思直接涨房租罢了，却也无可奈何，印象中大概每隔半年，最长一年都要重新找房子、搬家。

麦莎台风来袭时，我租住在市光一村一栋十八楼高层的七楼，房子构造很独特，电梯出来有三个不同出口，每个出口进去两户人家，隔壁是个独居的90岁老奶奶，满头白发，特别慈祥，与我奶奶很相像，偶尔有个50岁左右的中年男人来探望她，与她之间的关系我并不清楚，每次来都会用语速很快的上海话大呼小叫，我甚至担心老奶奶心脏是否能够承受得了，经常有要过去制止的冲动！每次我回家，一推开门老奶奶都会探出头来，用上海话跟我打招呼"侬回来啦"，让我颇感温暖。熟悉之后，老奶奶会给我讲她的过去，她曾经家境殷实，曾经读过大学。算算老奶奶的年龄以及她的修养和家教，估计当年亦是上海滩数得着的家庭呢！她终身未婚，没有子嗣，常来串门的男子是亲侄子，来的目的希望把房子提前转给他，而她只同意百年之后作为遗产赠予，担心一旦提前给了侄子，万一侄子翻脸，她连落脚的地方都没有了。

麦莎是我目前为止遇到过的最大台风，雨量巨大、破坏力极强，房子年久失修、阳台漏水，不多一会儿便积了较多雨水，我必须一直从阳台舀水，快速跑到卫生间倒进马桶里，忙得不亦乐乎。大概晚上 11 点左右，突然有人敲门，我以为是物业人员上门检查是否需要紧急检修，开门一看却是隔壁老奶奶，她浑身湿透、脸色苍白，我很惊讶，赶紧请她进屋，她颤抖着说家里进水了，请我能否帮忙看一下，我二话不说赶紧跟她过去。老奶奶家里的漏水比我想象还要严重，赶忙帮她把阳台漏水地方用破旧衣物塞住，减缓漏水速度，再拿脸盆帮忙处理积水，忙乎了大半个小时，终于基本控制住了。

那天晚上我过得很充实，一会儿处理家里阳台的积水，一会儿处理隔壁老奶奶家里的漏水，一直到第二天早上麦莎顺利从上海过境，同时把雨水统统带走。那夜过后，下班很晚回家时，门口经常会有一些上海风味的饭菜摆放在凳子上，许是老奶奶特意犒劳我，每当此刻，总会有一股暖流从心底涌起。后来，由于房东移民澳洲，告诉我要卖房子，不能再租给我了，无奈之下便只能再次搬走，离开后我还回去看望了老奶奶几次，感觉她的身体日渐衰弱，后来因为工作繁忙，便渐渐与她失去了联系，不知道老奶奶现在人在何方了？

最后一次租房在教师公寓，房东就在隔壁小区，让我搬家的理由同出一辙。我有时候想，难道直接说涨房租那么难吗？万般无奈之下 2007 年底下定决心贷款买房，12 月中旬趁着下班去莱茵半岛看房子，看了第一眼便二话不说定下来了，如此爽快并非有钱任性，而是被逼无奈。前面房东给的搬家时间是元旦前，我没有资格挑三拣四，正好屋主同意没有过户前就让我提前搬进去，解了燃眉之急。天下还是好人多啊，屋主是上海外国语大学的老师，因为买卖房子缘故常有联系，多年以后其夫人腰椎手术，我提供了热情而专业的帮助。

我跟很多人说对 2008 年 1 月 1 日那场大雪印象深刻，除了急诊暴涨的摔跤骨折患者，还在于那一天，当我处理完全部外伤患者下班已近傍晚，临时喊了几个朋友帮忙搬家。那时漫天大雪，我和朋友及家人在雪地里搬着东西艰难前进，儿子尚年幼，不知愁滋味，欢快地在雪地里玩耍，洒下阵阵欢笑声。当时浑身是汗，衣服湿透，内心尚温暖，毕竟从此之后可以告别搬家的窘迫了。等搬家结束，我直接躺倒在地上，连喝水的力气都没有了。因为时间太紧张，家具一直没有来得及买，打了几个月地铺，却也乐在其中。

任何一个刚毕业工作在上海的普通人，都会如我一般，真真切切感受到活在上海的巨大压力。不少人如同夹心饼干看似香甜却动弹不得的中间层，被工作与生活紧紧夹击，不敢松懈，不敢偷懒，因为你的每一次不小心与放松，都会成为被他人替代的最佳理由。活在上海，没有给自己喘息的理由，你说你苦，总会有人比你更苦，你说你难，总会有人比你更难，你说你累，总会有人比你更累，你说你拼，总会有人比你更拼。正是：朝是暮还非，人情冷暖移。

行走人世间，冷暖始终伴随每个人的每一段旅程，不论你是达官贵人或是市井小民，饱一顿或饥一顿，一日三餐无时无刻均与冷暖相关联。冷暖，是母亲眼中儿女最让她揪心的关切，冷了怕不够暖和，热了怕不够舒适，冷暖，是母亲心中最柔软的记忆。

小时候，每到饥荒年，村上常有一些不知来自何方、四处游荡的乞丐，清一色衣着褴褛，饱经风霜的皮肤脏兮兮且异常黝黑，背上总有一个破旧的蛇皮袋，袋里想必就是简单的一两件御寒或换洗的衣服，一手拿着一根打狗棒用于防身，另一手拿着一个饭碗用于讨饭。他们嘴里经常说着一口听不懂的话语，在闽南，对满嘴普通话或不说闽南话的人，统一有个称呼叫"阿北仔"，意即来自北边的人，无从考证该称呼的来历，但是很明确这个称呼带有一定程度的轻视甚至于轻蔑，是一个偏贬义的称谓。如果你到闽南，不会说两句闽南话，操着满嘴的国语，那么闽南人就会在心中默默把你当作阿北仔。现在这个称呼慢慢由贬转褒，带有一点点戏谑或调侃味道，并非全然是排斥口吻，如我这种在外时间久的闽南人，与乡人聊天时，有时会因长时间不说闽南话，一时卡壳，用普通话代替家乡话，每每此时也会自嘲"自己变成了阿北仔"。

对于乞丐，不同村民态度截然不同，小孩子是感觉新奇的，每次见到乞丐来村里，一帮小孩都会从村口簇拥着一路跟跑，如同看到外星人般大呼小叫，提醒更多小孩来围观。他们每到一户人家，都会敲敲门，嘴里叽里咕噜说着一堆吉利话，打狗棒夹在腋窝下面，双手捧着破旧的碗，不论主人是否给他们东西吃，都会整齐划一不断地鞠躬致谢；但是村里的大人则是提防的，经常吓唬孩子要远离乞丐，理由不外乎某某家里小孩被路过乞丐拐走了，此类传言并未有确凿证据，无非是要小孩子对他们具备恐惧心理，尽量远离，避免被拐走。

不过小孩被拐走的案例，在我所在村落从未发生过，我从来没有见过哪个小孩被乞丐拐走。试想一下其实很难实现，当时交通相当不便，乞丐都以行走为主，距离自己家乡十万八千里，真想拐带小孩，又如何能够逃过警觉村民的眼光呢？毕竟一个乞丐带着一个小孩，无论如何都会引来路人的见义勇为，想来不大切合实际，只是村民表达对乞丐的一种敌意罢了。

当时我还未上学，跟奶奶住在乡下，乞丐隔三岔五就会遇到，有时候他们甚至会睡在屋后的茅草屋里，他们相当友善，并不产生任何攻击性。奶奶对待乞丐的态度是一贯的，可怜且同情，并尽可能去帮助他们。记忆中好几次奶奶都特意喊我捧着一碗稀饭或者拿上一张摊好的面饼，嘱咐我给他们送过去，由于长期形成的恐惧心理，我每靠近他们一步，手里的碗就抖得越加厉害，基本上可以听到自己心跳的声音，经常还未走近乞丐，稀饭已经抖落掉一半了，大约距离两米远便将碗往地上一摆，大吼一声"呼你甲"（闽南话：给你吃），不管他是否听懂我的话，扭头便跑，担心跑慢了有被抓住的危险，尔后快速回去向奶奶报告任务已经圆满完成。

彼时的我感到很疑惑，经常问奶奶为啥要给这些乞丐东西吃，毕竟家里并不是很富足，勉强够上温饱，自顾尚且不暇，况且很多大人都说他们是坏蛋，是会偷小孩的贼。此时奶奶就会和蔼地摸摸我的头，语重心长地说：他们也是人，也是一条命。短短一句话，奶奶用非常和缓的闽南话说出来，抑扬顿挫，相当震动我幼小的心灵，从而铭记至今。或许源于奶奶的言传身教，时至今日我仍然保留着遇到乞丐就会或给钱或给物的习惯。

奶奶的善良始终影响着我，在她身上，见证了许多人性的光辉。我记得非常清楚，奶奶的双手略微弯曲时，手掌心中央就会自然呈现一颗橄榄的形状，奶奶经常跟我说，这是一颗金橄榄，只有心地善良的人才会有，这是老天爷提醒我经常帮助那些困难之中的人，一张饼、一碗粥，都是善意。勿以善小而不为，勿以恶小而为之，奶奶手中的金橄榄，一直铭刻在我的脑海里，告诉我任何时候对他人都存有善意，即使他人虐我千百遍，我依然待他如初恋。正因为此，之后走上从医之路，面对每一个患者，我都会时时刻刻用奶奶这句话来警醒、鞭策自己，对他人保有敬意和善念。

世态从来分冷暖，人情未必尽炎凉。我们对待他人的态度，不仅是社会冷暖的一部分，更是我们内心冷血与否的判断，奶奶为我指明了方向，划出了标准。医者需要比普通人更有温度，才能在患者需要温暖的时候，毫不犹豫地挺身而出。比起烟火，冷暖更贴近我们每一个人的生活，烟火很多时候只是外在的表观，是呈现在我们面前的社会真实。而冷暖则不然，冷暖代表的是真实社会背后的另一面，更加侧重于每一个个体的感受，所谓冷暖自知，便大抵是吾言岂须多，冷暖子自知。

有人说这个世界上，并不存在所谓的感同身受，此言不虚。要对一个人的人生或者经历感同身受，确实非常困难，很多时候你的费尽周章与绞尽脑汁，都不过是对安慰者的一种言语安抚罢了，并不能起太多作用，每个人对于冷热的感受完全不同，同一件事情，不同人视角不同，所折射出的温度千差万别，冷暖自知，伤口自愈。人与人之间的关系脆弱而不稳定，多少海誓山盟或者歃血为盟，转眼便成过眼云烟，如同曾经他的生命里有过你，曾经你的生命里有过她，最终有缘无分，彼此擦肩而过亦是人间常事，相聚的暖、分开的冷，都是生命无法躲避的一部分，但至少可以期待，在冰冷的世界里，努力带一份温暖给彼此内心。

最近身边心理健康出问题的朋友不少，在外人看来，他们都是非常优秀的个体，家庭事业发展顺利，颇令人羡慕，可惜残酷的竞争没有压垮他们，虚弱的心理防线却将之前全部努力击得粉碎。每每听到此类消息，都特别感慨，是什么造成了此种人间悲剧的发生？很多时候，人生路上的不少烦恼都是自寻的，往往在于给自己设定了许多无法实现不切实际的目标，久而久之满满的挫折感会导致更加强烈地对现状不满足，进而对未来失去信心。究其原因，在于内心无法像阳明先生所言做到内心平静，勇敢去撼动内心贼，当然撼山中贼易、撼心中贼确实难上难。或许对很多人和事，我们应该深刻理解身边人能力的不足，理解自身能力的不足，理解社会环境的不如意，从而达到与自己、与他人的全面和解甚至妥协。知足方能常乐，或许你今天所站立的位置，已经是许多人苦苦追求、梦寐以求的人生天花板。

前几天，有朋自北方到上海出差，相约在茶室品茶。其间友人谈到北方某地一家小本经营小饭店，店面估摸 15 平方米，门口店招连个像样牌子都没有，红纸上简简单单写着小李餐馆四个大字，字并非出自名家手笔，歪歪扭扭，更像是作者酒醉之后即兴的涂鸦，虽不高雅却很亲民。老板 38 岁确实姓李，平素待人和善，从不苛刻，主营各种小菜和面饼，素菜一小碟 3 元钱，荤菜一小份 5 元钱，为了招揽客户，小李特意优惠酬宾，声明点满三个菜，面饼免费供应。附近工地较多，由于价格公道合理，非常适合工人们解决三餐，故而食客络绎不绝，生意对付得过去，温饱之余尚有些许盈余。

不过自打疫情开始以来深受影响，不少工地主动削减工作量，导致工人锐减，与此同时食物原材料价格疯涨，食客减少导致小李老板无法做到薄利多销。涨价不现实，工人们也很困难，消费承受能力并不强，随着时间推移，周边如他一般小饭店纷纷关张另找其他活路了，只剩下少数几家苦苦支撑。

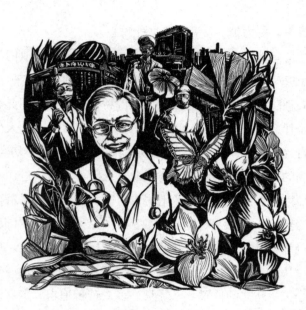

刀尖舞春秋·冷暖

　　小李心想，疫情具有普遍性，到哪里能够找到更好的营生呢？与其重新开始，不如勉力坚持，或许能够迎来曙光也说不准？随着日子一天天推移，餐馆的生意并未有起色，每天都在亏本中度过，小李内心的烦闷、纠结与痛苦显而易见，平常挂在脸上的笑容日渐稀少，对待食客的态度渐渐不如往日和善。工人的日子显然不好过，有些工人经常过了饭点才到店里来，点上几个素菜，便以工地人少任务紧，要求打包带走，每次都要捎上五六张饼，想必是几个工人合起来共同的午餐，无非为了省一点午餐费。

　　小李老板虽然心痛却也不好意思发作，毕竟允许打包是他自己定下的店规，而且从没有规定打包面饼的数量，自觉的食客很少打包超过三张面饼。之后每次见到打包的客人，小李脸色一次比一次难看，之所以总爆发，在于某天一个农民工兄弟点了土豆丝、青椒炒蛋和炒豆芽三个菜，居然取了十多张饼打包带走。小李冷漠地看着工人上述行为，脸色铁青，当工人结账时，他愤怒地将打包盒狠狠摔到地上，猛然间痛哭流涕，指着工人破口大骂，骂他们无耻、骂他们下流、骂他们脸皮厚心肠黑，同时"问候"

了他们祖宗十八代。工人或许未曾见过这样的老板，吓得当场不知如何是好，幸亏有其他食客劝说，让工人按照店规带着三张饼落荒而逃，其他食客瞬间食欲全无，一个个买单走人。

生存，是人最大的压力，对工人如此，对小李亦然。一张普通得不能再普通的饼，却是百般冷暖滋味的集中。想必小李是长期情绪积压、内心烦闷，最终导致心理防线的崩溃吧，若是生意好时，小李或许会睁一只眼闭一只眼，实在看不过去，顶多好言相劝几句，断不会做出如此剧烈的举动。

世间之冷暖，由此可见一斑。

是蛇一身冷，是花一时香，是狼一身恶，是驴一世蠢。冷与暖，从来相辅相依，并非截然的对立面。我们所处的人间，既非净土，亦非江湖，人生路上每个人都会遭受不同程度的伤痕，体验不同滋味的冷暖，内心依然憧憬美丽的烟火，期待闪耀孤独与寂寞的时刻。

一泓清可沁诗脾，冷暖年来只自知。

初稿：2021 - 01 - 29　周五　19:56
修改：2021 - 05 - 07　周五　12:31（于返乡空中）
校对：2022 - 03 - 25　周五　19:56

目录

目录

刀尖舞春秋·泠暖

第一篇

春·耕·青：乍暖还寒

过眼云烟

> 永恒，只是美丽愿望，风未过，云已飞；眼未转，烟已散。
>
> ——迦钰小语

　　人生，是一段有意思而又独特的旅程，熙熙攘攘世界，从来没有一模一样的人生，即使双胞胎亦不可能，更没有一个人的人生会波澜不惊、一帆风顺。面对命运考验，如何去面对如何去承受，不同人有不一样的答案。面对困难时的态度，往往决定了你到底会以何种心境去抵抗命运的不公，如何去翻越高山又如何去蹚过河流。曾有人向弘一法师发问，人生低谷时该如何度过？弘一法师笑笑说，遇到此种时刻，最好是尝试给自己挠痒痒，尽量愉悦自己心情，如此一来，笑着笑着就过去了。如此豁达，如此练达，值得学习。当然，要修炼到弘一法师的境界，鲜有人能达到，跑步、痛哭、逃避、唱歌、喝酒或者吸烟，皆是自我排解的方法，虽不如弘一法师高深，却有异曲同工之妙。

　　56岁的成天华，浙江桐乡人士，小有成就的私营企业主，与我相识平淡无奇，在他四处求医走投无路时，兜兜转转通过介绍找我求助。在我朋友圈里，成姓人士少之又少，记得我当时饶有兴致地与天华探讨成姓来历，了解到有八种传说，故印象相当深。天华幼时出生于贫寒人家，小学未毕业便辍学回家，跟随父母下地干农活，农忙时能顶半个劳动力，农闲时则上山放牛、养猪做饭，至于一日三餐，有一顿没一顿，面黄肌瘦。大城市里出生长大的孩子，衣来伸手饭来张口，享受着优越生活保障，永远无法理解农村孩子生存的艰难，对农村孩子来说，读书可有可无，甚至是最不重要的选项，填饱肚子才是生活第一要义。

少小离家并非成天华内心源动力驱使，关键是家里实在太穷了，假如兄弟姐妹五个小孩都窝在父母身边，吃不饱穿不暖不说，一家人熬下去估计都可能会饿死。父母当然舍不得如此小年纪就让他外出，面对家徒四壁的窘境，他们有力生却无力养。再不乐意，他也只能背起行囊，跟同乡一起外出打工谋生。老成说他当时才 14 岁，五步一回头，望着家的方向，难以割舍却又万般无奈。

14 岁的成天华，辗转过许多地方，变换过很多工作种类和环境，有时候甚至一个礼拜能够更换十多种角色还不带重样，个中艰辛，一般人不能够感同身受，唯有亲身经历者方能体会其中滋味。

"从 14 岁踏入社会，到 30 岁之前，我基本上都在交学费，活干了不少，钱没有赚到多少。生活就是如此残酷，好日子不会自然而然到来，你把自己浸泡在苦日子里，反复熬煮，才能熬出头来，一夜暴富的故事从来都是传说。你看看，30 岁之后我时来运转了，开始挖到人生第一桶金，拥有了自己的公司，比起当初一同出来讨生活的同乡，我未必是最聪明的，却是最幸运的一个，他们中大多数依然还在打工，而我已经提前步入小康生活了。"回想起年轻时走过的路，成天华如是说。有感慨，有自豪，也有感恩。

积小胜可以为大胜，但积小胜带来的心理优势，有时却会让人迷失自我，渐渐从自信幻化成自负，演化成听不进任何人劝告，一意孤行，最终酿成让自己悔恨终身的恶果。成天华受伤纯属偶然。大概七年前，为了谈一笔合同，他带着公司谈判团队，驱车数百公里到邻省与合作方老总会面。当时成天华野心膨胀，生意线铺得很广，不少项目属于长线投资，短期见不到成效，不可避免地资金出现紧张。因此对于收益好、见效快的项目，他每项必争，毕竟这是他公司生死存亡的关键，用短期项目获益继续投入长线项目中，维持正常运转，确保资金链不断裂。项目谈判很焦灼，没有想象中那么顺利，从下午1点一直交锋到晚上7点，最终达成一个双方虽不满意却都能接受的合作方案。

合作成功，自然是皆大欢喜的好事情，即便对大家来说收益并非想象中可观，但毕竟都有钱赚，值得好好庆祝一下。看着已渐暗的天色，想着第二天早上省里某重要领导莅临公司视察指导，相关部门反复确认让他务必亲自陪同，当晚必须连夜赶回。合作方留老成共进晚餐，老成有些犹豫，看着对方满满的诚意，想着刚刚谈妥合作，不留下吃饭，于情于理似乎太不给面子，不利于将来进一步合作。犹豫踌躇间老成已经被引入了公司的内部食堂，说是食堂其实就是公司会所，平常不对外，仅供老总招待，装修得富丽堂皇，体现了合作方的软实力。

或许出身草莽，受过各种风吹雨打甚至毒打，老成待人接物相当老练，让人感觉特别随和友爱，与他相处相当舒服，酒桌上更是如此，他能够照顾到每一个出席者。酒过三巡，老成已经忘了当夜必须赶回公司这回事，很快与对方老总构建起私人友情，开始称兄道弟，老成主动倒了满满两壶白酒，与对方老总碰过之后，仰脖一饮而尽，对方连连摆手，脸露难色，可是看着众人热切的眼神，输人不输阵，宁伤身体不伤感情，一咬牙，一跺脚，在众人叫好声和欢呼声中一口见底。

酒足饭饱、吞云吐雾之后已是晚上10点半，双方这才心满意足挥手道别，本来合作方建议成天华留宿一夜，稍事休整，第二天凌晨再赶回，成天华仔细盘算之后，决定当天晚上赶回比较保险，毕竟第二天早上接待任务非常重要，他必须确保自己能够准时出现。婉拒对方好意之后，老成留下几个酒醉的同事，嘱咐他们第二天早上敲定合同细节后再返回，尔后带着自己的司机踏上回乡之旅。

司机开着老成的宝马，一路上老成并未因为喝酒而显疲惫，反而有些兴奋，他从左手边盒子里取出一根雪茄，惬意地享受起来。雪茄是他去美国佛罗里达商务旅行时，从小哈瓦一位雪茄私营业主采购来的，当时雪茄私营主请他们逐一品味，老成唯独喜欢这一款，老板脑子一根筋，死活不肯卖，标榜是他个人私藏，仅供招待朋友概不出售，老成费尽一番心机才终于购得，当时觉得美国小老板不懂做生意，直到抽过这款雪茄，才明白确实是极品中的极品。

多数人认为抽烟是一种劣习，污染空气骚扰他人，部分人认为抽烟是一种成熟的标志，是有范有派的代名词。几乎所有香烟盒上都标明吸烟有害健康，但真正吸烟者却不在乎对身体的损害，因为每个人都心存侥幸。若有人批评，甚至会举出一个个例子，东家李大爷抽烟活到89，西家王大爷抽烟喝酒活到99，北边孙叔叔不抽不喝活到59，于是居然得出抽烟延年益寿的谬论。成天华太早步入社会，抽烟是他年轻时排解内心寂寞与烦闷的手段，更是他能够融入社会、扩大人脉的方法。酒后抽一根雪茄，是老成多年养成的独特享受方式。

几百公里返程需要六个多小时，老成看司机辛苦，便点了一根香烟递给司机，他清楚夜间行车司机保持时刻清醒很重要，人在下半夜很容易犯困。这个司机跟老成很长时间了，是他绝对信得过的老师傅，陪着他走南闯北，从没有出过一丁点儿事故。老师傅接过香烟，道声谢谢后继续聚精会神盯着前方。抽完雪茄，老成交代师傅注意安全慢慢开，便闭上眼睛稍事休息，不多一会儿车后座便传出阵阵呼噜声。

只是老成这一觉睡的时间真长啊，醒来时已经是五天后了。当他艰难地睁开双眼，发现周围一切都非常陌生，耳边有各种仪器发的嘟嘟响声，环视周围，一些穿着白大褂的男男女女来来往往，行色匆匆。他迷糊了，不知道这是哪里，他因何躺在此处，身边又是何人？他尝试着活动活动身体，才发现身上布满各种线，脖子附近还连着一根输液管，胸口左侧肋骨间隙插着一根粗管子，脚上还有一根绳子紧紧牵着骨头，稍微活动一下就从脚后跟传来钻心的剧痛。后来才知道因为右胫腓骨粉碎性骨折，医生为他打了跟骨牵引。

"主任，主任，快来啊，9 床病人醒了，他眼睛睁开了，睁开了！"成天华听到一个女孩在大声喊叫，女孩的声音感觉很近，仔细听却又很远，忽远忽近，让他无法准确判断距离。

"莫慌莫慌，声音轻点，以后在监护室，不要大呼小叫，我马上过来。"随后一个低沉的男中音打断了兴奋的小女孩，并快速走到成天华身边。成天华茫然地望着眼前这个中年男人，不知道他想干啥。中年男人来到成天华床边，在他身上不同地方轻叩几下，再拿出手电筒来回照他的眼睛，他想发问，却发现自己完全说不出话来，嘴里此刻插着一根粗管子，发出来的声音呜呜呜乱响。"成天华，成天华，你先不要动，如果你听得到我的声音，就眨眨眼睛，别乱动。"中年男人用手拍了拍老成的肩膀，让他别乱动，老成听得很清楚，停止了身躯扭动，连续眨了好几下眼睛。

"真不容易，谢天谢地，你终于醒了，看来咱们的急救水平并不差。"中年男人对边上几个年轻人感叹了一下，似乎在自我表扬。听到这里，老成终于明白，自己此时竟然是在医院里，至于如何到医院的，他完全没有记忆。此时此刻他脑子很乱，他不知道自己到底在这昏睡了几天，公司的事情怎么样了，那天的合同顺利签署了没有？于他而言，这些都是他的命根子。

谜底直到他完全康复出院后才彻底揭开。当天凌晨 3 点多，距离到家还有两个多小时路程，一辆同行的集装箱卡车突然失控，向右侧猛烈撞击上成天华的车辆，司机躲闪不及，巨大冲击力让他根本无法操控方向盘，瞬间车子撞上路边隔离墙，导致侧翻，连续翻滚三圈之后才停住，司机当场死亡，后排的成天华幸亏系着安全带，虽然头部猛烈撞击后致使他当场昏迷，右下肢剧烈碰撞导致小腿粉碎性骨折，肋骨多发骨折合并肺挫伤、血气胸等，但他还活着。急救人员接警后迅速赶到，发现老成仍然有生命体征，紧急送往就近医院抢救。急诊头颅 CT 显示颅内有出血，好在出血量不大，可以暂时观察不需要手术。经过急诊抢救后血压仍然不平稳，安全起见，多科室专家会诊后第一时间将他暂时送入重症监护病房。

成天华在监护病房度过性命攸关的十天。其间生命体征起起伏伏，屡次与死神殊死搏斗，最后终于稳定下来，脑外伤没有新发出血灶，胸腔闭式引流顺利拔出。成天华终于可以转入骨科病房，也终于见到日思夜想的亲人。儿子跟他大致汇报了公司情况，公司一切运转正常，对方老板得知老成出车祸，很内疚，主动退让很多利益，基本上把大部分收益都转让给了老成，确实有情有义。顺便说一句，多年后当对方陷入经营困难时，老成也是出手相救。

老成右小腿粉碎性骨折治疗并不复杂，治疗方法有多种，当地医生按照骨折类型为他植入一根髓内钉，通过髓内钉将骨头上下断端串联在一起，此种手术方式优点多：微创、手术时间短、出血少、骨折断端无须打开故没有过分骚扰，对后期骨折快速愈合和康复有着非常重要的意义。

"教授啊，您知道吗？这一次受伤之后，我有个非常彻底的感悟，那就是一个人再牛逼，离开了他的地盘，离开了他自己的专业领域，等同于草根或者怂包一个。我原来觉得自己虽然出身低微，好歹经历那么多年的艰难打拼，各种资源人脉积攒不少，但受伤后才知道在你们医生眼里，我不过是一普普通通病人，毫无任何特殊之处。"天华的感慨恰恰印证我之前的一句话：每一个遭受意外创伤的患者，都会感悟到不一样的人生况味，才能够真正明白"健康是1，一切皆为0"的真谛。

总之，经历大大小小各种手术和综合调理之后，老成脑外伤、胸部外伤以及右小腿骨折全部痊愈了，前前后后在医院住了三十五天。小腿手术过后，当地一些平常关系不错的领导主动到医院探望，往日业务伙伴更是络绎不绝，给老成内心增添了许多温暖。

出院回家的老成，顿悟了许多人生哲理，为人处世较之前大有不同。比如之前很计较一城一池的得失，现在看淡了，不再计较了；比如之前每日匆匆忙忙，无心观赏风景，现在脚步慢了，懂得欣赏路边美景；以前抽烟喝酒还算有节制，很多时候适可而止，现在不节制了，认为人生短暂，应对酒当歌，没有必要活得像一个苦行僧一般。于是老成酒喝得比以前更猛，烟抽得比以前更凶，全然不顾医生告诫的出院后一年内务必戒烟戒酒的忠告。

每个月老成仍会定期去医院复查，只是复查时间不会严格按照一个月来计算，毕竟他根本闲不住，即使医生交代他不能上班、不能下地、不能抽烟，他认为医生多管闲事，自己觉得能走就走，他可以从一个穷小子奋斗到亿万富翁，管理自己的身体完全没有问题。出院后第一个月，他基本上每天晚上都在公司会所接待客户，三十多天在医院没有觥筹交错，对他是特别难以忍受的一件事，憋得太难受了，回到自己可以做主的地盘，酒每天晚上必定要喝多，喝多之后一帮人必定要烟雾缭绕一番，方才尽兴。

第一个月复查时，老成的小腿骨折愈合非常缓慢，甚至几乎没有骨痂生长迹象，询问他的生活习惯后，主刀医生很是担忧，交代老成短期内务必绝对戒烟戒酒，否则极大可能导致骨头不愈合。老成根本不以为然，觉得医生言之过早，伤筋动骨一百天，才短短一个月，现在骨头不长，是时间未到，时间一到，骨头自然生长了。"医生总喜欢大惊小怪，我人生阅历丰富，见怪不怪。"老成说起当年的自负，面露羞愧。

复查回来，他把医生的话立即抛到脑后，继续夜夜笙歌，他甚至觉得腿已经痊愈了，因为局部感受不到任何不适，胆子更加大了，自作主张下地行走，旁人恭维他身体好、恢复快，每到此时他都略带自豪地调侃，说自己天生身体素质好，医生胆子太小，书读多了也读傻了，说抽烟喝酒会造成骨头不愈合，你们看我走路不是很稳当吗？于是一堆人立马异口同声，开始声讨起现今的医疗怪象，顺带着骂医生都是黑心肝云云，众人连声附和，全然忘记了自己曾经是如何感恩戴德医生的救命之恩的。

此为一个奇葩而又普遍的怪现象，很多人都希望能够结交几个医生好朋友，以备不时之需，很多时候又把许多医疗陋习统统归结于医生。在不同场合经常遇到一些人，主动热情加微信，虚心讨教家人的病症，但隔段时间，又会在朋友圈看到他转发的医疗圈如何黑的推文，每到此时，我都会默默将此人手机与微信加入黑名单，原来这个世界上真有大口吃肉、大声骂娘、过河拆桥之辈。

不过这些都不重要，因为没有人会在意，但是真正该在意的恰恰是老成本人，所有的好和不好最终都要由他自己承受。他从术后三个月开始被诊断为骨折延迟愈合，长期抽烟饮酒，骨质量比一般人差许多，尤其抽烟，绝对是导致骨折难愈合的直接危险因素。由于骨折始终不愈合，慢慢骨折部位总有说不出的慢性疼痛，极大限制了老成外出活动。老成慢慢变得听话了，酒虽然也喝，但是明显少了，烟虽然也抽，但明显也少了。终于熬到第十八个月，老成再也受不了骨折不愈合的折磨，跟主刀医生提出坚决要求二次手术。

鉴于老成在当地的影响力，主刀医生压力很大。过去一年半时间里，他时刻在为老成祈祷，时刻在经受煎熬，虽然他心里很清楚，老成心里也清楚，造成目前局面的大部分原因在于老成自己本身，可是除他们两人外，社会上的其他人不可能了解其中真相，他们只会把原因归咎于主刀医生水平太次，才会导致老成骨头无法愈合。主刀医生与院领导协商后，觉得请国内著名骨科专家来主刀比较合适，院长觉得如此甚好，外来和尚好念经，可以缓解各方施加给医院的压力。院长还同意费用由医院承担，免得老成认为医院要趁机敲他竹杠。

主刀医生将此想法与老成商议，老成认为是好主意，并提出自己可以负担会诊费，当听到院长决定由医院承担费用时，老成反而不好意思，他很清楚院长之所以愿意承担，很大一部分原因是考虑他的社会影响力。他坚决拒绝了医院的好意，坚持由自己支付一切专家会诊费用。专家如约到医院为老成做了手术，专家很认真，为老成去掉髓内钉改成钢板内固定，同时取了老成一侧髂骨骨头，混合部分人工骨，一并植入到骨不连部位，目的是为了助力骨头长得快一些。专家大部分的处理方式我不能说对也不能说错，但是如果由我处理，第一不会轻易取出髓内钉，第二植骨时不会考虑使用人工骨，至于道理，可以说上大半天，如果要简洁回答，那就是在多年骨不连治疗中摸爬滚打总结出来的一种叫作"经验"的东西，基于

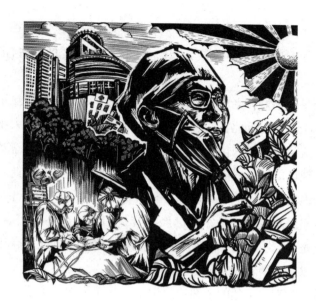

此，我判定该专家一定不是骨不连领域大师级别选手。

　　手术后又是一段艰苦卓绝的康复训练，老成咬紧牙关，每天锻炼完都是大汗淋漓，他自己自创的减压方式就是抽雪茄，虽然主刀医生已经用很卑微的口气请求他千万不要再抽烟，老成却固执地认为雪茄不是香烟，抽雪茄跟抽烟不一样。显然这是他自己的狡辩，无人能够干涉得了他，只是任性的人早晚要为自己的任性付出代价。

　　外请专家的水平至少比当地主刀医生略胜一筹，老成以前的慢性疼痛感觉逐步消失了，几次拍片下来发现老成的骨头慢慢在愈合，不管过程如何，能够最终收获满意结果，对于老成和主刀医生都是一种最美好的结局，大家至少都可以暂时解脱了，唯一有点不放心的就是当时植入体内的人工骨一直留存在老成体内，倔强地不肯降解，每次老成都会指着那些白点问主刀医生"这些东西怎么还没有消失"？主刀医生只能尴尬地一笑，让他再等等，说慢慢会吸收。老成无可奈何，毕竟这一次手术并非他所为。

　　日子如流水，伤后第三年不到，在钢板没有取出之前，一天早上老成起床时突然发现小腿非常肿胀，持续发烫，想尝试落地发现剧痛难忍，当即有一种不祥预感在心中蔓延，他立即让司机送他去医院复查，或许是受伤以来腿部骨折治疗一直不顺当，让老成犹如惊弓之鸟，稍有风吹草动，便沮丧无比。

拍片结果很不好，老成骨折部位居然感染了，核磁共振显示钢板周围积聚了一堆脓液。闻听此言，老成情绪立即崩溃，对着医生大吼大叫了起来，他感觉这几年对他来说如同一场噩梦，他不缺钱，他愿意花钱，可是健康并非单纯可以用金钱能够买到，健康的宝贵之处正在于此。老成决定不再留在当地治疗了，他心中就两个地方，要么上海，要么北京，他要找最对症的专家。此时老成的小腿已经从骨折到骨不连再演变成骨髓炎了，当务之急首先要控制感染，但困难程度要远远超越骨折或者骨不连，转了大半圈，老成终于躺到我的病床上。

治疗前，我翻阅了他的全部治疗记录，并通过他儿子了解了他的每个生活习惯。不管他是大老板还是普通百姓，一视同仁，我特意拿了一张告知书让他签署，必须承诺手术后完全戒掉烟酒我才肯接手，否则一切免谈，同时一旦发现违反本告知书相关规定，立即终止为他治疗。实际上终止治疗不可能，但是对于他这种老油条，适度的吓唬非常重要。恶习不除，疾病难治，我希望通过这种方式让他意识到配合医生的重要性。老成觉得上海专家很讲原则，愉快地签署了告知承诺书，签完之后还挥舞着告知书跟他儿子说，男子汉大丈夫，说到做到，你老爹从今往后与烟酒无缘了。乐得他夫人站在身后，直冲我竖大拇指，或许他的烟瘾、酒瘾给家人带来了极大的伤害，应该都深受其扰吧。

做完思想工作，我又与老成进行了坦诚的交流，目前已经发生骨感染，如果不彻底将感染段全部切除，骨头感染会好好坏坏，无法断根，估计之后很长时间都要不断与医院打交道。长痛不如短痛，我建议将感染段全部切除，然后用带有抗生素的骨水泥暂时植入空置骨段，三个月之后感染彻底控制后，再行一次决定性手术治疗。老成起初对于该手术方式很抵触，时间长，不愿等待，他希望来一次痛快的、能够一次性解决的方式，问我有没有。我想了想跟他说，有是有，他不一定能接受，他问我怎么做，我说截肢就行，大西北很多穷苦人家，若受伤导致骨感染，往往截肢了事。听完我的话，老成陷入沉思，他可能在琢磨眼前的医生太没人道，居然说出如此恐怖的治疗手段，不过最终他决定一切让我做主。

统一思想很重要。于是择一合适时间，为老成切掉了 6 厘米长的感染骨段，同时将带有抗生素的骨水泥暂时植入空缺处。三个月之后局部完全没有任何感染迹象后，取出骨水泥，植入自体骨和钢板，宣告大功告成。很幸运，经历两次手术之后，老成变得特别听话，特别配合医生，或许亲身经历让他吃到了自以为是的苦，烟酒彻底戒掉之后，整个人精神状态好了许多。我经常开玩笑说一个优秀的创伤骨科专家，很多时候得先做一个合格的控烟大使，唯有如此，患者才能获得良好的康复。

太宰治在《人间失格》中说：少年们啊，无论你们今后度过多少岁月，都请不要介意自己的容颜，不要吸食香烟，若非节日，也别喝酒，长大后，请多加爱惜那性格内向、不太爱浓妆的姑娘。只可惜老成从来不读书，无法明白往事虽最终会如烟，人生却无法轻易如烟。

初稿：2021 - 06 - 05　周六　11：15
修改：2022 - 03 - 12　周六　15：15
校对：2022 - 03 - 26　周六　10：42

希 望

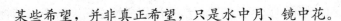

某些希望，并非真正希望，只是水中月、镜中花。

——迦钰小语

当你对一个陷入危险境地完全没有希望的患者，面对其家属问询时，你是该如实相告，还是编织善意谎言？假如这个患者曾经是你多年好友，甚至他已经昏迷不醒，极大可能变成植物人，家属根本无法接受如此残酷的事实，你是继续给家属以希望让患者不断接受各种尝试增加痛苦，还是劝家属理智放弃选择更加妥善方式减少患者痛苦呢？这是一道非常艰难的选择题，涉及道德、法律与伦理，很多时候，医者常常痛苦地独自面对，从来没有标准答案可参考。

黎冬兵，老家安徽六安，1965 年生人，早年在上海交通大学求学，本科毕业后抱着回报家乡的朴素思想，选择回到安徽宣城某国企，从一名基层技术员干起，因为勤奋、聪明、善思考、能吃苦，很快获得重用，一步步从车间主任、分厂厂长，46 岁时任集团负责生产的副总经理，美好人生与未来在他面前徐徐展开。黎夫人在当地一所中学任教，资深音乐教师，职业特性让她有更多时间照顾家庭，相夫教子，两人育有一个女儿，从小由夫人带大，但与父亲感情很深，时年 22 岁，刚刚从杭州某大学毕业，如愿以偿考到上海攻读研究生。冬兵很自豪，尤其女儿能够重回他梦想开始的地方。

冬兵天性是个豪爽之人，说话嗓门很大，酒量也很大，虽然科班出身，为人却不刻板，我与他相识完全出于工作关系。大约十年前，冬兵集团的车辆在上海外环近宝山处出了车祸，现场有不少伤员，急救中心很睿智，并没有将全部伤员送往一家医院，而是进行了合理分配，他们的司机正好被送到长海医院，由我组织抢救。我记得那个司机伤势相当严重，存在较多矛盾治疗，尤其合并颅脑损伤、血气胸、骨盆骨折以及多发四肢粉碎性骨折，方案多种多样，如果保守一点，单位可以省钱，不必冒风险，但是患者可能生命不保或功能损伤严重；如果积极一点，必须冒风险，患者保命机会大增且功能康复会比较满意，但单位需要多花不少钱，并要做好人财两空的打算。作为单位领导普遍会选择保守稳妥方案，尽量避免自己担责，但冬兵并没有如此选择，承诺单位承担全部责任并不惜一切代价，让医疗专家放手一搏，成则皆大欢喜，败则一己承担。

冬兵代表公司表达的态度，对抢救受伤司机起到关键作用，最后司机经历千辛万苦终于顺利康复出院，冬兵绝对功不可没。或许是在临床一线摸爬滚打多年，见过太多不作为、不担当的单位领导，我内心中对冬兵多了几分钦佩，一个患者的治疗需要经历各种各样的艰难选择，单位强有力支持无疑会给治疗团队更大信心，无形中增加了患者成功获救的可能性。说得更直白一点，某些患者失救，除疾病危重程度之外，往往与单位领导优柔寡断、不愿担当密不可分。从此之后，我与冬兵慢慢熟悉，渐渐发展成无话不说的知心好朋友。

七年前我去合肥开会，去之前碰巧老黎给我打电话，请教他经常腰酸背痛的问题，我当时建议他去拍张片子，检查一下，他笑我犯了医生职业病，有啥毛病都要做检查，自诩身体好得很，估计就是腰肌劳损，电话中我顺便告诉他我即将去合肥开会。于是那个周末他居然专程驱车近200公里赶来与我相聚，特意带来家乡特色的好酒。前面说过冬兵喜好喝酒，酒量又大，喝到尽兴时，因为名字与吕洞宾相谐音，总喜欢端一壶酒，高声说我吕洞宾如何如何，同时会根据对方性别和长相，老一点说是张果老，年轻帅气说是韩湘子，女的说是何仙姑，凡此种种，令被敬酒者欣然接受，一饮而尽，气氛自然相当融洽，每个身在其中的客人都能感受到他强大的亲和力。当夜在合肥，宾客双方都相当尽兴，酒足饭饱之后又一起喝了很多茶，畅谈人生，不亦快哉。喝酒并非什么好习惯，但是国人一般都比较害羞，没有一点酒精催化，很难让彼此陌生的两个人，尤其是男人成为知心好友，所以说自古英雄豪杰皆好酒，应该有道理。反正合肥会面之后，我与冬兵之间的兄弟友情进一步确立，大家互访更加频繁，尤其他很多在沪的安徽老乡更是没少麻烦我。

日子不咸不淡、不快不慢晃悠悠朝前走着，我与冬兵有时候两年见不了一回，有时候一年能见上好多回，但是不见面时，常常茶余饭后会跟对方电话闲聊。真正的朋友，大抵如此，不以见面次数论交情，简单一个电话，前言不搭后语地瞎扯，却是友情不可分割的重要部分。五年前，冬兵亲自陪着一个骨不连的特殊患者老洪来上海找我，告诉我是他亲哥哥，可是并不姓黎，我当时随口说你们家很前卫啊，这么早小孩分别跟爸妈姓啦。这是我当时最直观的反应，冬兵没有接茬，没有反驳，而是一笑了之。

等我为老洪做完手术，在老洪即将康复出院时，我设宴为他们送行，他才跟我聊了聊他的家庭情况。冬兵父亲姓洪，生于20世纪40年代初，结婚于新中国，老洪信奉多子多福祖训，一口气生了四个男娃两个女娃，众所周知的原因，那个时代普通家庭很难养活这么多孩子，老洪夫妻商量后，将老三冬兵送给邻县好兄弟，黎家媳妇身体有毛病，一直未能生养，对冬兵视若己出，领养时冬兵只有1岁多，对一切懵懂无知，除了头几天哭闹之外，在养父母悉心照料下，很快忘记了原生家庭。平静生活持续到冬兵三十多岁，已经在集团公司分厂担任副厂长职务，一天几个陌生人来厂里找他，自述是他亲兄弟，希望他能回去看望一下病入膏肓的亲生父亲。冬兵很诧异，回家与养父母了解后方知道自己真正的身世。

冬兵很善良，养父母亦然，他们支持冬兵回去看亲生父亲最后一面，毕竟是洪老爷子给了他生命，一切皆因当时生活所迫，并非刻意抛弃，送到黎家更是希望他能有更好的生活条件和成长环境。冬兵听从养父母建议和自己内心指引，跟亲兄弟回老家探望父亲，并以儿子身份送完父亲最后一程，冬兵的通情达理让洪家上下相当感动，对他都敬佩不已。冬兵就此与自己的母亲及亲兄弟姐妹重新相认，对他们来说，都是一份难得的亲情。冬兵的兄弟姐妹们日子过得都不怎么好，都很以冬兵为傲，却又比较有骨气，他们基本上不愿意麻烦冬兵，包括此次大哥骨不连，也是冬兵回去探望时偶然发现，才知道在当地医院已经耽误好长时间了。

　　"虽然我并没有在亲生父母身边生活，从懂事起就在养父母家，但是我发现我和兄弟姐妹们有很多特质非常类似，比如遇到困难喜欢自己面对自己扛，比如不会轻易麻烦别人，比如脾气都比较倔强，等等。所以在奉养养父母同时，我时常带着老婆孩子回去看望我的生母，无形中自然增加了与兄弟姐妹们的交往，打断骨头连着筋，这是与生俱来的血脉相连。许多属于时代特征的东西，个人没有力量去对抗，抱怨没有意义，相反我是用感恩的心去看待，正是我父母当时的决定，拯救了我的原生家庭，又给我的养父母带来了生活的希望与快乐，是一件一举多得的好事情。"冬兵若有所思。

　　老洪术后恢复特别快，中间来上海复查过几次，最后一次复查正好赶上冬兵到上海出差，我们趁机聚了一下，顺便庆祝老洪重新恢复健康。此后又是一年多没有再碰面，当然电话联系依然保持三个月到半年一次的频率，毕竟大家都很忙。直到三年前一个晚上，突然接到老洪的来电，告诉我冬兵已经昏迷不醒一个多月了。我听后相当震惊，直觉告诉我老洪不可能跟我开玩笑，虽然不是从小一起长大，但是没有人会拿自己亲兄弟开玩笑，我细想了一下发现与冬兵确实有三个多月没有联系了。老洪电话里详细跟我讲述了过去一年冬兵发生的事情。

　　事情要从八个多月前说起。当时冬兵到杭州拜访合作伙伴老丁，双方拟洽谈下一步合作方案，两家公司合作已经十多年了，关系很稳定，冬兵与老丁私交甚笃。老丁当时总感觉身体不舒服，正准备安排体检，丁夫人是当地某大医院体检中心主任，热情邀请老黎一起做个体检，一般来说有请客吃饭，但是鲜有请人做体检，不过考虑到现代社会，大家普遍比较忙碌，因此忘记去体检时有发生，碰巧当年老黎因为出差错过了单位统一组织的体检，于是想着恭敬不如从命，况且还能补上当年度体检，倒也是一举两得的美事，老黎愉快地答应了老丁的善意邀请。

丁夫人很用心，考虑到他们俩的年龄，常规全套体检之外，特意加了一个 PET - CT 检查，做完检查，当天下午结果陆续出来，除了 PET - CT 结果未知，其他都一切正常。当晚两个老朋友把酒言欢后，冬兵便连夜返回了安徽。第二天早上，冬兵并未因出差而推迟上班时间，虽然很疲惫，但是长期养成的工作习惯，他 8 点准时出现在办公室。秘书给他泡了一杯绿茶，刚端起茶杯准备喝第一口，手机竟不合时宜地滴滴响起，一看是来自杭州的陌生电话，担心可能是合作公司有事情，他迟疑了一下还是接通了电话。

电话里传来丁夫人的声音，她低声告诉冬兵昨天 PET - CT 检查的结果，在他喉咙部位发现核素高浓度聚集，其他地方都没有问题。一听丁夫人那么低沉的声音，冬兵心底咯噔了一下，赶紧问了一句核素高浓度聚集代表什么意思。丁夫人沉默了一会儿说，一般考虑是否有病变，尤其重点考虑是否有恶性变。听到此处，冬兵感觉自己握茶杯的手有些颤抖，赶紧将茶杯往桌上一放，问丁夫人目前该怎么办。丁夫人建议他抓紧去找耳鼻喉科专家正规检查一下，再根据专家意见决定下一步如何处理。

丁夫人的话虽然对老黎算不上晴天霹雳，却也是一个不小的打击，处于 50 岁的年龄，人生过百，在副总位置上已经没日没夜干了五年多，现在集团老大大概还有一两年就到龄退休，从目前班子成员来看，他应该是最佳人选：从基层成长起来，学历最高，工作经验最丰富，如果未来上级选择从内部产生总经理，他应该最具优势。但假如此时传出他身患严重疾病的消息，不仅现在拥有的一切，包括身份与地位等可能会失去，就连未来升迁之路更是彻底没有希望。老黎奋斗了二十多年，说没有野心肯定骗人，他当然不希望在即将看到曙光时，让希望化为泡影。

　　老黎当天早上按例参加了两个会议，一场下车间调研，并会见了一个客人，他并没有因为检查结果异常而改变工作安排，所有活动皆满面春风，旁人根本无法察觉他一丝一毫变化。午餐过后，老黎一个人坐在办公室思考对策，他暗暗告诉自己，不能让任何人知道这个情况，一定要想办法挺过这个难关，他在琢磨如何既能将问题查清楚，又不让太多人知道，将影响控制在最小范围之内。老丁是很多年朋友了，值得信赖，丁夫人知道意味着老丁已知晓，反正老丁瞒不住，那就索性挑明请他帮忙保密，相信没有问题。丁夫人所在医院全国知名，硬件、软件设施都上佳，况且宣城与杭州相距不远，且有业务往来，出差理由充分。最终老黎认为当下最佳方案就是去丁夫人的医院彻底查一下，根据检查结果再决定下一步治疗方案。

　　主意已定，老黎立即给老丁打去电话，当他说到检查结果异常时，老丁大吃一惊，看来丁夫人是一个职业素养非常过硬的医生，严格保守着患者的个人隐私，老黎不由自主对丁夫人多了几分敬佩和信任，医患之间的良好关系很多时候都在一些不起眼的微小细节中得以加强。老丁以一个老朋友身份首先宽慰老黎，说很多检查不一定真有问题，毕竟是机器，假阳性东西很多，不必要太放在心上，如果不放心，可以到他夫人医院做一个局部精准检查，进一步诊断清楚，他可以让夫人找医院最好的专家为他诊治。说完老丁加了一句话，请老黎放心，这个事情不会有一个字传回他的单位。

　　老黎听到此处，原本悬着的心放松了许多，真不愧是多年好朋友啊，疾病之外再没有比消息保密更让他担心的了。他感谢老丁的细心与周到，请老丁帮忙安排一下，他准备三天内就到杭州。于是短期内老黎二次奔赴杭州，他没有带公司的任何人，只让夫人同行，虽然检查异常对他来说是块心病，可是从个人感觉来说，他身体一直很强健，没有哪里不舒适，他宁愿相信是老天爷在考验他，是检查结果在跟他开一个小玩笑。甫抵杭州，老黎直接住进病房，既来之则安之，与其在门诊一个个科室等待，不如直接住院来得干脆，同时便于信息保密，或许对老黎来说，信息保密似乎更重要。

丁夫人为老黎请了包括耳鼻喉科、核医学科、肿瘤科、胸外科等专家，做了喉镜检查加病理活检，结果显示一切正常，专家们会诊后认为目前没有见到明显肿瘤病灶，之前核素高浓度聚集可能局部有炎症，诸如咽喉炎等，建议三个月后再来复查一下即可。专家会诊结果无疑让老黎欣慰许多，他常年有咽喉炎，经常动不动就会咳嗽，应该与此有关系。排查清楚后老黎心情瞬间好了不少，于是索性向单位请了三天假，陪着夫人游览西湖、岳王庙、雷峰塔及灵隐寺等名胜古迹，他虽然经常来杭州出差却很少游玩，此次逐一进行了深度游，在老黎心中一直觉得对夫人亏欠甚多，终日忙于工作，与同事相处时间甚至多于与家人相聚时光，基本上很少有一家人共同出游的机会，这次来杭州虽然是虚惊一场，但是却给了他一次补偿夫人的机会。

杭州之行，对老黎来说是一次非常有价值的出行，既部分查清了病因，又陪伴夫人快乐旅行。回到宣城，他更加忘我投入工作之中，基本上淡忘了自己喉咙的事情，毕竟不痛不痒，与平常无异。只是老黎可以淡忘，另外有两个人并没有淡忘，一直牵挂着老黎的病情，一个是他的夫人，另一个则是丁夫人。为了不增加老黎心理负担，她们的交流从来不让老黎知晓，互相一直保持联系，争取再安排老黎去杭州复查一次。三个月后老黎起初非常不乐意去杭州做检查，责怪夫人纯属没事找事，好在丁夫人及时打来电话，建议再复查一次，尽早排除比较放心，老黎才勉强同意。

丁夫人显然对第一次检查结果不是很放心，她总觉得本院耳鼻喉科专家水平算不上国内顶尖，于是专门从省外请来更权威的专家，为老黎再做一次喉镜检查和活检。结果让老黎夫妇大吃一惊，病理显示喉癌，喉鳞状上皮癌。病理切片存在假阴性，意即没有发现癌组织，比如三个月前的活检，但不存在假阳性，发现了就是存在，就是确诊。什么是鳞癌老黎不是很明白，但是其中的"癌"字他看得一清二楚。三个月前的一波三折，现在的盖棺定论，对老黎来说，如同坐了几圈过山车一般，内心早已七荤八素，痛苦难当，黎夫人则当场痛哭不止、伤心欲绝，再没有什么比老黎身体对她而言是更重要的事情了。

怎么办？怎么办？怎么办？这估计是那时那刻老黎问自己最多的问题，首先肯定是配合治疗拉长自己的生物学意义生命，然后尽可能延长自己事业意义的生命，对他来说，两者都不可或缺，他哪一个都不想失去。据老洪说，老黎首先通过丁夫人联系上海某胸外科专家，该中青年专家网上名气很大，水平其实一般，洋洋洒洒给老黎谈了一大堆手术并发症和糟糕预后案例，最终归结一条就是这个手术不好做，一旦做手术的话老黎基本上死路一条，即使侥幸成功，百分之九十会失去说话能力。老黎吓得半条命都快没了，目瞪口呆，不知如何应答。原本丁夫人还联系了另一位权威耳鼻喉科专家，可惜老黎已经无心再问了，胸外科专家一番话不啻一颗惊雷，在他脑海里迅速炸裂了。

其实我过后跟老洪一起复盘，认为老黎应该有机会获得更好的治疗，假如他来沪与胸外科专家见面时能够抽空打个电话给我，或许情况会有所不同。可能老黎认为这并非我专业特长，不想给我增加麻烦，他不知我从医二十多年，帮助过许多肿瘤中晚期患者，尽心尽力延长了许多人的宝贵生命。关键因素在于丁夫人是体检中心医生，她朋友圈里专家可能层次一般，相对来说，我常年在临床摸爬滚打，更加能够筛选出不同领域私交甚好专家，只有关系到位的专家，才肯为你的诊断与治疗冒风险。这一点重中之重，我在本书其他章节，会谈到我协助诊断出疑难杂症并最终获救的案例。

很可惜老黎没有联系我，在他如此复杂病情诊断治疗过程中，他始终缺少一个强有力的主心骨。他从上海当天就惊慌失措逃回杭州，住进丁夫人为他安排的医院，对于丁夫人单位专家来说，这种情况不需要手术，伤害太大，只需要局部做放疗即可，不出三个月基本就能够控制住了。当遇到一个未知疾病时，患者往往渴望一种损伤最小、效果最优的方案出现，一旦有人抛出橄榄枝，铁定会不惜一切代价紧紧抓住。我不是该专业行家，无从评判该治疗方法优劣，每一个外科医生都希望未来某一天，疾病治疗能够实现从巨创到微创，甚至无创的伟大转变，只是不知道这种转变过程需要多少漫长时光才能实现。

接受完专家规定疗程的放疗后，复诊后认为效果很好，应该能够很好控制。听后老黎心情大好，继续返回单位上班，旁人看不出他身体有恙，只是奇怪老黎最近出差为何如此频繁，而且还是去同一个地方。比对一下时间，我发现老黎做完放疗时曾经从杭州给我打过电话，电话里我跟他调侃最近忙什么大事，说好久没有见到"吕洞宾"了，都不知道啥是酒味了；老黎则在电话里憨憨地说，没有忙啥大事情，都是一些无关紧要小事情，并取笑我专家越做越大，都不记得关心他这个小地方、小公司的小经理了。我们经常在电话里有一搭没一搭地互相取乐，当时并不以为意。

谁承想那个电话，竟然是我与老黎的最后一次通话。

放疗三个月后，老黎突然觉得咽喉部越来越难受，吃饭喝水吞咽都很困难，呼吸时喉咙疼痛得很厉害。他预感情况不好，没有选择在安徽当地就医，通过朋友联系到南京某三甲医院，找到当地非常权威的耳鼻喉科专家。专家检查后告诉老黎，说情况很糟糕，他的气管因为放疗导致组织脆性增加，出现了一段长约6厘米的气道漏口，当务之急必须赶紧放气管支架，否则后果不堪设想。情况已经非常紧急，容不得老黎过多犹豫，没有机会再到上海或者南京就诊，本着尽可能控制不良影响着想（即使在如此危险境地，老黎依然没有考虑寻求我的帮助，实在让人难以想象，不知为什么），老黎和夫人商量后决定在南京请当地最好的专家做气管支架手术。主意已定，老黎迅速办理住院手续，仔细全面术前检查，确认无明显手术禁忌证之后，专家择期为他植入了气管支架。手术很成功，术后老黎感觉非常不错，之前困扰他的症状基本消失了，他为自己的决断深感庆幸和满意。

南京之行，老黎抽空和夫人去了一趟寺庙。寺庙是当地朋友推荐的，据说非常灵验，自从确诊喉癌之后，老黎除了积极配合治疗，更多时候会看各种书籍寻找慰藉。很多人觉得不应该如此，其实乃人之常情，毕竟直面生死，有多少人能够做到面不改色？真正能够看透生死又有几人呢？任何人都不能免俗。

从南京治疗结束后，老黎没有回单位上班，疾病情况复杂，他跟主要领导做了汇报，继续请了一段时间假，回六安老家休养。养父母非常痛苦，可是在他面前尽力装出开心的样子，老黎上大学之后已经很少有如此甜蜜欢聚时光，虽然甜蜜中带了些许苦涩。养父母住在乡下，几年前老黎特意回去帮他们把屋子修葺一新，老两口一辈子生活在农村，习惯乡下的气息，虽然老黎曾经接他们去城里居住过，但住不了多久他们就会浑身上下不自在，吵着要回老家。老两口喜欢养鸡鸭、种蔬菜，还特意搭了鸡窝，留了一块菜地。每次老黎一家回乡下，老两口顿顿土鸡土鸭吃够管够，有机蔬菜鲜嫩碧绿可口，吃完还要打包带一些回城才算圆满。

回到乡下，回到曾经生他养他的故土，听着熟悉的乡音，吃着熟悉的美味，老黎思绪万千，疾病的折磨让他原有的豪情已经渐渐消磨，让他懂得了只有健康才有一切的人生真谛，看着日渐衰老的养父母，老黎感慨万千，决定此次如果得以康复，准备提前退休，与纷繁复杂的工作说再见，解甲归田，回归家庭，陪伴养父母和妻女，过快乐的普通人生活。

但是事与愿违，很多时候命运不会因为你逃避而放过你。回到乡下一个月左右，就在老黎觉得状态越来越好、内心重燃希望的时候，恶魔再次找上他。一天夜里凌晨 2 点多，老黎突然不断咳嗽，伴随着反复咯血，黎夫人惊恐万分，不知如何是好，第一时间拨打 120 急救电话。在等待急救车来之前的一刻钟时间里，血不断从老黎嘴边涌出来，黎夫人只能一边拿毛巾帮他擦拭，一边大喊老黎的名字，可是老黎一点反应都没有，人完全失去知觉，只是伴随着黎夫人每一次推动而轻轻抖动。

急救医生赶到后立即展开抢救，其间老黎曾经心跳呼吸骤停两次，经电击除颤重新恢复呼吸心跳，后快速送往当地医院重症监护室，一番检查后认为老黎应该是气管支架吻合口边缘发生感染，导致小血管破裂引发出血，老黎睡梦中血液阻塞气道导致窒息引起昏迷。九死之后可能是一生，也有可能是十死而无一生，无人能够提前参透，生命的脆弱尽显无遗。老黎在监护病房继续处于昏迷状态，没有任何改善，气管支架处间断性仍然会出血，为防止阻塞气道，医护人员每天都要多次为他吸血，久而久之脆弱的气道根本不堪重负，再次穿孔应该是预料之中事情。

老洪电话里给我列举了老黎一段时间以来与疾病做斗争的过程，我听后不禁对他多了几分敬佩，却也有些许遗憾。或许他第一时间找到我，我能够为他拿一些关键性的主意，或许不至于走到如此这般地步吧。老洪希望我能够为老黎联系一个胸外科专家，一个血管外科专家，再找一个感染科专家，当地医院希望请去帮忙会诊，最好能够帮忙控制老黎支架植入后感染和出血问题。听完老洪跳跃式的讲述以及各种情感带入与宣泄后，我认真阅读了老黎全部诊疗过程以及各项化验指标，冷静分析了老黎的现状，与大多数专家判断基本一致，感觉老黎清醒过来的可能性不大，当务之急是选择让他既尽可能延长生命又尽量减少痛苦的手段。老洪听后情绪很激动，立即泣不成声，电话里表达了许多对他亲弟弟的爱，认为他弟弟不可能醒不过来，他们全家人都希望不计代价、不遗余力救治老黎，坚信老黎一定会重获新生，尔后匆匆挂掉电话，连再见都没跟我说一声，似乎着急跟家人商量吧。我很清楚老洪的态度，家属的希望与专家分析后的无望有着巨大的鸿沟，绝非三言两语能够轻松填平。

忙碌工作并未让我淡忘对老黎病情的牵挂，隔了两天我再次与老洪联系，询问进展。老洪满怀希望说他们通过其他途径联系了不少专家来为老黎会诊，专家说有百分之二三十希望，他们全家人决定放手一搏，期待能够等到春暖花开。话里话外可以听出他们一家人对于我过于冷血的分析很是不快，或许他们甚至觉得我作为朋友却在诅咒老黎。我再次表达了老黎目前肯定不是局部感染和出血问题，应该当机立断做好无法苏醒的思想准备，为他做更切合实际的治疗，早日旷置损伤严重的气管，减少痛苦。结果可想而知，老洪依然愤愤不平把电话挂掉。之后隔了几天，我再拨打老洪电话，他已经不接我的电话了。

时间一分一秒虽很缓慢却又如流沙慢慢消逝，不论快乐还是忧伤，时间最遵守原则，它坚定不移地朝前走，你的步伐、你的心情、你的工作会停止或者倒退，但是时间不会。因为打不通老洪电话，我无从了解老黎治疗情况，唯愿他一切都能如家人所愿，早日康复，重返工作岗位。

转眼与老洪通话过去一年有余，一次在上海虹桥机场，居然神奇般偶遇老丁，起初我们都不敢确认对方，毕竟不是常常联系的朋友，只是因为老黎分别在上海和杭州吃过饭而已。反复看了几眼终于确认了眼神。寒暄过后，很自然聊起老黎，老丁起初哀叹连连，我反复追问后才得知，老黎春节前就走了，走之前半年多，家人尤其是老洪兄弟姐妹们，逼着老黎夫人请了无数专家去会诊，尝试各种各样所谓先进手段，除了给老黎增加了无谓的痛苦之外，并无一丁点效果，昏迷状态更是毫无改善，最后由于反复局部骚扰导致感染和更大出血，最后宣告不治。

听完老丁所述老黎最后的日子，我不禁陷入沉思，其走向与我当初对老洪的告诫完全一致，可是这种一致判断却未能让我有任何喜悦，家人的善意愿望完全可以理解，他们竭尽全力想要抓住一切希望拯救老黎的想法令人感动，可是盲目的做法对于治疗并无裨益。如果老洪一家人当初能够听从建议，为老黎选择尽可能少的干扰，或许现今仍有一息尚存，不至于早早驾鹤西去。临分别时老丁苦笑着说，老黎家人在老黎走后，对他更是各种责怪，怪他不该没事找事安排那个检查，怪他夫人第一次找的专家水平不行诊断不及时，怪他夫人第二次住院治疗方案有瑕疵……凡此种种，让老丁和夫人备受煎熬与折磨，涵盖人生百味，却不足以与外人道。我使劲握着老丁的手劝他不必太在意，问心无愧即可，并将我与老洪的联系以及老洪的反应说给他听，并自嘲说，或许现在他们一家人都在怪我没有帮忙联系专家，并且诅咒老黎也说不定呢。尔后挥挥手，各自登机，留下满心的惆怅。

写在后面：2022 年 3 月 12 日，我最敬爱的大舅出殡日，因为疫情我未能回老家送别。枯坐桌前，忆往昔，思绪万千，往事一幕幕，都是大舅的关心与疼爱。一整天激扬文字，希望以此减轻对大舅的思念。祝愿大舅一路走好。

初稿：2021－07－03 周六 11:10（赴武汉高铁上）
修改：2022－03－12 周六 22:50
校对：2022－03－26 周六 14:49

优雅的告别

生命在左，死亡在右，医生在披荆斩棘，负重前行。

——迦钰小语

刀尖舞春秋·冷暖

吕阿姨时年75岁，18岁嫁到我们村，与老公起早贪黑，撑起了一个温暖幸福的家。印象中吕阿姨吃苦耐劳，勤俭持家，为人和善，尊老爱幼。大部分闽南女性嫁入夫家之后便一切以夫家为重，吕阿姨秉持了这一优良传统，信奉嫁鸡随鸡嫁狗随狗的理念，很少再去操心自己父母家庭的大事小情。吕阿姨为人很善良，平时说话轻声细语，小儿子阿力与我年龄相仿，作为小学同班同学，彼此间关系甚笃。彼时我父亲在另一个城镇上班，妈妈独自带着我们姐弟三个小孩，兼顾下地干活，相当吃力，赶上农忙时节，我们放学后经常没饭吃，有时候还要帮妈妈烧饭、送饭，如果不需要则会跟阿力一起回家，顺便蹭顿饭吃。吕阿姨对我特别好，每次去都会特意从稀饭里捞出少量干饭给我，对于一个正在长身体的男孩子来说，吃干饭是一件特别幸福的享受。

小学四年级之前我都就读于东旭小学，之后全家搬迁到金淘，在金淘小学读了五年级后参加初考，顺利进入侨光中学，完成初高中六年学业。中学那会儿，我晕车特别厉害，从金淘回老家需经过保福岭。保福岭虽然不高，但是山体绵延数公里，当时没有过山隧道，公路顺着山体来回盘旋，所谓山路十八弯，基本上车过保福岭，我早已经吐得七荤八素。高中时学业渐重，便很少有时间回老家，几乎没有机会再见到吕阿姨。虽然与吕阿姨见面甚少，但是与阿力的联系始终没有断，儿时友情最珍贵，彼此在重要人生时刻，比如高中、大学、读研、工作时都会有联系，通话时间可长可短，简短通报各自近况。大学毕业后，阿力选择回到老家工作，而我留在上海继续求学。每次与阿力联系，都会问一问吕阿姨近况。吕阿姨在老家颐养天年，不再下地干活，但是一辈子勤于劳作，一刻也闲不住，房前屋后常年养了数十只鸡、鸭，吕阿姨还托阿力转告我，如果回老家，一定去她家做客，她要请我吃独家的土鸡土鸭。

2005 年冬至日前后，我之所以会对时间记得如此清晰，是因为那几天给家里打电话时，妈妈反复念叨有好几年没有吃到家里独有的冬至丸了。闽南是个注重传统的地方，北方无论何种节气，水饺包打天下，闽南则不然，闽南每个时节有每个时节的食品，比如清明时节有润饼、青团，端午时节有海鲜肉粽，七夕节有糖粿，中秋节有中秋饼和芋头烧鸭，到了冬至日则有冬至丸，美食多样，令人流连忘返。冬至丸用糯米做成，一般有白色和粉色等不同颜色，成分类似于上海的酒酿丸子。小时候每到冬至日，父母都会搓冬至丸，烹制时清水烧开，放入冬至丸，加些许花菜、虾皮和面线，条件允许再加数块醋排或醋肉，一锅香喷喷的特制冬至丸即可上桌。近年来，托快递业的福，每到冬至前后，父母都做冬至丸和配料一并快递给我，让我身在上海依然能够品尝儿时的美味。

彼时阿力给我打电话，咨询吕阿姨的腰痛症。可能年轻时过度劳作留下病根，吕阿姨每到天气寒冷等季节变化，总会发作，腰部剧烈疼痛，严重时几乎下不了床。那时闽沪之间往来并不方便，直接面对面咨询不现实，考虑去泉州做腰椎核磁共振检查太费周章，我建议阿力带吕阿姨去县城做个腰椎 CT 检查。虽然阿力电话里告诉了我检查结果，我亦给了一些解释和建议，但吕阿姨不放心，希望能够将资料寄到上海，拜托我找专家高诊一下。我欣然答应，毕竟刚刚博士毕业留院工作一年多，属于半吊子的小主治，担心水平不够耽误吕阿姨的治疗。

收到资料第一时间，我便向同科室脊柱专业老专家请教，虽然是同一科室同事，去之前仍需细心准备资料，像上级医生查房那样，从病史到体格检查、影像资料逐一报告。专家听完汇报，认真审视片子后，很肯定地认为是老年人脊柱退变，对症处理即可，无需特别手段治疗。听完我松了一口气，一是为吕阿姨高兴，谢天谢地身体没有大碍，另一个庆幸专家的意见与自己初期诊断相吻合，建议基本相同，否则在阿力面前弄笑话可就丢大丑了。我很快便将专家意见转告了阿力。从那之后，吕阿姨每年仍会腰痛发作，但采用专家指导的自我保健方法训练后，发作时间明显缩短，且症状较前缓解许多，为此吕阿姨专程给我爸妈送去一只十多斤重的红头鸭，以示感谢。乡里乡亲表达谢意的方式直接而淳朴，父亲不收，吕阿姨坚持要送，我建议父亲帮吕阿姨配一些缓解疼痛的外用膏药局部涂抹，如此一来，主宾双方方能心安理得些。

想想从 1994 年离开泉州到上海求学，一路走来经历了许多风霜雪雨，慢慢在自己领域闯出一片属于自己的小天地，学习、工作、科研、讲学，乐在其中。当然，不论求学还是工作，经常会接到来自家乡各种形式的寻医问药求助，虽说个人力量有限，却也努力创造各种机会竭尽所能去帮助，大部分患者获得了及时良好的治疗和康复，也有部分患者因时间耽误等原因失去最佳治疗时机。不论如何，家乡人都非常感恩，无形中给我积攒了不少来自家乡人的赞誉，许多赞誉远远超出了我所付出的心血。家乡人拉家带口跑到上海看病是一件无比折腾和痛苦的事情，往往要托付许多关系，才能联系到对口专家，万一所托非我的专业，就会更加麻烦，有时会有叫天天不应、叫地地不灵的无力感。

记得有位 67 岁胰腺癌晚期男性患者，在福州某医院确诊后，医生明确表示没有手术机会，建议家人带回家准备后事。家人听后既伤心又不甘心，动用所有能够找到的关系，全国范围内找名医，寻找最优治疗方案，希望能够尽可能延长生命。不清楚经过多少中转，最终找到了我。面对如此复杂的病情，往前一步可能春暖花开，抑或万丈深渊，静止不动或退后一步则束手就擒，抑或坐以待毙，医生的每一步决定都如同在刀尖上跳舞，一不小心可能满盘皆输、遍体鳞伤。胰腺癌号称"癌中之王"并非没有道理，其五年生存率只有 8.2%，即使富可敌国的乔布斯，倾其所有也无法从胰腺癌中逃生。我跟老人四个子女如实以告，成功的希望非常渺茫，概率可能万分之一都没有。

即便如此，子女们仍然坚持希望跟胰腺癌专家面对面请教一下，他们辛辛苦苦来到上海，我只好帮他们联系了胰腺癌领域颇有建树的 S 教授。胰腺癌确实是我们医院普外科的传统强项，许多走投无路的患者在专家高超技艺下得以延长生命，甚至有不少闯过五年生存期，创造了生命奇迹。S 教授仔细研究老先生病历资料后，非常坦诚地说手术成功可能性微乎其微。跟福州医生同样的建议，让老先生开开心心、平稳度过之后不多的日子。老先生三个儿子当然不能接受，农村人有着非常朴素的伦理观，父亲有病不努力医治，不只是情感上无法接受，回乡后会让乡人戳脊梁骨。

子女们反复追问如果病人和家属坚决要求手术的话，是否有一线生机？S 教授两手一摊，非常肯定地说，几乎没有希望。见过 S 教授，我以为老先生的子女们肯定就此结束，带上老先生回老家去安度不多的日子。谁知道第二天，子女们再次找到我，说老先生个人的强烈愿望是希望能够放手一搏，说不定可以搏出一线生机呢？即使手术失败，也无怨无悔，责任由家属全权承担，至少可以让 S 教授积攒该类病的治疗经验。听闻此言，我非常震惊，连忙追问是否是老先生个人真实意愿。子女们不约而同给予了肯定的回答。即使患者及家属强烈要求，并不代表 S 教授愿意接受这个挑战。医生是一个需要不断冒险的行业，高水平的医生一般只肯冒那些可能成功的险，不愿冒那些没有希望成功的险，明知不可为而为之的情形，少之又少！

我向 S 教授转达了患者和家属的意愿，说老先生胰腺肿瘤已经侵犯周边诸多脏器，生活质量相当差，S 教授认为手术风险非常高，但仍有一定适应证，并非完全没有必要，手术目的肯定不是追求根治肿瘤，而是一定程度上缓解并发症，提高生存质量。意即手术切除肿瘤不可能，通过手术减少部分并发症，让后续不多生命里尽可能有质量。医患双方达成高度一致，老先生等待多日后住进了S教授的病床。在待床的几天里，子女们陪着老先生游览了上海几个主要景点，如外滩、豫园、东方明珠等，这是老先生第一次出远门，更是第一次到上海，家人们清楚老先生经过此次大手术后，估计没有精力或体力能够再次游历了。

手术前，S教授将我和老先生子女再次请到办公室，做术前最后一次谈话，本来我当天有一个学术会议，S教授考虑到是我家乡人，邀请我无论如何拨冗见证一下。我能体会到他的压力，于是毫不犹豫同意了。因为有老先生个人手写强烈要求手术的申请书，子女们在上面逐一签名并按手印。家人们估计看着老先生如此受苦，茶不思饭不进，夜夜依赖止痛药才能勉强睡上两三个小时，精神日渐萎靡，原本强壮的身体日渐消瘦，内心定有诸多不舍与痛苦。

"S教授，您就放心去做吧，父亲生病以来这段时间，是我们几个子女共同陪伴最久的一段时间，让我们重新了解了亲情的意义。无论手术结果如何，我们都能坦然接受，父亲已经写好遗书，对身后事全都安排妥当，我们子女目前唯一能做的就是努力去完成他的心愿，减少他的痛苦。父亲从小教育我们做人厚道，我们非常感激您的鼎力相助，只要您尽力，我们一家永远感恩您。"大儿子代表家属做了最后陈述，听后让人不禁为之动容。

统一完思想，制订完方案，完成好各项术前准备，老先生如愿迎来他的手术。据S教授后来跟我说，起初一切都很完美，他尽力处理肿瘤周边导致压迫的一些转移病灶，但不慎碰到了肿瘤包裹的一根静脉，静脉壁已经被肿瘤侵犯破损，切除肿瘤之后血便呼地一下涌了出来，血出得又猛量又大，根本来不及做任何动作，只能用纱布不断填塞、加压。术中血压一过性降到休克水平，好在麻醉医生经验丰富，提前预见到风险，备足了各种成分血。即便如此，因为出血量太大，输了大量的全血和成分血依然无法止住出血。S教授遭遇了职业生涯中最大最难时刻，做了各种尝试后，他发现已经没有任何希望止住老先生的出血，交代主治医师一边加压止血，一边往体内继续"灌"血，他与麻醉专家做了一次紧急会诊后，决定请家属到手术室门口进行紧急谈话。一般情况下，如果手术顺利，除非需要给家属过目术中切下的病变组织，很少会让家属到手术室门口进行谈话。

S教授将手术情况跟老先生家属做了尽可能清楚的介绍，坦言遇到术中腹腔大出血，无法止住，手术无法继续进行，目前看来只能选择放弃。家属已经预见到此种情形，听完S教授的介绍，大儿子跟几个亲戚分别打去电话商量，大约一刻钟时间，便告知S教授他们决定放弃继续手术，但是希望能够通过加压的方式暂时把腹腔内的出血控制一下，他们紧急联系一辆急救车，将老先生直接送回老家，这既是家乡习俗，也是老先生遗言之一。S教授与家属沟通完，便返回手术室，在老先生腹腔内填塞大量纱布控制出血，并抓紧关闭腹腔，关闭完腹腔之后又用多层腹带加压包扎。做完上述处理之后，老先生的血压很幸运地居然平稳了。

S教授内心相当纠结，仍然为老先生准备了部分成分血供路上紧急使用，同时联系了私交极好的麻醉兄弟，帮忙护送老先生回福建。家人们希望老先生能够坚持留口气回到老家，叶落归根，辛苦一辈子，算是最后一个心愿。当我得知老先生发生过的危急时刻，已经是他离世一周之后了。做完头七，老先生大儿子给我打来电话，详述老先生最后的时光，并不断向我表示感谢，感谢S教授给了老先生一次最后的尝试，虽然未能达到预期效果，但老先生离开时很安详，回到乡下就安心闭上了双眼，他说："至少他没有经受太多晚期肿瘤带给他的痛苦，长痛不如短痛，未尝不是一种解脱。"听完我内心陡然间无比复杂，不清楚当初的选择对老先生是好还是歹？是选择经受癌痛毫无尊严地离去，还是手术无效失去抢救机会突然离去，又有谁说得清呢？当然，即使结果并不如人愿，老先生四个子女，在乡人眼中、口中，已是孝顺的典范、学习的榜样。

肿瘤治疗相当复杂，过程步步惊心，稍有不慎，满盘皆输。最近北医三院张姓主治医生于网络上公然宣战，控诉新华医院陆副教授对肿瘤晚期患者过度治疗，引发轩然大波。简述一下过程：青海马姓胃癌晚期患者曾到北京找张医生就诊，张医生认为已没有进一步治疗的必要，建议回去对症处理，准备后事。家人及患者本人不能接受如此建议，继续四处求医，期待奇迹出现，这应该是所有晚期肿瘤患者及家属的正常心态，谁愿意活着时接受坐以待毙？抱着生的希望，他们不远千里赶到新华医院找陆医生，陆医生为患者家属推荐一种最新的细胞治疗方案。患者家属听说有新的治疗手段，抱着死马当活马医的心态，决定放手一搏，结果人财两空，钱花了，人也没了。后家属向张医生简述在上海的治疗过程，听完描述之后，张医生视陆医生为医生中败类，耻于与他为伍，认为应该将之开除出医疗界，理由是给晚期肿瘤患者超指南治疗，行为等同于将晚期肿瘤患者吃干喝净，无医德无人品。据张医生自述，他与陆医生既往有过节，颇有些新仇旧账一起算的味道。国家卫健委迅速针对此事展开调查，并回应社会关切，认为陆医生治疗方案基本正确，没有明确疏漏，对陆医生罚款、停止执业资格半年，并通报批评。事情至此，按道理各方即使仍心存疑惑，无论如何都该采信官方的调查与处理结论，吃瓜群众尽快散去才对。

　　不曾想一个月不到，张医生突然在网络上抛出要与卫健委专家公开辩论的宣言，认为国家卫健委论断有误，指责调查专家酒囊饭袋，没有真才实学云云。我并非肿瘤治疗专家，不愿意评论此类无意义论战，可是看了张医生诸多话语，真把自己当作中国医疗界堂吉诃德，其言论远远超越正常学术探讨，接近于无厘头的撒泼骂街，于是在此做一评论。我特意检索了张医生简历，2006 年北大临床医学系硕士毕业，肿瘤内科主治医师，工作十四年后年近 40 岁依然是三甲医院中级职称，其业务能力已经相当明显。低级别医生很容易陷入唯指南是从的谬误与困境，觉得一切治疗要按照指南、文献、经典著作施行，凡是与此相出入，便是逾规逾矩，便是大逆不道，便是违规违法，此为低级别医生的认知陷阱。临床中有个基本常识，主治医师具备一定知识层次，拥有部分临床经验，却都不够系统，容易对副教授、教授的治疗方案产生怀疑或者误解，闽南有句俗语叫半桶水晃悠悠，说得便是此种类型。我刚做主治医生时对上级医生某些治疗方案也会产生怀疑，一般会冷眼旁观，根据最终结果评判方案优劣，结果证明当初的质疑非常幼稚。说句更直白话，背诵指南或者共识并实践，是低级别医生的任务，另辟蹊径从无路可走之中寻找活路是高水平专家的职责，显然张医生属于前者。

记得读书时，导师张教授独步天下有三个临床特色：骨不连、骨髓炎和陈旧性骨盆髋臼骨折，都属于创伤后遗症范畴，二十年前很少有医生愿意触碰，原因在于很多案例治疗非常复杂，耗费时间和精力不说，效果还很不确定，容易吃力不讨好，一不小心遇到个难缠患者，便是秀才遇到兵有理说不清了。当时我经常跟导师讨论，陈旧性髋臼骨折治疗意义究竟有多大，患者接受如此巨大手术创伤到底值不值得？讨论没有结果，我仍持怀疑态度。可是十年后复查，患者依然拥有健康髋关节，我便觉得导师的坚持无比正确，而当年这种治疗手段却是离经叛道的，甚至不少同行公开反对。同样事情亦发生在我身上，当看到老年髋部骨折患者因疾病复杂、并发症多，许多医生望而却步，甚至部分高龄髋部骨折患者陷入无处求医地步，于是站出来大声疾呼，倡议社会为高龄髋部骨折患者撑起一片蓝天，让每一位老人最后的离开更加有尊严。经过一次次不厌其烦的科普与宣传，高龄髋部骨折患者治疗已深入人心，可是放在八年前，许多人觉得这种手术风险大不说，患者本来就没有多少日子可活，手术冒险意义不大。更有甚者对我冷言冷语，说我为了博眼球给那么多高龄老人开刀，不讲医德。当时我们整个团队承受了巨大的压力，但是我牢牢把握一条中心思想：只要患者受益，手术就值得做，旁人的嘲讽不足为惧。正是从他人的质疑和患者的受益中，我们更加专注该领域的基础与临床研究，领衔制定了关于高龄骨折治疗的五部专家共识，奠定了我们团队在该领域的领先地位。

再次回到此轮论战。张医生全盘否定国家卫健委专家结论，是一种主治医生的无知与狂妄，是对医疗疾病需要诸多探索性治疗的曲解，至于陆医生的方法是否得当，是否能够对患者预后有意义暂且不论，可是医学技术发展，每一步都举步维艰，都是负重前行，每一点滴进步无不是以一个又一个病人惨痛代价为基石。或许有人说，如果医学进步一定要有人付出代价，为什么这个人会是我而不是其他人？这是个没有答案的伪命题，虽然主管部门对陆医生处以暂停执业资格的处罚，但是该事件会让医生更加选择保守治疗手段，张医生和网民貌似胜利了，但医学探索会受到一定程度阻碍，其后遗症可能很快会显现出来。

围观群众喜欢专业内人士的"狗咬狗"，以满足部分猎奇的心态，看热闹不嫌事大，放在医院体系内部，专家教授基本不屑于跟一个主治医生辩论，赢了没有什么值得宣扬，却会成为人家骄傲的资本，一个主治医生受限于经验、技术以及知识结构，对某个疾病的治疗往往带有极大片面性，因此主治医生应该老老实实地扎下根学习，而不是为了博眼球在网络上高谈阔论。当然，我并非为陆医生开脱，他有不可推卸的错误与责任，我所要表达的是应该用更包容的心态面对医学探索，诊断与治疗都是如此。

在任何一家上档次的三甲医院，医生之间的阶层有非常清晰而严格的界限。网络是一个如此神奇的地方，给了张医生这种半桶水、业务能力不强的人非常好的机会，可以在对健康趋之若鹜却又缺乏常识的老百姓面前，充当医学意见领袖，并对某些大牌专家评头论足。试想在现实中，一个主治医师敢跟副教授如此说话，必定会招来上级医生无法想像的批评。医者讲究的是下级对上级的绝对服从，可以提意见，但是绝对不可以上升到论战程度，毕竟两者知识和经验不对称。张教授当年查房时，严禁下级医生用"我认为""我觉得"这类语句汇报工作，他往往会立即打断并高声厉喝："你没有资格认为或觉得。"就在我进行本文第一次修改时，正好看到北医三院开除张医生的决定，这无疑是个正确举措，不能让别有用心的医务人员，带着不可告人的目的，借着信息不对称，诋毁、撕裂本已脆弱不堪的医患关系。我作为上海医疗事故鉴定委员会委员，已经见到不少肿瘤患者拿着张医生的说法公然起诉主管医生。我不反对医生做科普，本人也一直致力于医学科普推广，但是我反对将医生包装成网红，网红医生最终难免被诸多利益所裹挟，医生的主战场应该是医院，而不是网络。

张医生自诩是好人，有一颗善良的好心，一切从患者利益出发。其实不然。他掀起的舆论大战，让许多肿瘤患者直接失去生命的希望，大多数肿瘤科医生会选择循规蹈矩按章办事，谁也不愿意被套上一个超纲用药的罪名，从这个角度来说，他所作所为带来的恶劣影响比一般人要大百倍千倍，毕竟医疗以外人士看不懂复杂医学问题，但是看得懂他高举的揭黑幕、反过度医疗的大旗，这是现实的悲哀，一个在本院连参与病例讨论都没有资格发表意见的主治医师，却可以在网络上一呼百应，此种错觉无疑助长了网红小主治自我加戏、自我膨胀。往更大角度讲，我们是否应该制定相应规范，对于业内人士所谓的医学科普进行监管，避免网红小医生的再次出现。

说了这么多，我是想更进一步说明肿瘤治疗方案选择的复杂性，但实在不是三言两语能够说清楚。每个人一生中，会遇到很多人，如何相处不仅是门艺术，更是门高深的哲学，时机不对或者方式不对，都可能从朋友瞬间转变成敌人，往往不只是物理反应而更多是化学反应。最怕我愿非你愿，但愿我愿亦你愿，如此看来人生真是非常奇特，有些看似不可能相识的人，居然因缘际会，最后成为一生的挚友。我与阿力的联系分成两个阶段，以 2010 年为界限，之前工作不是特别忙碌，加上吕阿姨腰痛等问题，联系相对频繁，之后临床、科研、教学、会议等任务逐渐增多，可能吕阿姨腰痛不怎么发作了，因此与阿力联系相对较少，有时候可能一两年互发一条信息，直接电话联系少之又少。

直到 2020 年 3 月中旬，新冠带来的恐慌正在蔓延，阿力给我打来电话，告知吕阿姨的腰痛近来发作厉害，不仅腰部痛，还连带着胸背部和肩膀一起疼，以前躺着休息几天就会缓解，再痛吃几片止痛药能够一觉睡到天亮，可是这次很奇怪，睡觉前止痛药加量也止不住疼痛，常常困得不行了才迷迷糊糊睡过去，睡不了两三个小时，又常常被痛醒，一来二去，被折磨得精神萎靡不振不说，食欲也变得很差，短时间内瘦了七八斤。听了阿力的描述，我赶紧让他把电话给吕阿姨，进一步询问了一些情况，交代阿力赶紧带她去医院做一下腹部核磁共振，我怀疑不是简单的腰椎疾病，此次可能腹部脏器出问题了。

疫情期间，很多医院都提升了入院看病要求，检查与治疗都不容易。阿力非常着急，托了很多关系，终于在泉州把腹部核磁共振做了。检查结果验证了我的初步判断，吕阿姨胰腺上发现了一个巨大肿瘤，我初步感觉应该是晚期且恶性程度比较高。阿力看到诊断结果后感觉天都塌下来了，跟我打电话的开始五分钟一直在哭泣，我的劝说无法让他冷静，便索性挂断了电话，对他来说无论有多难，都需要独自尽快从不良情绪中走出来，否则无法帮助吕阿姨直面今后的治疗。

为什么这么说呢？这是由阿力家庭组成结构决定的。阿力有两个哥哥，一个妹妹，大哥在深圳工作，自己经营一家电子厂，近年生意不太景气，时刻无法离开；二哥自小过继给大伯，大伯对他不算特别好，从小就特别独立，自认是被父母抛弃的独行侠，与家人亲密度不高；小妹学习成绩很好，一路从本科读到博士，毕业后申请了美国的博士后，在美国认识个河南小伙子，在美成了家，两个年轻人在异国他乡立足显然没有那么容易，收入扣除开支所剩无几，为节省往返路费，几年都回不了一趟家，根本指望不上。至于父亲，吕阿姨生病后，乡下菜地和鸡鸭只能依靠老父亲了，所以除了阿力谁也靠不上，如果他情绪崩溃，那么吕阿姨还能依靠谁呢？

阿力毕竟是成年人，挂完电话不到五分钟，便又拨了过来，我很清楚这短短五分钟他肯定付出极大努力控制住情绪。我客观地跟他描述了这个疾病的可怕、治疗的复杂以及预后的不确定性，阿力听完问我可不可以带母亲到上海找我，他觉得平常母亲看起来身体很硬朗，会不会是泉州的机器检查有问题，或许用上海仪器检查就排除也说不准。我特别理解阿力此时的心情，许多肿瘤患者家属都会这样，寄希望于仪器出错，寄希望于医生误诊，寄希望于奇迹诞生，不肯接受现实。我不忍心打击阿力，跟他说可能性存在，仪器毕竟是仪器，肯定会有出错的可能性，让他尽快带吕阿姨到上海来，做进一步的检查和诊断。听完这一席话，我可以明显感受到阿力在电话那头情绪缓和了不少，或许这便是善意谎言的威力吧！如果论"说谎"，医生可能排前几位，但是面对病入膏肓的患者，你如何忍心去打破他们的美好愿望呢？既然离开是不可避免，为何不能让他们不带有任何遗憾离去呢？

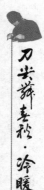

清明过后，春暖花开时节，疫情终于有所缓和，人员流动性开始增加。心急如焚的阿力第一时间带着吕阿姨来到上海。我依然找到了值得信赖的S教授，毕竟除了那个老先生，S教授为许多患者延续了生的希望。10年时光过去，S教授始终奋战在临床第一线，比起当年，诊断水平更高超，手术技巧更娴熟。他首先认真研究了吕阿姨的全部影像检查，认为最终诊断需要做更进一步检查，当即开出了一系列检查单子。我看出阿力似乎有着急神情，便向他使了个眼色，诊断未完全明晰之前，住进医院只会增加管床医生负担，对治疗本身不会有太多帮助。

作为综合性三甲医院，医院很多检查都实行预约制，不少预约时间都要一两周。好在疫情期间患者不多，几天工夫，吕阿姨检查结果便全部出来了。看着与泉州一样的检查报告，看着吕阿姨期盼的眼神和阿力焦虑的目光，我沉思许久才说，目前医疗手段很先进，相信S教授一定有办法。事实上S教授也束手无策，胰腺肿瘤发现太晚了，已经把周围血管完全侵犯了，比起十年前老先生，吕阿姨的病情更加复杂、更加棘手，虽然近年来医疗诊断仪器和手术方式都有相当大的迭代更新和改进，唯独晚期胰腺癌治疗，似乎没有大的改变，吕阿姨的手术难度巨大不说，效果微乎其微。S教授建议可以先到肿瘤内科做几个疗程的化疗，根据化疗情况再决定后续往哪个方向走，无论未来缓解程度如何，手术应该都不会作为考虑选项。说完S教授耸了耸肩，双手一摊，很显然，无能为力！

谈话临近结束时，我代阿力问了S教授吕阿姨大概还有多久时间，这个问题对阿力过于残忍，但有助于更好安排吕阿姨之后的生活，他不方便问，而我必须问。S教授思考了一会，缓缓地说，估计生存期六个月到一年之间。S教授这句话有如一记重拳狠狠暴击阿力的内心，他怔怔看着S教授，好半天一句话也没有说，从泉州检查结果出来开始，阿力始终不肯接受这个现实。从S教授办公室出来，回到我的办公室，我们一起喝了好多茶，说了好多话，连一向讨厌烟味的我，在楼下陪着他抽了好几支烟，最后我和阿力一致决定，要把病情对吕阿姨瞒下去，能瞒多久就瞒多久。

当天晚上，五角场一个安静的小饭店，我请吕阿姨和阿力一起小聚。久别后第一次重逢，居然是在远离家乡万水千山的上海，世事变幻无常不禁让人唏嘘，虽然与吕阿姨近三十年未曾谋面，但讲起小时候的点点滴滴，仿佛就发生在眼前。席间，我和阿力都努力表现出很高兴的样子，虽然长年面对患者，我早已修炼出喜怒不形于色的基本功，但面对一个熟悉的长辈，我承认我有许多的不舍和惋惜。我深知有些话我说比阿力说更加有分量，于是笑着跟吕阿姨说，经过S教授诊断，非常幸运病情发现比较早，不需要做手术，建议住一段时间医院，用用药，清除体内少部分的病灶，就可以减轻胸背部疼痛，疗程大概三到四次就搞定了。

吕阿姨始终面带微笑看着我，饱经风霜的脸上镇定而慈祥，我清楚此刻癌痛一直在折磨着她，令她寝食难安，可她仍表现出一种淡定，我不清楚自己演技如何，更不清楚她是否看破我和阿力的心思，我心存侥幸，一个农家妇女，应该绝对相信我这个大医院大专家的话。吕阿姨跟我讲了当年从外村嫁入我们村，从起初的不适应，从起初的一贫如洗，到现在孩子们长大成人，再谈到她在乡下自己养的鸡鸭鹅，自己种的蔬菜，之所以如此不辞辛劳求医，是自己被需要，对他人有用处。

"阿力他们啊，其实都不让我干，家里确实啥也不缺，可我就是闲不住。这次一生病，才知道自己该好好休息休息了。当然，我自己猜想我很难好了，年轻时想必是劳累过度吧。不过看着你们下一辈生活如此幸福，我们老一辈是该退出历史舞台喽。你说说三十多年前，你们俩在厨房间抢一口饭吃，多少可怜呢。"说到此处，吕阿姨看看我，又看看阿力，满眼是长辈的爱。当天晚上，我点了一大桌子菜，可大家一直在聊天，剩下好多菜没有吃。吕阿姨看着很惋惜地叹道，年轻时要是有这样的好饭菜啊，就是实打实地享福了，听完我和阿力赶紧叫服务员打包。

吕阿姨第一个化疗疗程反应挺大，其间给她送过两次食堂的饭菜，她吃得很少，但是很乐观，跟我们说不必为她担心，化疗结束后疼痛症状缓解了很多，至少晚上能够睡个安稳觉了。在上海调理一周左右，吕阿姨感觉身体恢复了不少，便让阿力带她回老家休养去了。本来过三周左右时间需要再来上海化疗，考虑到吕阿姨虚弱的身体，我跟肿瘤科医生商量后间隔时间延长到一个月。当再次见到吕阿姨和阿力时，他们一人手里拎了一只杀好的鸡和鸭，我不知道该说什么好，从福建千里迢迢拖着病体，想着给我送鸡鸭，我内心非常感激和感动。

吕阿姨终究没有撑过S教授说的半年期，做完两次化疗，吕阿姨身体已经相当虚弱，我为她在泉州找了熟识的医生，按照上海方案继续对症处理。在生命的最后日子里，吕阿姨没有经受太多的痛苦，阿力跟我说吕阿姨走的时候脸上带着笑容，没有一丝丝的痛苦，然后又告诉我，吃饭那天晚上，其实吕阿姨知道我们合起来在骗她，她自己的身体她自己清楚，但她体会我的良苦用心，特意嘱咐阿力不要太早告诉我，怕我担心。阿力还告诉我，吕阿姨很为我骄傲，能够做一个救死扶伤的好医生。听后我眼前又浮现出吕阿姨小时候为我捞饭的情景，那般真实，那般温馨。

初稿：2021 - 12 - 10 周五 22:30
修改：2022 - 02 - 26 周六 20:51
校对：2022 - 03 - 27 周日 16:13

滚滚红尘

　　每个人各有其用，有人教你冷静，有人让你成熟，有人助你成长，有人给你教训。

——迦钰小语

　　小敏，大连人，时年 41 岁，家中兄妹二人，从小受到父母和哥哥宠爱，聪明懂事，相当讨人喜欢。大海边长大的女孩，心胸开阔，性格开朗，我与她偶然相识于一次朋友聚会中，感慨于她对茶文化的熟悉，经常交流渐渐成为朋友。彼时小敏给人印象是一个天真烂漫、无忧无虑小姑娘，说话比较直接，接近于口无遮拦，若对她不熟悉可能会觉得奇怪，如此漂亮的小姑娘居然情商这么差，讲话都不带拐弯抹角，但如果认识时间久了，会慢慢习惯她的风格，毕竟绝对属于毫无恶意、人畜无害类型。

　　高中毕业时，小敏带着对上海的喜爱，选择到上海读大学，就读于某数一数二名牌大学，本科专业与外语密切相关，毕业后不愿意如大多数同学那样选择当老师或从事翻译工作，她发挥自己语言优势，与朋友合伙做起外贸生意。或许是性格原因，或是做事执着，她的生意做得风生水起，很快在上海立足，打出一片属于自己的广阔天地。

　　事业成功也无法填补个人感情生活的空虚，一心扑在工作上的小敏，感情生活几乎一片空白。用她自己话说，有些高不成低不就味道，总觉得做生意的没有内涵，做学问的太古板，长太丑的看不顺眼，长太帅的没有安全感。"那时候的我，感情生活犹如一座孤岛，始终没有人来问津，而我也主动拒绝他人造访。"小敏如是说。"但是我又必须面对现实，不可能总是这山望着那山高，必须要面对现实，接受现实。父母之命难违，看着他们一天天苍老，我不可能完全活在自己的世界里，人到了一定年龄，单是责任就能把你压垮，为了满足老人心愿，你也要违心去做一些无可奈何的决定，比如结婚生子。"

林重，老家山东临沂农村，家中排行老二，上有姐下有妹，比小敏大五岁，高中毕业顺利考入上海某不知名大学。作为全村人的骄傲，林重属于山沟沟里的金凤凰，更是十里八村交口称赞的牛娃娃，提起他无人不竖起大拇指称赞有加。林重本科专业是国际金融，填报志愿时他并不知道啥叫国际金融，只是单纯觉得金融很高大上，将来应该容易找工作。初到上海正赶上经济迅猛发展的浪潮，一切对他来说都无比新鲜，生活在小山村的林重穷怕了，赚钱是他全部的追求和梦想，他并没有把太多心思放在学业上，早早跟着几个同学偷偷做起小商品生意，虽然赚不了大钱，至少自己每个月生活费能够轻松应付了，如此学习投入结果可想而知，虽然大学四年没有挂科过，但是成绩基本都是勉强过及格线，始终处于中游偏下。

大学毕业时林重本来想留上海工作，努力投了几十份简历，面试过几家单位，终归高不成低不就，最后与浙江一家远洋公司达成一致，该公司需要一位能够随船远航的商务经理，便于及时办理公司业务。这个岗位一年到头在海上漂泊，晕船呕吐是家常便饭，更是孤独寂寞，工作非常艰辛，但收入是陆上好多倍。本着年轻时多吃苦、多赚钱原则，林重与公司签了五年的工作合同，当时最朴素的想法是尽快积攒一笔钱，讨媳妇生子，完成林家传宗接代的伟大任务，他负载着全家延续香火的重担。

在海上飘荡五年之后，林重身体状况出现了问题，不仅失眠，胃肠道功能也很差，加上平常与人沟通少，渐渐变得寡言少语，朋友不多，有啥事基本上就在心里跟自己较劲。林重感到无法胜任原来的工作，向公司提出申请，希望能调到上海分公司担任部门经理。公司很人性化，很快同意了他的申请。再次回到上海，林重已经不再是当初的懵懂少年了，31 岁年龄非常尴尬，不论工作还是生活，一切都需要重新适应，每周还要抽时间定期去医院调理身体。初回上海头三年，林重作息表一直如此，以至于到34 岁还没有正儿八经谈过恋爱。一句话总结，就是跟小敏一样，林重的感情经历一片空白。

如果不是那一次大连老乡聚会，小敏这辈子都不可能与林重发生交集，更不会让自己本来顺利的人生道路突然出现转折。假如上天给小敏一次重新选择的机会，相信她宁愿没有组织那一次聚会，宁愿没有与林重相遇！作为老乡会的组织委员，小敏每季度都要安排一次大连老乡聚会，作为一个非常松散的组织，成员三十个不到，都是各领域优秀同乡，每次聚会基本遵循轮流做东原则，小敏希望通过这种方式，多结识一些老乡，一方面能够互通生意信息，另一方面困难时刻能够抱团，互助互救。

林重参加此次聚会纯属偶然，当天他一个大学同学小丁约他谈项目合作，临了突然告诉他有个老乡聚会，已经答应去了，不去不好意思，问林重可否延期。林重听了非常生气，认为小丁放他鸽子，他为此推掉另一拨人聚会，况且第二天就要出差，此时不谈可能很长时间未必能够约上，关键林重对这个合作非常重视。小丁从电话里听出林重非常生气，于是便邀请林重一起参加老乡聚会，可以多认识一些朋友，顺便把合作事情谈一谈。林重听了转怒为喜，在他看来，只要能见面谈就行。

聚会的对接联系均由小敏操办，很自然两人拥有了彼此的联系方式，小敏温柔可爱，长相甜美，一点没有东北女子的大大咧咧，瞬间击中林重饥渴的内心。林重其实如果不看内心的话，单论外表，绝对是许多女孩子心中理想的白马王子，一米八左右的个子，身形修长，长年海上旅行养成说话慢，不急不躁，看起来特别优雅有范。反正无论如何，那次聚会林重和小丁项目没谈成功，而他与小敏的爱情之花盛开了。所有爱情都是从甜蜜开始，有些半道上无疾而终，有些能够幸运地步入婚姻殿堂，林重与小敏显然属于幸运的后者。

"其实谈恋爱阶段,林重就暴露了很多缺点,比如强烈大男子主义,刚愎自用,听不进他人正确意见,稍有不从脸色立即晴转多云;控制欲非常强,出去吃个饭都要逐一汇报参加饭局人员,严格规定结束时间;疑心病很严重,有时候正常喝茶谈业务都需要解释很长时间;对钱看得很重,相当吝啬,每次约会消费坚持 AA 制。恋爱中的人智商都很低,往往更多看到对方优点,自然而然用对方优点替对方解释存在的缺点,甚至主动用人无完人替对方开解。"说起这一段给她满身是伤的感情经历,小敏并未完全将责任归咎于林重。"处在当时情形下,父母的围追堵截,朋友的现身说法,年龄的日渐增大,让我没有多少信心继续等待下去,林重成了我当时最佳和唯一选择。"

这或多或少是爱情蒙蔽了原本清澈的心门。小敏承认当时对林重比较欣赏,很多人经常动不动说我喜欢你或讨厌你,到底何为喜欢,何为不喜欢呢?似乎没有放之四海而皆准的标准,阐明背后真谛并不简单。曾看过一个简短而有趣小故事:8 岁小外甥说,他喜欢上一个小女孩,问他知道什么是喜欢?他抬起头想了一会儿说:我不喜欢胖的女孩,但是她胖就没事。多么简单而又真实啊,我可以讨厌全天下所有胖的人,却唯独喜欢你,以胖为美。一段真挚爱情往往包括简单的喜欢、无条件的信任和看得见的在乎。这说起来简单,真正实践起来却未必容易,只是很多人初期都觉得完全没有问题,但日久会渐渐消耗热情。任何人都不喜欢自私、疑心、吝啬、大男子主义的人,但彼时小敏觉得是男子汉气概的另一种表现。

小敏与林重的婚礼我因为出差没有参加,与林重没见过几面,对他谈不上特别印象,唯一感觉是他太能钻牛角尖,凡事必须顺着他的思路走,若不然,就会一个劲跟你摆事实讲道理,当然所谓道理都是一堆摆不上台面的道理,都是他自以为是的道理。结婚后,林重的缺点展现得更加充分,小敏方意识到原来林重身上曾经显露的缺点,只不过是冰山一角而已,无奈此时生米已煮成熟饭。婚后第二年小敏诞下女儿,女儿的出生并没有给林重一家带来一丁点喜气,小敏不知道自己是如何度过暗无天日的月子时光，包括林重和他的父母在内，所有人对她态度一百八十度变化，怀孕前的嘘寒问暖变成了横眉冷对，月子期间对她不冷不热、不闻不问，似乎她完全不存在一般。公公婆婆冷漠尚可以理解，林重也如此颇让人费解。唯有一点可以解释，或许是受父母影响二三十年，林重也有了非常严重的重男轻女思想，在他潜意识里觉得小敏没有给林家生一个男孩，是小敏的错。

孩子还未满月，公公婆婆便找各种理由，先后回临沂乡下去了，对他们来说，女娃子长大总归要嫁出去，无论将来有没有出息，跟他们林家一毛钱关系都没有，他们不想在跟自己利益无关的事情上浪费精力。临走前，除了跟儿子数落一顿儿媳妇不争气之外，还给他下了死命令，尽快养育第二胎，无论如何要生个男娃。林重除了点头答应之外，竟连一个字都没有为小敏辩解，或许他觉得父母说得对，没有生男孩，从根本上就是小敏有问题。

为了便于照顾女儿，在林重要求下，小敏将公司交给林重打理，目的很简单，第一小孩需要有人带，第二需要为生育第二胎准备，第三避免小敏跟其他男性交往。小敏对于林重的安排选择顺从，从结婚以来她已习惯逆来顺受，不敢有任何反抗，即使有自己想法，林重一般也不会听，往往还讥讽她幼稚，没有任何生活阅历和经验。林重自诩是家里绝对话语权拥有者，经常以此嘲讽小敏命好，找到他这种好男人，否则就一辈子单身。

凡事需要讲究一个度，正所谓过犹不及，就是肯定了度的重要性。我们给自己生活的压力，有时候就像手里抓着一把沙子，如果你用力过猛，沙子便会从你指缝中滑落，握得越紧，滑落得越快，最后手里的沙子所剩无几；与此相反，如果力量拿捏得恰如其分，沙子会舒舒服服待在你手里。由此可见，对生活索取越多、压力越大，有时候反而失去更多、得到更少。有些夫妻结婚后，总喜欢把对方当作自己私有物品，全方位无死角监督，让彼此毫无私人空间，基本上都是透明人一般，毫无隐私可言，久而久之或许会导致婚姻破裂。握得太紧反而有可能会更快失去，不少人不是不懂这个道理，只是道理归道理，实践归实践罢了。

046 刀尖舞春秋·冷暖

最近听到一则乌克兰情侣的故事。在乌克兰基辅，33 岁的亚历山大·库德雷和 28 岁的维多利亚·普斯托维托娃为了挽救彼此关系，从当年情人节开始，双手铐在一起 123 天，为见证彼此的忠诚和对对方的爱。但是经历 123 天毫无私人空间、各种分歧、反复争吵后，手铐松开第一时间，两人便迫不及待举行了一个小型派对，宣布分手。由此可见适度的私人空间多么重要。

林重脑回路属于非常奇特的一种类型，许多想法跟正常人不大相同，形成的原因多种多样，或许与他大学毕业后的工作经历有关。举个最简单的例子，比如买房这件事，林重属于坚定的不买房主义者。小敏结婚前因忙于公司业务，始终没有时间去买房，婚后本想买房，但林重坚持不买房只租房，他认为自己学金融出身，对股票研究很透彻，决定把家里的钱投放到股市里，如此才能实现财富快速增长，况且房产属于重资产、高投入、低回报，在中国买房绝对是亏本买卖，从房价与房租比就可看出……说一千道一万，坚决不买房，准备一辈子租房住。

别看林重书读得不咋地，但对付小敏绝对是套路满满，一套又一套，不论讨论啥事情，基本上没有小敏的发言权，往往他自己说完了，就按照他预定的方案去执行。小敏辩论不过林重，只能一切听由林重处置。2007 年上海房价尚便宜时，小敏身边很多朋友纷纷买房，还热心给她推荐了一个楼盘。小敏特意自己先去踩点，位置、房型、环境都让她心动，价格相当实惠，回家后小敏兴冲冲跟林重探讨买房事宜，林重一句话就噎得小敏当场晕厥：现在没有钱，钱都在股市里，要买房可以，回娘家找你爸妈借钱去！从此之后，小敏不再提买房两个字。

林重奇葩的事情一件接一件，为了验证他独特的脑回路，此处再说一件。林重接管的公司是小敏一点一滴打拼起来的，很多老同事都是她一手带出来的，大家对小敏非常信服，都对她找了如此老公唏嘘不已。林重在公司与一些女同事开玩笑经常比较过火，有点像在远洋货轮上那样肆无忌惮，有些同事能接受，有些同事不能接受，便有好心同事发信息给小敏，让她提醒一下林重，要注意自己的言行，毕竟是公司老板，要注意形象。林重听后暴跳如雷，当场要小敏交出告密者，并准备与之对质。小敏听了很不可思议，她跟林重说，此种情况，有则改之无则加勉，人家只是好心提醒并无恶意，没有必要无限制扩大化。林重却不这么认为，他觉得这个告密者是有意破坏他们夫妻感情，相当无耻，应该彻底清除出公司才对。小敏彻底无语，却又无可奈何。

无论林重脑回路如何奇怪，生活总要继续，好在林重虽然内心对女儿不那么喜欢，但毕竟是他自己的亲骨肉，基本上还是能够尽到一个父亲应该尽到的责任。其实小敏更加喜欢女儿，她暗下决心，一定要把女儿培养成骄傲的公主，所以在女儿成长中倾注了相当多的心血。当然林重有意无意总会提起再生一个孩子的话题，都被小敏巧妙挡了回去。理由很充分，女儿尚小，条件不具备。

女儿3岁时，经不住林重苦苦哀求以及公公婆婆的旁敲侧击，为了林家所谓的香火延续，小敏终于答应生育第二胎，为了保证女儿有人照看，林重很贴心地请了个住家保姆，全方位让小敏进行备孕，小敏隐约有些不快，如果不是为了第二胎，林重根本没想过请保姆，而是把一切家务活都压给小敏一个人承担。不论如何，小敏好歹怀上了第二胎，林重一直郁郁寡欢的脸上才渐渐露出了笑容，他如释重负，终于觉得自己对得起列祖列宗了。

住家保姆确实很能干，解决了许多本来小敏承担的家务活，小敏第二胎反应特别大，但因为有了保姆陪伴，她感觉轻松许多，想着即将迎来新成员，她积极为小朋友准备各种必需品。大概孕期第七个月时，某天小敏和林重一起到医院产检，回到家时发现住家保姆不见了，她问林重怎么回事，林重支支吾吾说住家保姆手不干净，人品不行，看到小敏要生产了，坐地起价，要求加工资，林重认为双方沟通不开心，索性辞掉了。小敏欲哭无泪，马上要生产却辞掉保姆，那么多活谁来干啊！林重紧接着宣布一个绝对重磅消息，晚上他姐姐就会到上海，之后由姐姐承担住家保姆职责。

林重显然有备而来，只是一直瞒着小敏罢了。

"我当时听到这个消息，整个人都惊呆了，顿时气得浑身发抖，要不是看在肚子里孩子的份上，我当时真想跟他大吵一架。这是什么奇葩的人才能做出的奇葩操作啊。他姐姐常年在乡下种地，基本上只会烧农村饭菜，能烧出什么东西给我和女儿吃呢？况且在她心目中，觉得我是弟媳妇，向来以长辈自居，又让我如何去指挥她干活呢？"说到此处，虽然已经过去了好几年，依然能够体会到小敏的愤怒。"一次偶然机会跟之前保姆发信息，才得知她根本没有提出过涨价，而是林重以家里有亲戚帮带孩子为由辞退了她。我后来想想，林重还是吝啬使然，与其让外人赚，不如让自己亲姐姐赚，而且还能省下不少钱。人性就是如此丑恶，老婆孩子在他眼里还不如一个月几千块钱。"

家姐当保姆的结果，用脚后跟思考都能猜到，她根本不是做保姆的料，跟城里家务活所需精细程度比起来，家姐未免显得粗手笨脚，烧饭简单粗暴，黑乎乎、油乎乎、咸乎乎，除了符合林重口味之外没有人喜欢，尤其是女儿根本不喜欢大姑姑，认为她说话嗓门大，饭烧得很难吃，衣服洗得皱巴巴，经常哭喊着让阿姨回来，每到此时林重都会板起脸，怒吼小屁孩别乱说话，顺带着指责小敏不要没事找事，教坏小孩子。小敏觉得特别窝火、无辜和冤枉，却又无处可以诉说，小孩子有自己判断力，知道谁好谁坏，她从来没有去教唆小孩，可是林重却把女儿对姑姑的态度，完全归咎于小敏。

苦闷日子在持续。怀胎十月，一朝分娩，小敏终于生下一个男孩，林重抑制不住内心喜悦，破天荒请父母从临沂乡下千里迢迢赶到上海看孙子，并且特意在宾馆开房间让父母休息。以林重一贯的吝啬，他能舍得出这个钱很是难得。公公婆婆前后待了一周，每天上门对小敏视若无物，直奔孙子而去，边看边说鼻子嘴巴好看，像爸爸，眼睛太小像妈妈。总结一句话，孙子长得好的地方是爸爸遗传，长得不如意的地方是妈妈遗传，说完一家人呵呵大笑，完全当小敏空气一般。刚刚生产完的小敏，不想听却挡不住刺耳的声音，她瞬间明白了，在他们一家人眼中，她只不过是林家传宗接代的工具而已。

在家与其说是坐月子，不如说是在炼狱，小敏渐渐发现自己经常睡不着觉，心情非常差，时不时有厌世念头冒出来，觉得生活没有意思。她将这些奇怪想法跟林重交流，林重听后根本不以为然，认为她带小孩太辛苦，多休息休息就会好，没什么大不了。另外就是太闲了，没有事做才会胡思乱想。小敏并不认为林重说得对，却无力与之辩解，明知道不会有好结果何必苦苦哀求呢？继续一个人苦苦熬过无数个难眠夜晚，熬不住想轻生时，看看两个年幼孩子，便暂时打消念头，可是没过多久轻生念头变得越来越强烈，她感觉自己已经无力撑下去，便去找妇产科专家看病，评估后认为她得了产后抑郁，需要进行系统干预，并热心推荐了一个心理专家，就诊后果然印证了产科专家的判断。

小敏开始定期去找心理医生就诊，费神、费力、费时，不可避免有时候会顾不上照顾小儿子，如果治疗时间久，可能会耽误孩子吃奶时间，林重都会很生气，认为她生病不能影响带小孩，尤其是儿子吃饭问题。原来为了保证小儿子能够吃到母乳，林重坚持不允许小敏吃药，认为心病只需心药医，无须吃药，自从小敏生病后，每次林重跟她说话，都是一股轻蔑神情。

调理一段时间后，小敏症状渐渐缓解，她对林重渐渐死心不抱幻想，慢慢把精力放到小孩身上。观察一段时间后，她发现女儿学习越来越差，话越来越少，脸上经常有泪痕，洗澡换衣服时身上常有伤痕。她觉得很奇怪，可是不管怎么问，女儿都只是哭却不说。直到有一天小敏不想吃晚饭，提前下楼散步，走到半道突然想回家取东西，在门口突然听到家姐大声怒斥女儿，骂她赔钱货、小坏蛋，不好好吃饭，并听到清脆打耳光声音，紧接着便是女儿大声哭喊："姑姑，我错了，我不敢了，别打了。"小敏彻底崩溃了，愤怒推门而入，只见女儿脸上印着红红手掌印，家姐举起的手还停在空中。女儿快速跑到妈妈怀里，一个劲地哭。小敏一下子明白了女儿一段时间以来身上伤痕和脸上泪痕从何而来了，她越想越气，忍不住冲上去朝着家姐就是一顿暴打，愤怒的母亲护犊心情根本不是一个中年女人能够抵挡得了的，小敏把一段时间以来的苦闷与压抑全部发泄在家姐身上，结果可想而知，家姐浑身上下伤痕累累，哭爹喊妈叫救命。

当晚林重回家后，听到姐姐添油加醋的控诉，还未听完已经火冒三丈，怒气冲冲冲进小敏房间，不顾小儿子正在睡觉，对着小敏狠狠踢了一脚，小孩从睡梦中被吓醒，哇哇直哭，剧烈的疼痛让小敏想喊出来，可是她已经没有力气喊了，唯有泪水不听话地涌了出来，她一声不吭，继续保持着原来姿势，连跟林重争吵都不乐意。在林重心中，姐姐是他一辈子亲人，如此辛苦背井离乡来帮他照顾家人，而眼前这个女人毫无感恩心，居然大逆不道打姐姐，她除了帮他生育了两个小孩，对他来说完全是可有可无的陌生人。

无论如何，那晚之后，小敏突然觉醒了，不再沉默，她与林重进行了有史以来第一场正面谈判，以死相逼，坚持让林重把家姐送回老家去，再苦再累，她自己一个人带小孩。公公婆婆假惺惺说愿意帮忙照顾，被小敏一口回绝，她不愿意见到他们那副虚伪嘴脸。从此除了跟两个小孩说话，她已经完全不再搭理林重了，她从网上买了很多佛教书籍，空闲之余开始念经打坐抄心经，一心向佛，并坚持吃素，虽然不能出家做尼姑，但在心中已经皈依佛门了，她唯一的愿望就是把两个孩子拉扯大。

儿子周岁时，发生了一件打破他们家庭平静的事情。上海房价涨了，而且不是一般地涨，是翻倍往上涨，基本上一个月一个价，如果在上海你没有买房，根本无法获取经济发展红利。房价上涨的一个直接效应就是房租上涨。林重一家原来租住一套160平方米的大平层，租金8 000元，当时签了五年，林重想以上海收入水平，房租即使再涨也过不了一万，一辈子租房绝对比买房划算。可是当五年租约到期时，房东一下子将房租提到了15 000元，瞬间击穿林重的心理防线。吃饭时当着小敏面大骂房东坐地起价黑心肝，没人性，将来铁定不得好死。骂完房东又开始骂没天理的房价，认为房价不合理，认为政府不作为没有有效管控，房价上涨完全违背了经济发展规律，苦逼做生意还不如处心积虑炒房。说到激动处，捶胸顿足。小敏静静看着眼前这个视金钱如命的男人，想着多年前建议买房时他那副穷凶极恶的样子，突然觉得他既可怜又可笑。

房租事件后林重心态彻底坏掉了，加上生意不好做，股市投资一直亏钱，曾经自诩的理财大师，突然之间四处漏风，应付家庭生活开支慢慢有些力不从心。小儿子两岁时，小敏已经三年没有回家看父母了，老人均已八十多岁，身体状况一直不怎么好，没有力气来上海看外孙，小敏也苦于两个孩子缠身走不开。近段时间来她父亲隔三岔五总要去住院调理，年龄越来越大，住院时间越来越长，两次住院间隔越来越短，她总感觉有不祥事情要发生，给家里打电话，父亲总说家里没事，让她不要操心，在上海好好过日子。父亲几次住院，小敏多次跟林重提过给老人寄点钱，林重总以手头没有余钱为由推脱，临了还说老人好端端的，生活有退休工资，住院有医疗保险，根本不需要钱。

既然钱不给寄，那么就回去看望一下吧，小敏托朋友帮忙订好元旦回家的飞机票，并提前告知了林重，林重当时很诧异地看着她，不置可否，完全不关心她为何要回家，只是质疑她哪里有钱订机票，小敏苦笑说中奖得的，便不再说话。临行前两天，林重突然对她说，他需要紧急去广州出差，有一个非常重要项目要谈，建议她先不要回家看父母，马上过春节了，到时候一家人一起回去陪老人过年，省得元旦回去春节再回去，来回折腾没必要。小敏当时不乐意，坚持要回娘家去，林重立即拉下面孔狠狠瞪着小敏，看得小敏不寒而栗。唉，多一事不如少一事，不回就不回吧，不愿意跟他发生争执。当林重听到小敏答应不回大连后，马上又堆出一副笑脸，夸她有涵养识大体。小敏早已习惯如此剧本，转过身不再搭理，安心打坐念经去了。

过完元旦，一切似乎如常，两周后小敏突然接到母亲电话。一般父母很少主动给她打电话，电话中母亲惊慌失措地跟她说，父亲正在医院抢救，如果能赶回来，尽快回大连一次，恐怕父亲挺不住了，让她回来见最后一面。一切来得那么突然，小敏毫无思想准备，她立即委托朋友订了机票，带上两个孩子直飞大连，临登机那一刻，她发了个信息给林重，告知父亲病危正在抢救，林重只是淡淡地回了一个字"好"，再无任何其他言语，连最起码的关心都没有，似乎是在与一个陌生人对话，但小敏已经完全不以为意了。

当小敏风尘仆仆带着两个孩子赶到医院时，父亲已经永远闭上了双眼，养育小敏长大成人，居然连女儿最后一面都未能见到。送别父亲时，林重居然连装个要来大连的样子都没有，只是发个信息跟小敏说公司有合同出了问题，需要尽快解决，否则有可能要吃官司，拜托她跟岳父道个别。

"如果林重不是铁公鸡一毛不拔，给我父亲寄一点钱，我不至于如此自责；如果不是林重阻拦我元旦回大连看望父母，我不至于见不上父亲最后一面；如果不是林重无情无义，居然不出席父亲葬礼，我不至于如此绝望。"料理完后事，回到上海的小敏坚决要求离婚，并提出独自抚养两个孩子。林重讥讽她是精神病发作。小敏产后抑郁本来就是一种非常严重的心理疾病，她非常介意他人当她面说精神病三个字，而如今最亲密的枕边人居然如此恶毒对待她，这让小敏彻底失去了理智，她冲向阳台，打开窗户，从三楼一跃而下。"那时候真的觉得活着太累了，生活完全没有希望，没有温暖，不想继续受苦了。"

当我获知小敏跳楼时，有些难以想象，无法将跳楼与个性开朗的她相关联，好在林重虽然混蛋，却还记得小敏跳楼后第一时间联系我，于是我与小敏时隔近十年再次相遇，所谓时过境迁便是如此，我们虽然还是朋友，但现在的身份是医生与患者，躺在抢救室的小敏已经完全变了模样，生活对她太残酷了，十年光阴能够造就人，也可以毁灭人。一系列检查过后，诊断逐渐清晰：高处坠落伤导致骨盆骨折，双小腿粉碎骨折，脑挫伤，肺挫伤。伤情如此复杂，小敏能够不当场命赴黄泉，真是老天爷可怜她，不忍收她这条命。

　　治疗过程的艰辛从接诊那一刻开始了，而小敏展现出不一样的坚强，虽然疼痛随时会摧毁她，但是她坚持不叫不喊，始终隐忍。在重症监护室，她经历了胸腔闭式引流、双下肢跟骨牵引，所谓十指连心，治疗的疼痛感铁定超越十指连心的痛感，可是对小敏来说，从纵身一跃那一刻起，已经下决心与过去说再见，对她来说或许毁灭即意味着重生，不破不立，更加坚定的是意志，她甚至说自己的抑郁症竟然彻底治愈了。

　　小敏兜兜转转，在医院住了将近三个月的病房，其间辗转多个科室，解决不同病症难题，因此我与她有了更多交流，明白了她是如何度过难熬的十年，最终理解了她为何会有这样的决断。康复之后，小敏坚决与林重离婚，并要回了自己公司，至于两个孩子，完全由她独立抚养。起初林重坚决不离婚，经历起诉后法院最终判定离婚，这对小敏来说是解脱，对林重来说则是希望的破灭，他跪下来痛哭流涕恳求小敏原谅，公公婆婆更是希望小敏把孙子留给他们。小敏根本不再相信鳄鱼的眼泪，搬出林重租的房子，自己花钱买了一个小房子，将母亲接过来，父亲的遗憾，她不想在母亲身上重演。

　　某天，与小敏及几个朋友喝茶。"小敏，我们要相信每一次痛苦折磨，并非你内心所希望出现，往往是无法逃脱的命运安排，对于个体有时甚至是一次推倒重建过程，怨天尤人毫无意义，唯有积极乐观才能逢凶化吉。漫漫人生路上，每个人都是孤独旅人，很多时候或许你想找个人陪伴你，但是你所找的人未必真的适合你，如此一来，还不如一个人独自前行。"我若有所指，却不愿点透。

　　"是啊，经历这么一次刻骨铭心的婚姻，我再也不会走入婚姻了。这一段婚姻对我来说，是无尽的屈辱和悲伤，当然这不代表我是个婚姻悲观者，而是我不愿意再把自己的时间与精力耗费在没有希望的未来之中。我记得在山东听过他们老家有段话，叫作嫁汉嫁汉，穿衣吃饭，有爱，幸福美满，无爱，痛苦迷茫。如今想来是那么有道理。我要让这一切早点过去，然后尽快开始自己的人生之路。"说话时，小敏目光坚定，似乎又回到当年的样子，陌生而熟悉。

耳边突然响起罗大佑与陈淑桦对唱的《滚滚红尘》，或许这首歌词道尽了许多人间苦与乐：起初不经意的你，和少年不经世的我，红尘中的情缘，只因那生命匆匆不语的胶着，想是人世间的错，或前世流传的因果，终生的所有，也不惜获取刹那阴阳的交流，来易来、去难去，数十载的人世游，分易分，聚难聚，爱与恨的千古愁，本应属于你的心，它依然护紧我胸口，为只为那尘世转变的面孔后的翻云覆雨手，来易来，去难去，数十载的人世游，分易分，聚难聚，爱与恨的千古愁，于是不愿走的你，要告别已不见的我，至今世间仍有隐约的耳语，跟随我俩的传说！

心境决定你看待事物的角度与视野，相同一首歌，年轻时听的可能是优美的旋律，年岁渐长，我们更愿意静下心来去慢慢琢磨每一句歌词。唯有内心温暖，我们方能敢于面对寒冬；唯有激情满怀，我们方能跌倒后依然乐观向上！

初稿：2021 - 06 - 14 周一 23:01
修改：2022 - 03 - 12 周六 21:27
校对：2022 - 03 - 26 周六 14:16

老光头

> 每个不起眼的小人物，在各自泥泞不堪的人生道路上，
> 艰难、不屈、倔强冒雨狂奔。
>
> ——迦钰小语

认识老光头有点年数了。那时我刚转博，赶上二度做住院总医生，老光头是我的患者之一。一天凌晨，我刚做完一台急诊手术，身心俱疲回到协理医生办公室，简单洗漱过后，迅速躺倒沉入梦乡。迷迷糊糊中电话铃声不合时宜地响起，睁眼看了一下墙上时钟，4点差一刻。因为晚上经常醒醒睡睡、进进出出，所以协理办公室的灯一般任其亮着，防止半夜匆忙起床找不到拖鞋或者忘记带手机的尴尬。有人说科比很努力，见过凌晨4点的洛杉矶，呵呵，让科比来做医生看看，我保准他能见到凌晨每个时间节点的上海。可是人比人气死人，作为篮球巨星的科比，凌晨4点训练很励志，而千千万万个医护人员，不舍昼夜救死扶伤，却鲜有人感动。

这个时间点敢打电话的除了健将再无他人。健将一如既往用快速的语气，汇报救护车送来的刀砍伤患者——一个四五十岁的中年男子，满身酒气，双上肢刀口比较深，出血量比较大，看位置肯定合并神经损伤，目前血压不稳定，处于休克前期，请我去急诊看看，指导抢救。临了健将加了一句话：伤者大光头，一看就不是啥好人。健将来自北方，性格很急，我经常让他说话放缓一点，但是收效甚微，似乎他的嘴是从哪个当铺临时借

用，说完话必须着急还似的，说过几遍之后，看他依然故我，方明白江山易改本性难移的古话，于是释然，不再强求他做出改变。每个人或多或少都应该有属于自己的标签，难道不是吗？反正健将到现在依然保持着当年特点，想想也很不错。

对医生来说伤情就是命令，说句不太合适的话，领导话不一定会听，但是下级医生关于病情汇报却是第一时间赶去处理，这是每个医生基本的职业素养。于是瞬间强逼着自己满血复活，跑步去急诊。与老光头第一次见面方式很特殊，他浑身瘫软趴在抢救床上，头偏向一侧，上面裹着厚厚纱布，嘴里间或发出痛苦的呻吟声，背部三条长长的口子，虽然有纱布覆盖，却还是能够看到鲜血不断地渗出来，双侧上肢后方与背部一样，虽然暂时看不到刀口，却能看到血呼呼往外冒。然而给我印象最深刻的是他脖子上，戴着一根明晃晃、又粗又长的黄金链子，我赶紧把它取下来擦洗干净后，交给门外陪同的朋友，这么粗的金链子，谁知道要花多少钱呢？万一进了手术室找不到，到时候可就说不清楚了。

显然如果任由这种情况进展，估计伤者未进手术室便直接归西了，于是我喊上健将，找来两张白床单，在伤口上方垫上厚厚的纱布，尔后将床单慢慢收紧，很快便看到血往外渗的速度减缓了许多。继续使劲勒床单，伤口受到挤压产生剧烈的疼痛，老光头在急救床上来回抖动，我大声叫他不要乱动，如果还想活命就乖乖听话，忍着点痛。或许是我的声音比较高亢，他居然真的一动不动地配合包扎。

对于老光头这种类型伤者，在急救室等待太长时间无助于救治，我赶紧让健将安排手术室，同时嘱咐联系血库备血，对于老光头来说，时间真的就是生命，拖延只会让他陷入更加危险境地。手术室值班人员很给力，很快就安排卫生员来接伤者。值班的都不容易，不论麻醉医生还是护理团队，经常一夜无眠。在老光头从急诊室前往手术室途中，我插空给脑外科兄弟打了个电话，希望他们能够来手术室给病人做个会诊，如果只是皮外伤，顺便帮忙做个清创缝合手术。毕竟都是创伤战线上的兄弟，彼此之间经常江湖救急，很快获得了回应。这个事情之所以不安排健将去做，一是健将刚来没多久，认识人不多，二是我担心大半夜健将急促的语速会让人家以为还在梦里。

考虑到患者送进手术室尚需进行一系列术前准备，再快至少要 40 分钟左右才能开始手术，我便安排健将陪同老光头一起去手术室，当然必需的前提就是输上血再转运。一切准备妥当，我猛然感觉自己很疲惫，这种疲惫感突然而至，毫无征兆，前一秒钟还活力四射，后一秒钟突然彻底哑火，连一个字都不想多说，回想一下才记起晚饭还没有吃呢，晚餐前后主要为前一个手术忙前忙后，几个小时结束后没有感觉到饥饿，而是一心想睡觉。但是到急诊这一折腾，我终于感受到了难以抵挡的饥饿感。

2001 年长海医院的老急诊楼又破又烂，急诊楼的小院子正当中造了一个非常小的花坛，里面有一棵白玉兰，周边再无花草点缀，显得很突兀，花坛造得相当简陋，看起来丑陋不堪。因为小花坛的存在，自然而然围绕着它形成一条环形路，路两边偶尔会停一些车辆，因为院子很小，满打满算停不了 10 部车，赶上救护车多的时候，常常堵得水泄不通，能够从院子一直堵到长海路靠近政通路或黑山路附近。往往这个时候，门口的保安便开始扯起嗓子大吼大叫，目的当然是为了指挥交通。彼时急诊室内的命悬一线跟楼外面嘈杂而喧嚣的画面，似乎有些格格不入，却又是人间最真实的场景。

破旧的急诊大门外，常年有两个夜宵小摊子，是我半夜加班经常光顾补充能量的地方。两个夜宵摊子真的小得不能再小，一家卖茶叶蛋、兰花干等，摊主是个 40 岁上下中年女性，价格公正透明，明码标价，不论茶叶蛋还是兰花干一律 5 毛，童叟无欺；另一家则主营砂锅馄饨，有大馄饨也有小馄饨，个人认为小馄饨味道最佳，很有点福建扁食的感觉，大馄饨 3 元一锅，小馄饨 2 元一锅，摊主是一对 60 岁上下老夫妻，老两口分工明确，老奶奶主要负责包馄饨，老爷爷主要负责煮馄饨，偶尔赶上老爷爷犯了烟瘾，跑一边抽烟时，老奶奶也会承担起煮馄饨重任。我比较喜欢吃小馄饨，作为经常光顾的老食客，老爷爷一看到我便会主动煮起一锅小馄饨，而且会主动多加香菜，至于老奶奶则头也不抬地摇一摇，轻轻叹了一口气，想必是感慨医生表面光鲜背后无比不堪的狗血吧！当热腾腾的砂锅馄饨，带着咕嘟咕嘟冒泡的香气端到面前时，味蕾便迅速全部复活，于是不管不顾是否会烫嘴巴或者烫食道，舀起一两个小馄饨便快速往嘴里送，虽然滚烫的感觉并不舒服，但食物带来的满足感，却能够压制住一切的疲惫和不快乐。

彼时长海路还是一条不怎么注重保养的路，具体是泥巴路还是水泥路有些记不清楚，反正大型土方车尚能自由通行，每当土方车经过时，便会扬起阵阵"沙尘暴"，路边行人只能纷纷驻足、闭眼、捂住口鼻。正因为如此，吃砂锅馄饨变成一项技术活，讲究稳、准、狠，你不能像在一般饭店那样，敞着锅盖大快朵颐，需要眼观六路耳听八方，看到土方车远远驶来，必须赶紧吃上两口，再急忙盖上砂锅盖子，土方车路过扬起的沙尘才不至于落到锅里去，等沙尘落定之后，再次快速地揭开锅盖，狠狠吃上几口，如果时间等得太长，小馄饨就会坨成一团不够劲道，严重影响口感。虽然之后在不同地方吃过各色各样小馄饨，可是长海路边急诊门口老夫妻俩的那碗砂锅馄饨，始终让我记忆深刻，时至今日还能够记起老夫妻俩的音容笑貌，尤其老奶奶那声轻轻的叹息。

当砂锅里还剩两三个小馄饨时，健将电话再次响起，依然是那熟悉而又急躁的语调："师兄，麻醉好了，准备摆体位消毒了，您快点过来啊，我可搞不定。"一听病人已经准备完毕，我赶紧端起砂锅，不管三七二十一，咕噜咕噜地将锅里的小馄饨连带着汤一起朝嘴里倒，虽然已经出锅近十分钟，但是砂锅的保温效果确实好，那种感觉有点像高度白酒吻过的食道和胃，刺激而发烫！一饮而尽之后扔下两个一元硬币，嘴都来不及抹，便急匆匆往手术室跑去。很多时候医生做起科普都是一本正经教育别人，诸如饭后不能跑步、吸烟有害健康之类，落实在自己身上，往往就是说一套做一套，我们经常一扔下碗筷就跑步去门诊、去急诊、去手术室、去教室、去开学术会！

当我洗手穿衣上手术台时，健将已经做好了初次清创和消毒，去掉一切包裹，才发现老光头后脑勺五道口子，背部三道长斜行口子，两侧上肢后侧右边六道、左边四道，看来下手的哥们对老光头是痛恨至极，绝对想置他于死地，我轻轻摇摇头，啥仇啥恨下手这么狠？好好活着不香吗？当然这些念头仅仅一闪而过，对我来说最重要的是尽快完成手术。当天晚上科里新来的几个实习学生很积极，前一台急诊手术结束后都在值班室休息，实习同学担当重任不太现实，可是打打下手却是极好的。于是兼顾互不打扰原则，分成三个手术小组同时开工，脑外科兄弟负责头部外伤，我和健将各带一组负责双上肢，右侧最重我来处理，左侧相对表浅由健将负责，至于背部则留到最后"农村包围城市"。

安排妥当之后便开始行动。右上肢后侧伤口又长又深，有两刀砍在肘关节上方 7 厘米处，将肱三头肌和桡神经完全砍断了，另外四个伤口分别位于靠近肩关节 5 厘米、8 厘米、9 厘米和 10 厘米位置，这四道伤口仅仅切断部分肌肉，未见到明显血管或者神经损伤。我猜测伤者应该是毫无防备之下被对方从后方突袭，最重的两刀应该是第一时间去抵挡，发现抵挡不住想逃时，边逃边被对方袭击，头两刀对方有备而来，又准又狠，后面攻击都是逃跑中的仓促出手，所以精准性不足，属于无差别瞎砍。我不是法医，只是根据伤情做的判断，不过很神奇地就是后来跟老光头复盘遇袭情节时，居然与我猜测吻合度八九不离十呢！看来我有成为法医的潜质。

对老光头来说，最麻烦就是右侧肱骨后方那两道深伤口，将桡神经切成了三段，中间一段大概有两厘米长，如果进行上下吻合的话，担心这两厘米长的神经无法与上下端相愈合，取舍之下决定直接去掉中间游离的两厘米神经，转而进行上下桡神经的松解、对接，目的是为了尽量游离出两厘米多的长度，弥补中间的缺损，新鲜损伤的神经上下都有足够空间，经过坚持不懈终于达到了上下端直接桥接的距离。神经是人体非常脆弱的组织结构，其术后转归有时候并不完全取决于医术高明与否，毕竟从吻合技术角度而言，不外乎教科书上列举的缝合方法，有些你认为缝合非常满意的但功能未必好，而那些自认缝合一般般的功能却出乎意料地好。

处理完最严重两个伤口已经是早上9点了，脑外科兄弟当天还有择期手术，处理完头部伤口之后，他们便先行撤退了。左上肢伤口相对简单，健将进展很顺利，差不多也处理完毕，我便安排他处理背部较为简单伤口。术中一过性血压不稳，经过两次输血各1000毫升后，血压趋于稳定。如此多伤口一个个处理过来，费时费力，手术进行中麻醉医生和护士各换过一次班，而我们却必须坚持到最后。一切料理妥当已经临近正午了，虽然有凌晨的砂锅小馄饨垫底，无奈杯水车薪，已经饥肠辘辘、疲惫不堪了。

老光头的体质相当不错，如此巨大创伤恢复却相当迅速，他开玩笑说年轻时候井下挖过煤、山上伐过林，什么苦都吃过，虽然没赚多少钱，可是身体锻炼得梆梆硬，算是老天爷对他的一份厚爱吧。老光头术后在医院差不多住了三天便回家休养了。在这短短三天住院时间里，我没有感觉出他是一个很有故事的人，相反我觉得他只不过是普通的芸芸众生中的一员。他跟我说之所以这么着急出院，主要担心这帮砍他的人万一没钱支付医药费，那么全部的费用都落在他自己头上，他很难承受得起，于是早出院节省费用。

一个人的长相有时候会给自己带来无妄之灾，比如老光头，虽然头顶光秃秃，眼睛一瞪看起来不怎么像好人，但还是遵纪守法的公民，自己开着一家小公司，虽然赚钱不多，却也足够一家人过上小康的日子。据他说，当天晚上纯粹就是陪几个外地来访的朋友去吃夜宵，赶上隔壁桌有两拨人许是饮酒过量，不知为何突然爆发冲突，然后两拨人争来吵去逐渐升级到动手动脚，后来又从外面冲进来几个人，为首一个长发文身男拿着一把砍刀，不由分说冲进来就朝着一方砍，当时老光头一帮人看到形势不对，已经开始收拾东西准备离开了，谁知道那个长发文身男不知道哪根筋搭错了，正好看到要跑开的老光头，以为是对方人要跑路，举着砍刀冲老光头就砍。老光头后来了解情况才知道，当时长发文身男得到的消息是对方带头大哥是大光头，穿着红 T 恤，脖子上围着一根又粗又长的黄金链子，面相凶恶，巧合的是这些特征老光头都有，于是成了追砍对象。

无辜挨刀的老光头依然一副笑嘻嘻样子，他跟我说那些人一个不落都抓进去吃牢饭了，他除了拿到一笔医疗费之外还有不少误工费、护理费等，够他轻松过上几年舒心日子。我一开始觉得这个人挺没心没肺，这么大劫难还能笑，真是不简单。相处久了之后才明白，这是他的独特生存之道，有一次他私下跟我说，苏博士啊，我从小父母走得早，没有兄弟姐妹，更没有读过几年书，跟文盲没有啥区别，靠着左邻右舍和好心人的帮衬才活到如今，早年要吃的没吃的，要穿的没穿的，不照样活下来了，反正人这一辈子只要命还在，就要好好活，再说，你觉得我除了接受还能如何呢？怨天尤人，打击报复，又有什么用处呢？简单话语蕴含着朴素的人生哲学，我突然有种被老光头说服的感觉，虽然他没有太多文化，可是社会这所大学却教会他为人处世的道理。

术后每一次复查随访，老光头都很配合，他不会讳疾忌医，对于医生的每个交代都认真执行，算得上是一个优秀的患者。每次到门诊，他都会扯着大嗓门高喊我的名字，引得其他患者和家属向他投去异样目光，他却浑然不觉，依然故我。右上肢虽然桡神经缺损了将近两厘米长，但是缝合后的功能恢复却几乎看不出曾经受过严重创伤，不得不说是一个小小奇迹，或许因为此，他一直对我心存感激、无比尊重。

时间继续流淌，老光头与我之间始终保持着淡如水的接触，他不会因为我是专家而畏惧我，我也没有因为他是普通市井小民而怠慢他，我们内心都很通透，由于他受伤后不久我便开始博士研究生的学习，从那时起他便称呼我为博士，即使之后我当了副教授、教授，他依然不改对我的称呼，至于我称他老光，他也非常乐意接受。其实生活中，简单的关系有时候反而能够长远，谁见过朋友之间天天吃五喝六推杯换盏呢？毕竟天天应酬得来的朋友不长久，容易让彼此感到心累，而一旦彼此心累了，朋友估计就做不成了，大道至简，或许也是这个道理吧。虽然他常常打电话要请我吃饭，不巧都碰上我或手术，或公差，或讲学，一直都没有机会相聚，当然这不影响他偶尔带个朋友或者亲戚到门诊找我看病。我都热情给以帮助，给我印象最深的是有一次，他跟朋友去舟山海钓，收获颇丰，居然一路驱车从舟山给我送来两条大带鱼，让我很是大开眼界。

一晃十多年过去了，某天早上8点半，我刚刚查完房正在办公室看书，老光头突然行色匆匆跑到办公室找我，以前有事情他都会到门诊，所以我觉得很奇怪。等他表明来意之后，才明白他夫人查出胰腺癌，是在单位组织的常规体检中发现，医生建议尽快住院手术。胰腺癌是癌中之王，一旦确诊五年生存率非常低，苹果手机创始人乔布斯就是胰腺癌患者，即使富贵如乔布斯，生活在肿瘤研究最前沿的美国，依然对胰腺癌束手无策。夫人的病让老光头六神无主，手术与不手术，让他与夫人一夜无眠，思来想去还是第一时间决定来找我，希望我能够帮他们拿个主意。

我非常清楚这个疾病的可怕与危害，胰腺癌正好是我们医院的拿手强项，于是带着老光头去找著名的H教授。长海医院有许多老专家水平相当高，在某些疾病治疗方面有自己的一技之长，业界内更是大家公认的一把好手，H教授是胰腺癌领域大拿。H教授仔细看完老光头夫人的影像资料后，非常平静地说了"胰腺癌"三个字，老光头紧挨着我站在一旁，听到H教授明确而肯定的诊断后，身子轻轻震动了一下，手不由自主猛然拉了一下我的白大褂，他比我高5厘米左右，这一拽让我差点摔了一跤。H教授向来说话很简洁，突然的响动让他有些诧异地多看了我们两眼，尔后蹦出"尽快手术"四个字。大多数高水平专家话都很少，在他们看来，对你最大帮助就是给你最直接建议，这才是一般专家和高水平专家的区别。有时候患者及家属更加希望笑容满面、轻声细语地交流，只是说再多你又不可能听懂，真的有意义吗？我不反对给患者及家属微笑服务，但不可否认，有时候为了达成这四个字的效果，医生和护士要耗费很多时间去解释，费时费力。

老光头一出H教授办公室，就双膝酸软迈不动腿，只能依靠着我半拉半拽将他弄回我的办公室，连续喝了好几杯水后，情绪才慢慢稳定下来。没有听过行业专家亲自下诊断，患者或家属永远只会觉得疾病仅仅是个名称，对其严重性不会有太大的感知。老光头一脸无助地看着我，我安慰他说，既然 H 教授说能手术，说明还有一线生机。

"博士，你说我夫人到底有没有手术机会啊？会不会吃了很多苦头还是没有效果呢？H 教授不会是拿我夫人做实验吧？H 教授做这个手术有没有把握啊？"老光头的连环发问，假如 H 教授听到铁定会吐血，只是这种情况我实在见得太多了，见怪不怪。

"老光啊，你应该相信 H 教授过硬的技术水平和职业操守，以我这么多年与他做同事的经历来看，从来没有听到关于 H 教授的此类传闻。"对老光头这种反应，我必须给以最直接反驳，否则将来他依然会对专家的诊治方案半信半疑，我清楚他是对夫人的病情太焦虑所致。"当然，你夫人的病情，就是华佗再世，也不可能治愈，H 教授建议手术有两个主要目的，一是延长生命，二是尽可能提高生命质量。"

老光头从我办公室离开时，双眼泛红，步履略蹒跚，我不清楚他复杂的内心里到底泛起什么样的波涛汹涌，人活一辈子，其实特别脆弱，不论你位极人臣，还是饥寒交迫，完全就在一呼一吸之间，什么时候没了呼吸，一辈子就过去了。老光头回家与夫人商量后决定手术治疗，不论结局如何，总归要拼一把。为此我又专程去 H 教授办公室请求帮忙，毕竟床位一向非常紧张，外地患者基本上都要排队三周以上，想着老光头和他夫人期盼的眼神，我只能违反原则请 H 教授插个队。

H 教授亲自为老光头夫人施行手术。手术不仅切除了胰腺，并且对肿瘤侵犯的脏器组织一并切除，同时做了彻底的淋巴清扫，从医学角度应该说手术非常成功，当然病理结果并不理想，属于恶性程度很高的类型。术后恢复一个多月后，又转到肿瘤内科做化疗和相应对症处理，个中艰辛可以从老光头与我每次见面时的憔悴面容和忧郁眼神中看得出。他曾跟我说，从夫人确诊的第一天起，他每个夜晚都会从噩梦中惊醒，然后瞪着双眼，数着星星到天亮。与此同时，老光头的小孩因为初中沉溺游戏，成绩不理想，他只能强咬着牙，把小孩送到澳洲去读书，一边照顾病重的妻子，一边是未成年的孩子，老光头突然感觉自己快要崩溃了。

即使如此，他也只能咬牙坚持，他知道他不能倒下，他没有资格倒下，更没有理由倒下，一旦倒下，他这个家就彻底散掉了。妻子术后化疗反应特别强烈，他想方设法寻医问药，希望能够多留住一些时间。当时恰逢一种新药面世，国外临床实验表明对部分胰腺癌患者有效果，但是价格非常昂贵。有热心人士向老光头推荐了这个药，老光头拿不准主意，又跑到办公室找我。我对此一窍不通，只能向肿瘤科同学求助，得到的回复相当模棱两可，告知部分病人有效，部分病人无效，有效的病人结局特别好，无效的患者结局特别不好，当然这种不好的结局与用药无关。这些基本上属于医务工作者的套话了，但是对于一种新药物，医生确实没有太多临床数据支撑。反正从后来的结果推断，这个耗费了老光头大量钱财的新药，对他夫人并没有起多大的作用，最多就是让妻子看到希望，让老光头心安一些而已。

老光夫人早年是个纺织工，工作强度很大，经常饱一顿饥一顿，加班更是常事，平素身体状况算不上良好，45岁时正好单位效益不好，便选择提前退休了。当时老光头小生意做得有声有色，本不想让夫人继续工作，可是她实在闲不住，在家待了一个多月，就偷偷跑去家政公司应聘，凭借着打小烧得的一手好菜，很快就找到心仪的工作。老光头一直自责于没有让夫人早点休息，一直劳碌才会导致疾病发作。我则劝他说，胰腺癌如何发病的目前尚不得而知，埋怨自责没有意义，况且这个世界上劳碌的人多了去了，并不是每个人都会得胰腺癌。老光头的反应其实很正常，许多病人家属都会有如上的思想，这是一种非常典型的后果反推论。家人得了不好的毛病，反推是因为自己照顾不周，其实很多时候，这两者之间并没有必然的联系或者相关性。每个疾病的发生发展，都与其自身病理基础相关，莫说后天形成论有几成可信，相对而言，可能父母带给他的基因突变更加重要一些吧。

不论老光头如何付出努力，也无论他们夫妻俩如何相爱，在经历四年左右漫长治疗之后，老光头夫人终究没有挺过第五年。对许多恶性肿瘤患者来说，五年生存期是一道坎，有人能够度过，却有更多人如老光头夫人一般痛苦离去。我们不应该宣扬宿命论，但是对于某些肿瘤患者来说，有时候就是命运使然，并非医者越多努力一定会有更好结局出现。

我没有参加老光头夫人的追悼会，老光头处理完夫人后事曾经来看望过我，感谢我对他夫人的关心和帮助。他说想要邀约三五朋友聚聚，因当时接到特殊任务，我要参加集中培训而未能如愿，培训后离开单位出了一趟长差，忙碌的工作让我无暇顾及与任何人联络，虽然间或接到老光的电话，但是限于时间和场合，不便回复，不清楚他找我何事，公差回来之后更换了手机号码并出了一趟国，此后与老光头渐渐失去联系。对于医生来说，每天都在与疾病作斗争，每天都在与患者及家属打交道，来来回回，联系或者不联系都很正常，有时候我还经常开玩笑说，患者或家属不找你，说明恢复良好，对医生是一个天大好消息。

当然后来与老光头不少朋友偶遇，聊起老光头，都个个竖大拇指，据说在追悼会上，老光头几度哭晕过去，听后让我不禁对这个外表粗糙、内心细腻的"社会人"多了几分敬佩。后来又听说老光头在夫人去世没多久，就把国内房子卖掉，一心一意陪儿子在澳洲生活了，原因是曾经共同生活的房子，容易让他睹物思人，暗自神伤。闻听此言，我不由得想到陶渊明的《拟挽歌辞三首》：亲戚或余悲，他人亦已歌。死去何所道，托体同山阿。

疫情发生后，国内优异的抗疫成就，让许多身在异乡的国人选择了回国躲避疫情，关键时刻还是生养自己的土地踏实。疫情发展至今，新冠病毒的毒力似乎有减弱趋势，但对其恐慌仍没有完全消除。某天我下手术回到办公室，倒了一杯白开水，喝了两口，刚拿起手机想处理当天未来得及回复的电话和信息，这时有个陌生号码打进来。现在个人信息泄露非常严重，经常有各种骚扰电话，本不想接，但是一看号码没有标注是骚扰电话，迟疑了一会儿接通了电话。"博士，是我啊，还记得我吗？我是老光头啊！"电话里老光头熟悉而久远的声音传了过来，虽然多年未见，依然感到很亲切，猛然间竟有些感动和激动，瞬间将当天手术的疲惫一扫而空。

电话里我们聊了很多，关于夫人他没有提及任何一个字。老光头重点跟我讲述了在澳洲的甜蜜、幸福却相当无聊的生活，尤其对他这种好吃好喝好玩爱热闹的人，简直就是活受罪，搓搓麻将都找不到搭子，现在儿子已经在澳洲工作了，找了个沈阳的同学，结婚生子，儿媳妇为人很好，对他很孝顺，"跟儿子一家人住一起，生活太安逸了，基本上等于混吃等死，感觉全身都快僵掉了，儿子想回国发展，正好有个上海工作岗位，便举家迁回来了。"除此之外，说得最多的是相识近二十年，彼此安好，便是人世间最难得的事。

"博士，有空一起吃老酒哦，空了打电话给我啊，我来安排。"通话结束前，老光头用以前常用的口头语与我道别，我欣然答应了。人生中给你最大的感动从来就不是什么豪言壮语，而是潜藏心底淡淡的挂念。

初稿：2021 - 12 - 03　周五　23:38
修改：2022 - 03 - 16　周三　15:00
校对：2022 - 03 - 27　周日　21:25

刀尖舞春秋·冷暖

第二篇

夏·种·红：流金铄石

伤不起的神经

选择，不只是方向问题，更是智慧问题。

——迦钰小语

老唐，48岁，安徽阜阳人，是常年漂泊在上海的打工人。阜阳作为中国农民工输出第一大市，对我而言原本应该很陌生，却因为族谱上"阜阳传芳"四个字，让生于泉州长于泉州的我，从小便知五百年前家族先人曾经居住于斯，于是对阜阳二字有着不一般的记忆。老唐父母信仰多子多福，生育五个子女，老唐是家中长子，俗话说长兄如父，老大总要承担更多责任，一边吃苦一边成长，他几乎没有多少值得回味的美好时光，父母百年之后给他留下的遗产，是家徒四壁附带一屁股债务。继续待在老家根本看不到未来，更看不到一丝改善生活的希望，无奈之下老唐只身到上海打工。二十多年打工生涯转瞬即逝，收获满满，认识了在上海小饭店做服务员的同乡小妹，相恋成家，有了孩子，组建了一个虽不富裕却还温暖的小家庭。没有文化，在上海老唐一家生存的空间很小，工作选择性非常有限，只能不断周转于各个工地干活。但凡能赚钱的活他都会主动去做，对于他这样的打工人来说，钱很多时候甚至比命更重要。

老唐生性老实木讷，性格比较温顺没有太多攻击性，工友们茶余饭后总喜欢拿他开玩笑，他本没有太多脾气，只要玩笑不过分，他都会跟着大家乐，只有玩笑确实让他不舒服才会露出不愉快神情，提醒工友注意说话的尺度。如老唐这般干着又苦又累的工作，勉强养家糊口的人，比较容易走极端，甚至陷入自己思维的死胡同，直白一点说就是容易认死理，且不大容易听进他人的建议或劝告，甚至会曲解别人的仗义执言。总结一句话，虽然没有攻击性，有时候却会防卫过度。

创伤骨科医生从来都是一群很奇特的人，有时候甚至算得上是医院里一道不同寻常的风景线。之所以这么说，完全是由他们工作的特殊性决定的。犹记得二十多年前，我刚读研究生那会儿，导师张教授经常谆谆教诲我们，说骨科中创伤骨科是极具挑战性的科室，为什么这么说？因为脊柱和关节病患者大多是衰老性骨病所致，经受过较长时间的疼痛折磨，部分患者接受过不同保守治疗，诸如打针、吃药、推拿按摩等尝试，对手术积攒了比较长的思想准备，具备计划性和选择性，相对来说手术治疗依从性比较高，能够配合医生；而创伤骨科患者基本上是外伤导致的骨折或者神经、血管、肌肉的损伤，皆由外力突然所导致，他们没有任何一丁点心理准备，结果就是伤者见到创伤骨科医生时，内心仍处于极度烦闷、无法接受的状态，表现出对医生的态度往往比较生硬，甚至恶劣。

针对如上区别，有学生请教张教授，是否应该一窝蜂跑去做脊柱、关节医生呢？张教授笑笑说，有人认为因此应该舍创伤而选择脊柱、关节，其实不然，相对于手术基本定型化而言，虽然骨折有各种各样不同分型，但从临床角度出发，从来不曾存在两个一模一样的创伤患者，由此可见创伤专业更具有挑战性。很多人觉得创伤患者以基层人员居多，可能大多数不懂感恩，其实并非如此，不少脊柱、关节患者，本身仍具备部分功能，即使不手术，顶多影响功能，但是创伤患者若不经过手术重建，往往功能尽失。"别看创伤病人多是工人农民，但是却比一般人更懂感恩。"张教授笑笑说。

2013年4月，清明时节，老唐特意与妻子一同赶回老家给父亲扫墓，父亲操劳一辈子，好不容易把他们拉扯大，成家立业，谁料一天福没有享受到，却突遭飞来横祸，一次上山砍柴时，老先生不慎跌入深沟，旁人发

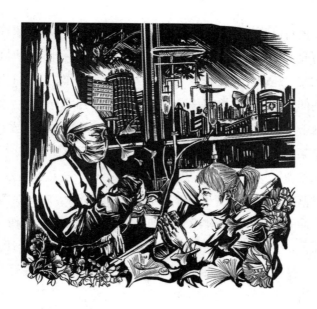

现时已经完全没有生命迹象。远行的游子春节可以不回家团聚，清明节却必须回去给长辈扫墓，看到日渐衰老的母亲，老唐内心满怀深深愧疚。愧疚归愧疚，看看目前一家人的现状，上有老下有小，压根没有勇气或底气留在母亲身边。孔子曰"父母在，不远游，游必有方"，陪伴母亲固然重要，但不外出工作，一家人生计靠啥维持？中年人困局大抵如此，无力、愤恨、渴盼破局，不满、无解、无条件接受，最终习惯、坦然面对。

　　怀着对父亲的哀思和对母亲的挂念，老唐一家人回到上海。正好前一个工地工作全部结束，面临新的选择，老唐毕竟混迹工程行业久矣，对他来说，找到新工作是分分钟的事情。老唐比较了不同工地，最终选择了歌舞剧院顶棚吊灯调换工作。剧院建成投入使用了多年，不少灯具和零部件出现严重老化，不仅有安全隐患，演出时也常常出问题影响效果。此次剧院改造升级，计划更换全部吊灯，比起室外风吹日晒，顶棚吊灯调换对老唐来说绝对是好工作，室内安全性与舒适度高，收入却相差无几。

　　作为家里顶梁柱，老唐对于劳动安全特别当心，他没有受伤的资本，打工二十多年，处处小心翼翼，从未受过严重外伤，顶多磕磕碰碰或皮外伤。这一点他自己颇为欣慰，毕竟一旦受伤意味着休养，意味着不能工作，意味着没有收入。当然，常在河边走，哪有不湿鞋？开工一周后，当时是个早上，工友们还未开始工作，老唐已认真开始工作。他爬上提前搭建好的 3 米多高的操作平台，准备安装顶棚吊灯，平台上有一处水渍，老唐没有看到，踩上后脚底打滑，不慎从平台上跌落到地面。当工友们听到巨响时还以为是某处工作平台滑倒，环顾四周并未发现滑倒的台子，却听到老唐大声在喊救命。

老唐跌落时，左侧肩膀和颈部首先撞击剧院椅背，顺势滚落摔在地上，或许有了缓冲的力量，老唐才没有遭到更加严重的外伤。受伤一瞬间老唐内心暗暗叫苦，一个个不好念头在他脑海里浮现：最坏结果当场一命呜呼，次之头部重伤变成植物人，再次之瘫痪或半身不遂等，好在这些坏结果都没有出现。当老唐仍能感受到疼痛时，他居然还有一丝丝开心和庆幸，至少人没死，双手双脚还能活动，疼痛难忍只不过是硬伤罢了，硬伤他最不担心！

工友们显然对于此类受伤状况很有经验，看着不断哀号的老唐，他们反而放心了许多，开始分工协作，该陪老唐的陪老唐，该打 120 的打 120，该向老板报告的向老板报告，其他该干活的继续干活，老唐受伤对他们来说没有太大影响，常在河边走，总是要湿鞋！120 到来之后，班长喊了另一个跟老唐比较熟悉的工友，一起将他送到了附近医院。

老唐属于高处坠落伤，伤情往往会比较复杂，诊断和治疗需要依赖多学科联合会诊，才可能将潜在的或显性的器官组织损伤诊断清楚，一旦漏诊或误诊，带来的伤害甚至会伴随终身。老唐的主诉是左肩疼痛伴活动受限、左上肢麻木及抬举受限。急诊刘医生很细心，除了常规腹部 B 超检查之外，重点关注了左肩部和颈椎，常规拍片显示颈椎和左肩部都没有看到明显骨折脱位，即便如此，刘医生没有放松警惕，不允许老唐回家，而是建议他留院观察，给予颈托临时固定，同时开了一系列对症处理药物。医生的话就是圣旨，就是命令，班长只好陪着老唐到输液室输液。留院观察的决定完全正确，高处坠落伤患者会合并迟发性腹部脏器出血或颅脑损伤，如果贸然回家，一旦发生后果不堪设想。

留院第二天早上老唐醒来觉得左上肢麻木情况缓解许多，颈部疼痛感亦减轻不少，主动提出回家休养，在医院里多待一天就要多一天钱，虽然老板买单，终究羊毛还是要出在羊身上，将来总会想方设法从他身上扣回去，算来算去肯定不划算。于是老唐硬挣扎着让工友把他接回工地宿舍，伤病不重要，甚至命也不重要，钱更重要。

伤后第三天，老唐觉得左手臂麻木不仅没有好转，似乎较前有加重趋势，好心工友提醒他可别伤到神经，建议他再去医院看看，免得将来留下后遗症，严重的话终身残疾。老唐听后觉得很有道理，瞬间紧张起来，在宿舍一刻也待不下去，叫上老婆再次赶到初诊医院，非常凑巧，居然还是当天值班的刘医生坐诊。刘医生询问病史后为他约了神经肌电图检查，检查结果显示左上肢神经运动与感觉传输速度略减慢，不过仍在正常值范围之内。基于神经肌电图结果，刘医生得出左上肢无神经损伤结论，并推断神经虽然没有损伤，可能有挫伤，为保险起见，建议老唐打一针神经营养药，有助于神经损伤的恢复。

客观来说，为老唐初诊的刘医生，算得上是相当负责的优秀医生，与某些滥竽充数的医生显然不一样。当我后来查看急诊记录，发现老唐第一次就诊，从上到下、从里到外，几乎每一个应该考虑的器官检查都检查到位，只是受限于医院级别和诊断水平，细致程度上尚存有小小疏漏，但瑕不掩瑜，其诊断水平 80 分应该够得上，对应处理基本符合其所任职医院水平。众所周知，我们不能用三级医院最高诊断和治疗水平去要求二级医院医生，更不能以此为标准，衡量外地医生诊疗水平，唯有如此，才能让判断更具客观和公正，才不会导致医患矛盾的发生。

做完神经肌电图检查，打过营养神经针，老唐紧张的心情略微放松了些，至少没有最初那么焦虑，于是听从刘医生建议，继续回家休养。回家后老唐自我感觉虽然左上肢麻木症状没有明显改善，但运动功能在逐步恢复。老唐很开心地跟工友开玩笑，说看来老天爷挺照顾他，知道他是靠双手吃饭的苦命人，不舍得让他年纪轻轻就变成半身残疾无法生活自理的人。

伤后一周，刘医生帮忙配制的口服药物已吃完，症状没有恶化也没有好转，老唐嘴上不说心里挺担心，跟夫人讨论半天，决定到附近小医院再开点药，琢磨着继续吃段时间药再去大医院复查。配药小医生看了一下他的报告，又检查了一下左上肢的运动与感觉，随口说了一句：这么严重的伤，光吃药有用吗？搞不好里面神经坏掉了，耽误了时间，将来恢复不了，可别落下终身残疾。医生或许是无心的自言自语，却在老唐本飘摇不定的心里投下一颗极高当量级别的炸弹，彻底击垮了他本就脆弱不堪的防线。老唐呆呆地看着医生，完全听不进之后医生交代的任何话语。

"残疾"两个字深深刺痛了老唐夫妇，他们连续追问小医生四五遍到底会不会残疾，小医生最初仍慢腾腾说有这种可能性，当然可能性多大不好说。说第二遍时，小医生看着夫妻俩随时可能吞掉他的神情，方意识到自己可能说错话，刚想安慰老唐夫妻，但他们俩一句话都不想听，一分钟都不愿意再待下去，当即抓起桌上的就诊病例卡，留下呆若木鸡的年轻医生，旋风一般从诊室跑了出去。跑到门外，夫妻俩眼神交流后，话不多说，迅速得出一致想法，走，找刘医生算账去。

于是下面一幕在刘医生所任职医院的急诊大厅上演了，夫妻俩大声吵闹，呼天抢地，情绪万分激动，不管不顾推倒了数排椅子，让就诊的患者和坐诊的医生惊恐不已，没有人知道到底发生了什么，普通话夹杂着地方方言，单从他们异常愤怒的只言片语中，没人能听明白他们在说什么。挂号台的护士虽有些惊慌失措，却冷静在第一时间选择报警。急诊科主任听到报告后快速赶到急诊大厅，和几个同事一起，连拉带拽、连哄带骗将他们请到会议室。

显然处理此类情况急诊科主任特别有经验。在会议室他不断用自己柔和的语言安抚老唐夫妻俩，经过一番发泄之后，夫妻俩确实累了，于是坐在一边先喝水。喝完水，虽然情绪仍激动，却已经能够将事情来龙去脉说清楚了。恰在此时，警察接警后迅速赶到急诊，详细询问老唐夫妻在急诊所作所为后，并未对他们做出处罚，单纯口头警告说如有医疗问题请理性反映，不可以冲动，否则下一次就会对他们进行严厉处罚云云。对于此种所谓医疗纠纷，大多数警察都不愿意过多介入，建议医患双方尽量进行友好协商，如此一来，有时会助长患者或者家属不理性维权事件发生。当然，随着全国各类恶性医疗维权事件进一步激化，终于让社会警醒，慢慢对此类情形零容忍。

据说当天晚上在急诊，老唐夫妻与刘医生爆发了第一次激烈争论，刘医生认为老唐目前恢复情况很正常，心急吃不了热豆腐，神经本来就特别脆弱，损伤之后恢复一向特别缓慢，是目前临床上没有攻克的难题，国际上也没有任何好办法，虽然医学专家和科研人员进行各种尝试和实验，始终很难有突破性进展。老唐压根不听刘医生解释，认为他在推卸责任，病人花了钱到医院看病，该做的检查做了，该做的治疗做了，该吃的药吃了，医生就必须无条件把病看好，花钱买服务天经地义，没有看好病绝对是他不负责任，技术水平太差所导致。

双方争论的焦点始终不在一个频道上，甚至相差遥远，刘医生越来越感到后背一阵阵发凉，心情在一点点往下坠，秀才遇到兵，有理说不清，他希望用他的医学知识，用最新神经救治理论，用他丰富的临床经验，去试图说明老唐现在一切并非他所造成，而是疾病自身有其发展过程。但是他说得越多，老唐夫妻俩越气愤，声线越高，口水几乎喷到刘医生脸上，好几次甚至做出要动手的样子，他们一致认为刘医生在狡辩，在推卸责任，是医生中的败类，庸医中的极品，草菅人命，黑心黑肺。

争吵了半天，之所以用争吵，是因为沟通到最后，双方已经无法冷静思考和说话，完完全全用各自思维方式在骂街，沟通毫无建设性进展。刘医生内心相当悲凉和崩溃，他非常清楚此种论战一旦开了头，就不知道何时是个头了，更关键的是之后很长一段时间，他将要为此付出很多时间和精力。

神经损伤与康复，从来就让医生极度头疼，一百个医生有上百种治疗方案，之所以会有如此多方案，在于目前没有明确有效的手段，医生只能不断尝试，有时真有点治疗肿瘤患者的味道，死马当活马医，不做，对不起内心，做了，更对不起良心。神经损伤之后有时会有完全康复的奇迹，大多数却喜忧参半。从我个人临床治疗遇到的神经损伤患者来说，有两个案例让我记忆深刻，他们都是桡神经损伤病患，当然损伤过程不尽相同。

第一个男病人小丁是出租车司机，受伤时30岁左右。小丁为人善良，在马路上为了躲避行人，车辆发生侧翻导致左侧肱骨干中下段粉碎性骨折，此种骨折患者常合并桡神经损伤。入院检查后给以左肱骨干骨折切开复位内固定，术中特意解剖了桡神经，肉眼直视下，从其下方将钢板植入，术后拍片显示骨折位置良好，左上肢运动感觉完全没有影响，说明术中对桡神经保护相当到位。经过多次门诊复查，功能恢复非常理想。术后一年，小丁彻底康复，与常人无异，向单位报告后，单位建议取出体内钢板，这样可以给一次性赔偿。

国人特别热衷于骨折愈合之后取钢板，即使这个手术可能对他们造成二次伤害也在所不惜，我经常劝告部分患者，能够不做内固定取出术尽量不要去做，一些患者欣然接受，一些则态度相当坚决，小丁属于后一种，无论如何解释说二次手术可能会导致桡神经损伤，他一个劲表示理解，转而又坚持一定要取出内固定，愿意签字承受一切后果。究其原因，如果不取出内固定，他无法拿到单位一大笔补偿，为了钱，即使付出一点健康上损失，他也不在乎。

上述背景下，医生没有办法做选择，只能按照患者要求为他做内固定取出术，即使术前做了各种谈话与签字，做了各种手术预案，但是桡神经紧挨着钢板，若要完整取出钢板，必须重新解剖桡神经，一年前已经解剖过一次，桡神经周围长满组织疤痕，再次解剖起来相当困难不说，神经弹性也差了许多，反正术中惊了一身虚汗，感觉桡神经虽受到轻微牵拉，但肯定没有实质性损伤，术后应该不会有桡神经损伤症状出现。但是事与愿违，麻醉醒来过后，小丁左侧腕关节便立即给大家一个结结实实下马威：左腕下垂，无法背伸——典型的桡神经损伤症状。

术前最担心的结果发生了，医者的无奈显而易见，明明知道前面有个雷，千叮咛万嘱咐患者不要轻易去踩那个雷，患者置若罔闻，执意去踩，你又能如何呢？好在术前关于是否手术以及可能后果，来回拉锯了很长时间。小丁接受这个结果，开开心心去单位领取属于他的赔偿后，居然开心地感谢了我，让我十分汗颜。之后小丁陆陆续续在专家门诊复查三年多，做了各种康复治疗，用尽各种手段，左腕关节一直耷拉着，看不到一丁点抬起的希望，而他始终开开心心。

说完小丁再来说说小南吧。十多年前小南是我的一个病人，来自江西农村，当时 18 岁，家中经济很困难，高中没毕业就辍学到上海打工。因为没有学历，小南只能到饭店做服务员。服务员又苦又累，每天工作时间特别长，常常下班已经是后半夜了，一天工作下来累得腰都直不起来，虽然赚不了太多钱，但是至少能够养活自己。

工作半年后，小南瘦弱的身躯已经无法承受高强度工作，经常感觉疲劳、乏力，时常伴随精神恍惚。有一天生意出奇地好，已经晚上 10 点多了，客人仍一拨接一拨，生意如此兴隆，老板乐得合不拢嘴。因为客人催菜催得急，小南上菜时走路没有注意，踩在一摊可能是水也可能是菜汤上，滑倒在地，右上臂重重砸向过道的凳子，之后又重重撞到了地上，手里一盆菜当即甩了出去，洒落一地，剧烈疼痛让小南晕死过去。

大家被突如其来的意外惊吓得大叫起来，马上有好心人赶紧跑过来，手忙脚乱把小南从地上扶起来，此时有人注意到小南右上臂完全晃荡着，估计里面骨头断掉了，便有好心人帮小南整理了一下上臂，将位置摆正。殊不知这一好心举动却可能做了一件坏事。每次我给本科生上骨折总论这堂课时，总要反复告诫学生，肱骨干骨折，尤其是中下段骨折，千万不要盲目去进行复位，此处乃桡神经沟所在位置，骨折后桡神经会顺势进入骨断端，盲目复位会导致桡神经被锋利的骨折断端彻底切断。非学医人士肯

刀尖舞春秋·冷暖

定觉得很奇怪，骨折断端真会这么锋利吗？答案是肯定的，锋利得像一把小刀，有时遇到患者血液指标有问题，我们都要戴两副手套，防止术中割伤自己的手。

反正不论是骨折当时桡神经就被割断了也好，或者是好心人做坏事也罢，小南送到医院时，右侧桡神经呈现完全损伤状态。急诊手术名称是右肱骨干中下段骨折切开复位内固定＋桡神经探查吻合术，与她做术前谈话时，特意再三强调后期桡神经可能无法恢复，毕竟是完全性损伤。患者也无可奈何，只能接受这样的现实。我印象很深，小南当时比较淡漠，嘴唇紧紧抿着，眼泪一颗连着一颗往下掉，我看着很心酸，却不知从何安慰。

术中完全印证了术前判断，小南右侧桡神经被骨折断端完全一切为二。断端尚整齐，于是为她做了桡神经吻合术，并同步行骨折复位内固定术。毕竟是年轻人，术后第三天，小南身体和精神已经基本恢复，或许是担心医疗费用，老板主动要求出院。头三个月，小南都能准时到门诊复查，吻合的桡神经没有明显进步，我当时跟她说，情况不是很乐观，小姑娘哭了好半天，我赶紧安慰她并非完全没有恢复的可能，她才止住哭声。从此之后，小南就从我眼前消失了，很长时间都没有再来复查。忙碌的工作与生活让我慢慢把她淡忘了，直到伤后第十年，有一天小南突然出现在我面前，举起右手快乐展示抬腕关节和竖大拇指，证明右侧桡神经居然完全康复了。她问我是不是需要取出里面的钢板，我便跟她讲了小丁的故事。小姑娘很聪明，立即愉快接受了我的建议，开开心心地回去了。

真是奇迹！但生活中不是总有奇迹发生，我之所以如此不厌其烦讲述上面两个案例，只不过想证明一点，神经就是如此捉摸不透，恢复与否以及恢复的程度，很多时候都无法用平常经验去推导，有时候静待时间反而出奇迹。

老唐夫妻俩继续一次次去闹访，或一个人或两个人，每次去都是以天为单位计算，有时甚至带着被褥到刘医生办公室门口留宿。每次见到他们，刘医生只能选择休假，不休假就要面对夫妻俩轮番攻击，肉体上没有什么，精神上的煎熬无法忍受，谁都不愿意过这样的日子。闹访归闹访，老唐很在意自己的伤病，去过许多三甲医院，看过好多专家门诊，他希望从专家口中得到刘医生诊断或治疗有错误的结论，他很后悔当初小医生所说的话没有做录音，导致维权过程中口说无凭。不过出乎意料的是，大多数专家都认为这是他受伤导致的后遗症，与医生治疗无关。说得直白点，手臂之所以如此完全是自己摔伤导致！即便如此，他仍然认为这是典型的医医相护，说刘医生没问题的专家越多，老唐越坚定自己的想法，更觉得自己一个人在对抗一个庞大的系统，他一定要战斗到底，一定要死磕到底。

医院领导完全了解刘医生没有问题，错在患者及家属，明白与老唐夫妇继续纠缠对单位和医生没有任何好处，于是选择与老唐和解。大家商议了一个彼此都能接受的尺度，赔钱了断这桩不可能有头绪的糊涂案。即使如此，老唐依然耿耿于怀刘医生的水平，害得他手臂运动感觉功能有障碍。

现代医学并不能解决所有的问题，所能解决的只是人体复杂结构中非常小的一部分。医学知识的落差以及认识上的距离，是一个难以弥补的巨大鸿沟，医生认为自己已经非常尽责，而患者却认为医生不够用心不够投入，导致自己的疗效不好，如果不能有效沟通，纠纷随之而来。无论患者还是医生，都疲惫不堪，备受煎熬，而我们脆弱的神经，却是真的再也伤不起了。

初稿：2021－05－03　周一　23∶58
修改：2022－03－10　周四　00∶35
三校：2022－03－25　周五　20∶51

意 外

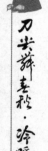

　　意外，表面看是偶然，实则是必然。

——迦钰小语

　　2013 年 7 月 17 日早上 6 点，东海之滨的上海，太阳已经升得老高，大多数人仍沉浸在梦乡里。昨夜风扇不知为何突然罢工，武庆华鼓捣半天始终没有再启动，只好开窗睡觉。距租房不远处，一对江西夫妇摆了个夜宵摊子，大半夜仍有人在高声划拳，一晚上又吵又热，老武时醒时睡，似乎睡着又似乎一直醒着，感觉整个人特别不得劲。当然无论再累都必须去上班，老武简单吃过早餐，说是早餐，其实只不过是老伴用昨晚剩下的米饭简单烧成的泡饭，下饭咸菜是菜场收摊后地上捡拾来的剩菜叶晒干自己腌制的，背上老婆早起烧好的满满一壶水，老武离开临租房，出发去工地上班。所谓临租房，其实是农民自建房，外观看破破烂烂，却是他们一家三口飘荡在上海遮风避雨的居家场所。出门前老伴嘱咐他务必戴上竹编帽子，多少挡挡头顶毒辣的太阳。

　　对即将过 55 岁生日的武庆华来说，生活压力始终是压在头上的一座大山，女儿武青青刚刚从某二本大学毕业，每天奔走于不同公司，参加一场又一场未知结果的面试，至少在今天早晨之前，仍没有获得一份满意的 offer。老武虽然觉得自己很累，却没有可以放松的理由，毕竟一家三口的全部生计几乎都落在他头上，没有办法，只能一次次自我强化紧迫感，一次次安慰自己：女儿或许很快就能找到工作，届时就可以喘口气了。

电动车破破烂烂，是老武从二手车市场上淘来的，速度稍微快点便叮当作响，于他而言是不可缺少的交通工具。当然交通规则老武是从来不会遵守，在他眼里没有红灯只有绿灯，杵在路口傻傻等待是浪费时间，为此他没少在不同路口跟轿车司机吵架，心想闯一下红灯怎么啦，你们舒服坐在车里吹着空调，就不能体谅、不能让一下穷苦百姓吗？因此对于老武来说，路上无所谓拥堵，一般情况下，半个小时左右可顺利抵达工地。

今天工头安排的活不复杂，用锯子将一堆木头切割成整齐划一小木条，本来完全可以用机器切割，碰巧前两天机器锯片崩掉，工头一直答应重新买，可是买了两天连个锯片影子也没有，业主方盯工期盯得特别紧，小组长没有办法，只好组织有木工基础的人采用手动方式，工作效率和整齐度肯定不如电锯，但至少不会影响工程进度。手工锯和电锯对工人区别很大，电锯可以站着干活，手工锯只能窝着腰，往往一个小时不到就会腰酸背痛、头晕眼花，对体力是很大考验。

老武干活向来认真，基本上不与他人扯闲话，年轻一点的木工，只要组长不监督，总会抽空停下来聊聊天、偷偷懒，有时会喊老武停一停、歇一歇，往往此时老武就微微抬起头，礼节性憨憨一笑，继续埋头干活。工友们便开他玩笑，取笑他是不是想招上门女婿，如此认真干活肯定是想攒钱买房子，老武知道大家故意损他，却不恼不怒不停歇。锯木头根据工作量计件付工钱，他实在没有心思跟他们扯闲篇，有那工夫多锯两块木头多挣一点钱，有何不好？他搞不懂这些年轻人，不好好干活，光摆龙门阵，难道天上会掉钱，搞不清到底想干啥？

大约上午 10 点钟，老武已经锯好一大堆木头，基本上是其他工人工作量一倍多，暗中估算了一下工钱，老武觉得很是满意。天实在太热了，锯子每动一下，都是一身汗水，尤其额头上的汗滴，顺着脸颊不断掉落到手上、锯子上、木头上，老武并不讲究，拿起肩上毛巾随便擦拭两下，感到口渴时则抓起水壶猛灌上几口。紧挨着老武边上干活的是来自贵州的小伙子，20来岁的样子，天天乐呵呵，大家都喊他小贵州，据说从小父母双亡，老家没有什么亲戚，很早就出来闯荡社会，还没有结婚，做人基本属于没心没肺，平时干活经常停下来东边唠唠、西边叨叨，逢人便说自己预计十年八年内都是单身，自己吃饱全家不饿，赚再多钱也白搭。小贵州与老武平常关系一直不错，尤其小贵州经常拿老武开玩笑，偶尔打打闹闹，午餐时两人经常搭伙凑一块吃。老武对小贵州关爱有加，时常叮嘱他多点责任心，早点多攒些钱找门亲事，成家才能立业。

小贵州一大早又是一副无精打采样子，老武提醒了他几次，嘱咐他集中精力早点干完活，完不成任务就没钱领了。小贵州一身酒气，昨晚肯定又跟老乡出去吃夜宵了。或许小贵州确实昨夜喝了太多，闹得太晚了，锯不了几块木头已经哈欠连连，没一会儿就开始闭目养神，老武看了直摇头，心里想年轻人真的不懂如何过日子，然后继续埋头干自己的活。

歇了差不多个把小时，小贵州清醒了不少，于是起身去上厕所，回来后看到老武依然干劲十足，便萌生起搞搞恶作剧的念头。他蹑手蹑脚走到老武背后，看着他聚精会神干活的样子，猛地拍了一下老武的肩膀，同时大吼一声："老武头！"小贵州的突然袭击吓了老武一大跳，手下一哆嗦，锯子直接锯到了握着木头的左手掌心，鲜血瞬间迸了出来，老武下意识扔掉手里的锯子和木头，大喊大跳起来，抓起肩上毛巾快速包裹住左手伤口，不住连声惨叫。小贵州一看闯祸了，吓得跟着大声喊叫起来，看到鲜血从老武手掌心冒出来，吓得一身冷汗直流。酒算是彻底醒了。

老武和小贵州的呼救，引得一大帮工友立即放下手中的活，纷纷围拢到老武身边，得知老武手被锯子伤到了，对于常年在各个工地干活的工人来说，磕磕碰碰是常见小事，只要不瘫痪不死人，对他们来说是见怪不怪，为了赚钱，谁在乎身上那点小伤口呢？除了小组长，其他人各自散开，继续做自己的事情，毕竟赚钱要紧。小组长经验丰富，立即打车将老武送往最近的医院急诊科，这么热的天，若处理不及时，伤口一旦感染可就不得了。小贵州为自己鲁莽行为感到深深愧疚，主动要求陪同老武到医院，小组长没有察觉出小贵州的异样，单纯以为他只是跟老武关系好，不放心老武伤情，再说看病本就需要有个人在旁边帮忙跑腿，就乐见其成，立即答应了小贵州的请求。

　　到了医院挂完号，立即有护士将他们引到了骨科诊查室，接诊医生很负责任，特意将老武带到清创室，小心翼翼揭开包裹的毛巾。毛巾上并没有太多血液，估计伤口不是很深，天气比较热，血液凝结比较快，只见中指、食指靠近根部位置各有一个2厘米左右长的伤口，上面稀稀拉拉散落着木头碎屑。医生嘱咐老武稍微动动两根手指头，发现活动尚可，认为没有伤到肌腱和神经。一般来说，此种情况切割伤，常规处理打破伤风，局部麻醉后清创缝合，做完上述处理后就可以回家观察，部分患者需要口服一到两天抗生素，视伤口污染程度决定换药间隔时间。

　　之后匪夷所思的一幕发生了。接诊医生给病房值班主任打电话汇报，立即有一位四十多岁的中年医生风尘仆仆赶到急诊室，自我介绍姓范后开始与老武和小组长谈话，并声明由他全面负责老武的后续治疗，一定会用最好的办法争取让老武尽快恢复手部功能，以最快速度重返工作岗位。听后小组长和老武都很开心，毕竟只要能够把手看好，一切付出都是值得的。范医生再次检查了老武的手掌，脸色沉重，认为里面好几根神经、血管和肌腱都断掉了，需要进手术室清创缝合才能减少后遗症。

　　听到做手术，老武吓了一大跳，认为只是两个简单皮肉伤口，没有必要如此大动干戈，跟范医生要求说简单冲洗缝起来就行。小组长觉得确实没有进手术室必要，便跟着老武一起向范医生请求，希望简单处理一下即可，工地上还好多活等着去干呢。范医生显然对于老武和小组长的反应胸有成竹，很和蔼地看着他们说，心急吃不了热豆腐，现在天气这么热，老武伤口里那么多木头碎屑，加上肌腱，血管和神经损伤，如果不认真仔细清除藏在里面的污染物，缝合神经、血管和肌腱，一旦发生感染，不仅伤口远端的指头保不住，假如逆行感染，甚至可能导致整个手掌都要截掉！说到手掌截掉时，范医生特意用右手在老武左手腕关节处比画了一个切割动作，吓得老武内心猛地一哆嗦，瞬间被吓傻了，两眼空洞无神，脑子一片空白。

小组长起初还想坚持简单处理，听完范医生一番专业讲解，内心马上动摇了，毕竟自己不是专业人员，应该要听从医生建议，万一自己的建议不准确导致恶劣结果出现，老武一家人无论如何都不会放过自己，反正看病治疗费不需要自己出一毛钱，背后有老板兜底，慎重起见，还是听从范医生建议，老老实实进手术室接受手术为好，即使将来手功能恢复不理想，与自己毫无关系。每个人都有避害趋利的本性，小组长想明白之后，立即转向，帮着范医生做老武的思想工作。老武本来已经六神无主，听到小组长同样建议，慌忙点头答应住院做手术。至于小贵州，则一直静立在旁，大气都不敢出，不断根据医生的解释，寻思万一老板不肯承担医药费用或者老武将来找他秋后算账，他该从哪里抠出这笔钱来支付。越想后脊背越发凉，大热天的冷汗竟然不断从额头冒出。

因为没有做好需要住院的思想准备，小组长和老武没有带太多钱，根本不够缴纳住院押金，范医生一听拍着胸脯，很爽快答应为他们担保，督促他们有多少钱先交多少钱，先把住院手续办了再说，可以快点安排手术，免得耽误时间造成感染。一听感染两字，老武又是猛一阵哆嗦，浑身发冷，用无助的眼神再次盯着小组长。小组长赶紧打电话向老板汇报，将老武伤情和医生诊断逐一告知，老板非常通情达理，指示他们先住下来，钱随后就会送过来，于是住院手续快速完成，小组长很感激范医生的帮助，一个劲向他鞠躬致谢。

老板的钱还没有送到，老武却已经完成了一切术前检查和准备。范医生起了关键作用，主动承担担保。中午 11 点半，老武已经躺在了手术床上，真是兵贵神速。术前谈话出现了一个小插曲。老武犹豫需不需要告诉家人，让老婆来参加术前谈话，这时小组长自告奋勇认为就一个小手术，没有必要让家人担心，往常类似情况都是由他代签。小贵州更不希望老武家人过来知晓太多细节，回头牵扯到他就麻烦了，就帮腔劝说老武先手术，做完手术再告诉家人也不迟。范医生似乎挺着急，不断催促他们签字，反复提醒说，若耽误时间，错过最佳治疗时机导致不良后果，他们自己要负责任。多重压力之下，老武只好无奈点头同意让小组长替他签字手术。

范医生为老武的手术选择了全麻，一般这种情况局麻足够了，为何会选择全麻让人无法理解。手术记录显示，仅仅做了一个常规清创缝合手术，没有看到具体描述缝合哪根神经、哪根血管或者哪根肌腱，手术时间很短，大约一个小时，根据时间测算，术中肯定没有缝合血管或者神经，否则时间远远不够。术后病程记录显示，老武于当天中午 12 点 45 分回到病房。

值班医生为老武开具的术后医嘱无非是开了消炎、活血等药物，有西药也有中成药，均是临床常用药物，没有什么特别之处。老武返回病房时，老婆和女儿闻讯已匆匆赶到，老婆是工友帮忙送到医院，女儿武青青则是从一场招聘会结束后第一时间赶来，听到父亲受伤正住院手术，心神大乱，词不达意，结果可想而知。看着术后精神不错的老武，老婆和女儿担忧的心放松许多。小组长刚好拿到老板送来的钱，赶紧去收费处交钱，小贵州抓紧机会向母女二人简要描述老武的受伤经过，他必须想办法把自己与此事撇清，巧妙略过他作为事件起因的关键过程。再说自己与老武平常关系那么好，既然有老板买单，老武不会让他背上这个沉重负担的吧？

经历一场本不需要的小手术，老武与家人相见格外感慨，早上分离时还是好端端一家人，此刻竟会在医院相聚，真是造化弄人，老武本来想开口问问女儿面试情况，想跟老婆说说自己状态，好让她们不必过分担心，却被小贵州劝告，医生特意交代手术后少说话多休息，等康复好了再说也不迟。家人听后觉得有道理，便不再与老武过多交谈，只在床边静静陪伴。武青青看到父亲暂时没事，或许是面试过程心力交瘁，跟母亲提出到门口透透气，母亲很理解女儿此刻心情，加上老武手术确实不大，自己一个人应付已足够，小贵州则很主动跑到医院边上小饭店为大家买午餐去了。

武青青与小贵州相继离开，留下夫人独自陪老武，两个人都没有说话。

昨夜没有休息好，老武索性闭目养神，不多一会儿便呼噜声阵阵。大概半小时后，即下午1点20分左右，武夫人看到老武突然不断喘粗气，脸憋得通红，整个人在床上肌肉绷得很紧，她吓坏了，赶紧按床头的呼唤铃，可是一直没有得到应答，她大声呼叫老武的名字，只见老武一直双目圆睁，不回应她。武夫人彻底慌了，赶紧跑到病房门口，大声呼喊"来人啊，救命啊"，值班医生和护士听到有人喊救命，赶紧跑过来，迅速投入抢救。

老武夫人呆立一旁，看着有医生不断往老武床边聚集，医生越多，老武夫人心里越慌，越有一种不祥预感，她想找个医生问问到底老武发生了什么情况，有没有生命危险，可是每一个从她身边经过的医护人员都很忙碌，似乎没有人愿意停下来跟她交流，过了大约十分钟，范医生（老武夫人并不清楚他就是力主老武小伤大治的人）将老武夫人请到办公室，小组长、小贵州和武青青接到电话也分头赶到，五个人将不大的医生办公室挤得满满当当，小贵州手里还拎着买来的午饭。

范医生嘴里迸出一个接一个高深莫测的医学名词，在场的四个人没有一个人能够听懂范医生到底在说什么，唯一一知半解的就是目前老武刚经历一次心跳呼吸骤停，还好抢救及时，心跳呼吸已经恢复，接下来准备给他气管插管，然后送到监护病房做进一步抢救，目前老武处于深度昏迷，导致原因很多，只能接下来边治疗边检查，争取能够找到老武出现危急情况的原因。武夫人坐在范医生对面，早已经泣不成声，数次快晕倒过去，幸亏女儿一直在身旁扶着她，她才能够坚持听下去。谈话目的一是告知他们老武处于病危状态，随时有生命危险，需要家属签字；二是老武处于昏迷状态，需紧急送监护病房，同样需要家属签字同意。

范医生做完告知后，小组长和小贵州互相看了对方一眼，眼神交流之后便退出医生办公室，偷偷瞄了几眼正在抢救的老武，他们无论如何不会参与签字，责任太重大了，他们想要留给老武家人独立思考和商量的空间。武青青看着已经完全无法坐住的母亲，高声喊小组长进来，要求他代表单位签字。毕竟老武是工作时间受伤，肯定属于工伤，单位必须负全部责任。

小组长讪讪地说，属于不属于工伤，他说了不算，上班时间受伤，单位肯定要负责，至于签字，家属既然在场，最好由家属签比较好，他毕竟只是临时小负责人，签字不一定算数。范医生态度依然一如既往地好，跟老武家属说，谁签字都是一样，家属来了自然还是家属签。让她们不要过分犹豫，抓紧签字，免得错过最佳抢救时间，危及老武生命。武青青不希望父亲抢救受影响，抓起桌上的笔，签上了自己的名字，平常轻如鸿毛的笔此刻重如千斤。

在病房抢救了大约一刻钟，老武浑身插上管子被推进重症监护室。武夫人和女儿看着老武推进监护室后缓缓关上的大门，感觉如此无助，如此无奈。当天晚上，老武再次出现血压大幅度下降，监护室医生让武青青又签了一份病危通知书，再三明确告知老武随时可能会失去生命。武夫人再次痛哭流涕，整个人突然变傻了。武青青一边想着躺在监护室的父亲，一边看着伤心欲绝、六神无主的妈妈，突然觉得整个世界都要崩塌了！

第二天，老武昏迷不醒；第三天，老武昏迷不醒；第四天，老武依然昏迷不醒。头四天小贵州显得很热心，每天收工后都会主动到医院看望老武，帮着可怜无助的母女俩跑上跑下，每次来都无比内疚却又欲言又止，看着毫无起色的老武，小贵州脸色越来越难看。第五天老武依然处于昏迷状态，小贵州却没有出现了。据后来小组长讲，第四天晚上小贵州从医院回去后，连夜收拾行装，工钱都没有结清，就连夜偷偷溜走了，甚至还遗留了不少个人物品没有带走。临走给小组长发了条信息，说家里亲人突患重病，急需赶回去照顾。小组长当时觉得很纳闷，小贵州不是个孤儿吗？何来家人呢？只是相似情况在工地上特别常见，铁打的工地流水的工人，人来人往相当正常，没有人会去深究背后的原因。只是从那之后，小贵州就如同人间蒸发一样没有再出现过。不知道每个夜深人静的晚上，他是否会为自己曾经鲁莽的举动而懊悔不已呢？

对于小贵州不再来医院，母女俩也没有放在心上，她们不知道老武受伤与小贵州有关，只是觉得工友关系再好，每个人都有自己的工作要做，她们唯一的希望就是老武能够尽快苏醒，一家人可以继续在一起生活。

时间从一天到一周到一个月到半年，现实给了母女俩猛烈一击后并没有任何缓和的迹象，夜深人静时武青青多么希望这只是一场噩梦，父亲醒来之后一切便可以恢复之前的平静。她一次次奔波于医院与家里，根本无暇顾及寻找工作，武夫人则经常整夜整夜睡不着觉，好几次在从医院回家路上居然差点迷路，精神状态令人堪忧。

任何人面对家人因为一个小伤却落到如此地步，谁都无法接受，母女俩更是如此。为了给老武找个说法，她俩一次次到医院找范医生，找医院领导，希望能够给她们一个合理解释。起初范医生尚能耐心接待解释，说来说去就是几套老掉牙的托辞，无非就是意外或者药物反应，是由患者本身体质决定，武青青提出希望范医生能够给出更明确的证据，每到这时范医生就开始阔顾左右而言他。几次交流下来，彼此态度和谈话感觉越来越差，武青青和武夫人对范医生的态度更是越来越差，搞得范医生到后期能躲则躲、能推则推，连见都不肯见她们了。无奈之下，母女俩只好用最极端的方式，硬闯院长办公室，静坐表示抗议。医院报警后警察快速到位，发现没有暴力冲突，认为属于一般医疗纠纷，建议和平谈判解决。院长此前并不知晓老武情况，了解后非常震惊，当即答应为老武举行一次医患双方沟通见面会。

见面会如期举行。医院邀请了相关领域专家，本院包括主刀医生范大夫在内一共五位专家，此外为了保证公正性，特意从其他医院特邀两位权威专家共同参会。医院深知此事有愧于老武妻女，出发点希望能够全面解答一下母女俩关于老武治疗的疑点和困惑，破解一下目前彼此之间的紧张关系，当然目的更是为了统一思想，利于下一步更好互相配合，共同期待老武的康复。

范医生首先代表治疗组做了详尽的病情介绍，包括术前检查、术前谈话、术中情况以及术后突发的危险、出现后的急救和现在老武的基本状况，范医生再次将老武病情突变归咎于药物反应的意外，并非医疗行为可以预见，发生药物反应后处理及时而恰当，并没有任何推诿和懈怠。其他专家都站在各自角度阐述了观点，没有直接针对围手术期展开讨论，毕竟事实摆在那里，时间已经过去半年多，如何厘得清真正原因呢？

武夫人静静坐在专家对面，面无表情，一声不吭。武青青则抹着眼泪，泣不成声，她一再追问一个问题：既然在她父亲诊治过程中没有任何人犯错，所有人都尽了自己的职责，为何她父亲却因为一个如此小的手术，变成了毫无反应的植物人，是什么原因？到底在她父亲身上发生了什么，让她父亲如此快速进入人事不省的状态？难道医院手术后的用药就完全没有问题吗？

范医生默默低着头，显然他暂时无法回答如此直接的诘问，其他专家则一副事不关己、高高挂起的表情，本来这样一个听证会谁都不愿意参加，说好或者说不好都很难，再说了，常在河边走谁能不湿鞋？今天是范医生，明天可能就是他张医生了，有谁能够保证一辈子所有治疗完全不出差错呢？这或许便是医学的复杂性，很多时候你准备再充分、再用心，可能依然无法完全避免意外的发生，可是有时候我们又不能仅仅用医学的复杂性来解释某些看起来非常复杂的结局，我们应该去努力探究事件背后有着怎样的因果关系。

听证会过后，一切还是要回到老武的治疗上，虽然账户上欠了很多钱，医院似乎无意找武青青或者找老武单位要钱，毕竟人是在医院变成植物人的，在中国人传统理念里，医院就该担责，只是我们无从判断这种担责的是与非，许许多多同样故事一直都在上演。老武变成植物人三年后，武夫人因为伤心过度，加上本身身体较虚弱，终日郁郁寡欢，竟然在 2017 年年底抛下老武和女儿先走了。伤后第四年，老武因为消化道大出血，在监护室苦苦支撑，抢救无效后追随爱人的步伐而去。武青青成为孤儿。

四年不到的时间，从小贵州一个小小恶作剧开始，两道本来无须大动干戈的伤口，却在范医生有意"小病大治"（至少我的判断是如此）的坚持下，一路越走越远，最终走上了不归路。有时候患者生病后与选择的医院、选择的医生息息相关，至少如果老武送到我所任职的医院，每天工作如此繁忙，担负收治大量比老武危重得多的患者，哪有可能给老武这样的患者住院和进手术室的机会？铁定选择清创缝合后回家服药观察。如果那样，结果完全不同。

这一切可以归结为意外，但这一切本可以避免。欲望是一种无法根治的病，如范医生这般，愧对入行时许下的誓言，更愧对身上的白大褂。

初稿：2021 - 06 - 12 周六 20:29
修改：2022 - 03 - 12 周六 18:50
校对：2022 - 03 - 26 周六 13:12

望梅兴叹

再诱人的美食，都不值得用生命去换取。

——迦钰小语

梅雨季节到了，这是一个让人又爱又恨的季节，每到此时，天空就像开了天窗一般，雨水天天无休止往人间倾洒。雨水本是万物生长的能量之源和催化剂，但是从入梅开始，随处都是湿漉漉的，令人相当难受，此时又是杨梅上市的季节，一年一度酸酸甜甜的美味，令人难以割舍，据说梅雨季节之得名与杨梅上市并无特别关联，最主要还是梅雨季节物品容易受潮发霉，故称梅雨，别称梅雨天或者黄梅天。于我而言，在上海工作生活近 30 年，上海是我的第二故乡，若要鸡蛋里挑骨头，选一样上海最不好、最无法忍受的，恐怕便是梅雨季节了。

梅雨季节气温偏高、气压低，感觉无比闷热，犹如桑拿房里走路一般，汗一滴接一滴不断往外冒，湿透的衣服紧紧贴着皮肤，黏糊糊令人浑身难受。记得刚到上海读书时，正处于青春年少，代谢特别旺盛，每天从宿舍楼走到教室有 15 分钟路程，穿过半条政通路才能到，一般走到一半身上已经彻底湿透，教室里没有空调，高高的屋顶上挂着两个硕大无比的电风扇，咣当咣当地叫唤着，风扇想必是年久失修，才会发出如此巨响。座位轮流交换，每当我换到风扇下，总担心电风扇会突然从空中掉落。这种担心伴随了我整个大学时代，神奇的是居然始终没有掉下来。

　　医学知识本就是枯燥、晦涩难懂，如果碰上老师不善讲课或者内容过于乏味，听来犹如催眠曲，加上强烈疲倦感，很容易上课打瞌睡。所以从本科上大课开始，同学们基本练就了自学的独门绝技，否则上课不听讲，再不会自学，考试铁定通不过。离开福建之前，我从未听说过脚气二字，可是到上海第一年梅雨季节来临时，脚气便偷偷染上了我的双脚。脚气是一种非常痛苦的经历和折磨，只有患上脚气的人才能真正体会隔靴搔痒的滋味。脚气向来很难根治，不论用何种方法，难断根，来去很准时，基本与梅雨季节出梅入梅相对应。这个情况持续到博士毕业为止，并没有经过特殊治疗，脚气竟然奇迹般消失了，真的是来无影去无踪啊。

　　说到梅雨季节不得不说杨梅。想当年曹孟德巧用心思，一颗小小杨梅居然鼓舞了行军士气，留下一段望梅止渴的佳话，侧面反映出自古以来，人们对杨梅的喜爱。杨梅确实对人体有许多益处，具有美容养颜、健胃消食、通便排毒以及预防中暑等功效。杨梅虽好不能贪多，吃多了对人体会产生伤害，杨梅大量上市时节总有一些人因为食用过量杨梅就医。吃杨梅的风险容易把控，采摘杨梅如果不注意，一样会发生意外，我就遇到一些伤者家属不惧路途遥远，把伤者送到上海来救治。

　　车阿婆，浙江慈溪人，时年68岁，老公早年在当地一家企业做会计，生活中善于精打细算，小日子过得和和美美。膝下儿女双全，还有两个孙子和一个外孙女，儿子在杭州某大学任教，儿媳妇在杭州某事业单位上班，生活稳定，衣食无忧；女儿嫁到宁波，与老公一起经营海鲜酒楼，继承了父亲的精明，里里外外打理得井井有条，生意自然红火。儿子很孝顺，提出希望父母到杭州一起生活，顺便帮他们带小孩，只是儿媳妇是湖南人，口味重辣，老两口喜好清淡，饮食上实在难以调和，勉强一个锅里吃了大半年饭，彼此都在迁就都很痛苦，于是老两口强烈要求回到慈溪乡下。农村生活一向简单，老两口尚有几分田地，平时没啥事情便尝试种些瓜果蔬菜，自给自足有余，每当子女回家，饱餐后还能带些蔬菜回城，一举多得。如今的乡下，没有大城市的热闹喧嚣，好山好水好惬意，特别适合老年人养老，富足美满，无忧无虑，唯一缺憾的可能就是医疗保障尚有欠缺。

慈溪闻名海内外的莫过于杨梅，辖区内的横河镇号称是中国的杨梅之乡，从20世纪80年代开始，每年定期举办杨梅节，与其他产地的杨梅相比，慈溪杨梅果大、核小、色佳、肉质细嫩、汁多味浓、香甜可口，自古以来闻名全国。汉武帝时，名士东方朔在《林邑记》中如此记载："林邑山杨梅，其大如杯碗，青时极酸，既红，味如崖蜜，以酿酒，号梅香酎，非贵人重客不得饮之。"北宋三苏之一的苏东坡吃了吴越杨梅后赞叹道："闽广荔枝，何物可对者，可对者西凉葡萄，我以为未若吴越杨梅。"苏轼觉得吴越杨梅可以与闽广荔枝、西凉葡萄相媲美，这应该算是对吴越杨梅最高的赞誉吧。

说到苏轼，我打小对这位本家崇敬有加，作为唐宋八大家之一，能够同时在诗、词、散文、书、画等多个领域取得成就，文学功底与造诣令人赞叹不已，他在文学之外更钟情美食，是一位才华横溢的美食家，一般人欣赏美食光吃不做，东坡先生不仅会吃还善于研究，不仅善于研究还热衷实践，不仅热衷实践还善于整理成文，不仅善于成文还样样成就经典，令人叹为观止。东坡先生惠及后人的诸多经典菜肴，时至今日仍为人津津乐道，比如著名的东坡肉，每次去杭州，我必定要去楼外楼，点上一方块东坡肉，大快朵颐。但即使优秀如东坡先生，一生坎坷、多灾多难，虽满腔热血一心为民，却不断遭受对手疯狂打击。但困境面前却照耀出东坡先生伟大而高贵的品格，你横由你横，微风拂山岗，面对诸多责难始终岿然不动如山。东坡先生在《定风波》中引吭高歌"一蓑烟雨任平生，也无风雨也无晴"，是其铮铮铁骨的真实写照。我敬佩东坡先生，读过不同版本的东坡传记，印象最深刻的是林语堂先生版本。对东坡先生虽心向往之，却一直未能亲自瞻仰其故居，直到数年前去成都开会，特意驱车百公里至眉山，登门拜见三苏故居，一了多年心愿。

作为东坡先生的铁粉和拥趸，我喜欢钻研和琢磨，发现他生活或工作过的城市，居然有着相当有意思的巧合，即跟许多"州"颇有渊源。东坡先生曾在《自题金山画像》中写道：心似已灰之木，身如不系之舟，问汝平生功业，黄州惠州儋州。首先出生地，1037 年东坡出生于四川眉州眉山，1057 年进士及第，先后于杭州、密州、徐州、湖州等地任职；1080 年乌台诗案后被当朝皇帝贬到黄州任团练副使，宋哲宗即位后官至吏部尚书等，赴杭州、颍州、扬州、定州等地任职；1093 年因为新党执政，章惇对他一路追杀，始终担心他官复原职，对他施以斩草除根之法，一路狂贬，先惠州后儋州。在海南儋州，东坡先生开荒种地、开场授课，培养出海南的第一个进士。一直到宋徽宗登基，特意赦免调他回朝当官。当时传出苏轼将回京担任宰相，章惇此时已经下台，害怕苏轼以其人之道还治其人之身，委托儿子（亦是苏轼学生）写信向苏轼求情，苏轼回信道章惇对他很好，安心养老即可，不必担心。

待其一路北上行至常州，明白自己时日不多，留下遗言，回顾自己一生，认为经历丰富，生活富足，所遇之人皆为好人，没有遇到一个坏人，实在是人生之幸。以苏轼当世无出其右的才华，却反复遭受贬斥打击，生活颠沛流离，实在算不得富足美满，可是即便如此，在他眼中仍无一个坏人，全是好人，或者就是他与佛印所说的那般，心里所想即为双眼所见吧，你内心善良则人人皆善良，你内心丑陋则人人皆丑陋。他一生信奉"卒然临之而不惊，无故加之而不怒"，方能留下如此多优美的诗句。

遥想苏轼当年从北往南迁徙途中，或许正好经过慈溪，正好品尝过此处的大杨梅，才能写下那般优美的诗句。反正车阿婆所居住的乡下，随处可见杨梅树，成规模的早被人承包，散落田间地头的则犒赏路过的客人，此类杨梅树说有主人却无人宣示主权。乡下人大多朴实，吃几颗杨梅算不得什么大不了事情，从来不会安排专人刻意看管。于是每到杨梅上市时，如车阿婆这般年纪的老爷爷老奶奶，即使年长依然身手矫健，喜欢跟年轻人凑热闹，爬上杨梅树摘几颗自己品尝，算是以实际行动庆祝杨梅节活动吧。

危险总是如影随形。车阿婆清晰记得前两年，隔壁邻居王大娘，比她略大两岁的老姐姐，按捺不住挑战自我的蠢蠢欲动，为了摘一颗熟得发黑的大杨梅，爬上一棵陈年老杨梅树。老年人的眼力与判断力总有偏差，就在她使劲伸手够杨梅时，一不小心没有抓牢树干，直接滑落树下，树冠比较高，王大娘跌落时头与树干碰撞后，调转方向导致头部先着地，当场昏死过去。家人赶紧将她送到医院，在监护室整整抢救了四十八小时，最终不治身亡，王大娘育有三子两女，外加四个兄弟姐妹，一家人完全不能理解，认为人已经送到医院，居然没有抢救过来，肯定是医疗事故。亲属们抬着王大娘尸体到医院"静坐"，横竖要求医院给说法，不论医院如何解释，家属们把住一条，人送到医院时仍一息尚存，怎么住院之后反而一息不剩呢？所以百分之百是医院水平差，抢救医生不负责任，才好端端把人治死了，十足草菅人命，必须赔偿家属的精神与经济损失。

王大娘不小心从树上摔下来这件事，车阿婆听后立即一阵天旋地转的难受，数十年的好邻居、好姐妹，一起相约爬过树摘过杨梅。王大娘送去医院之前，车阿婆曾到现场看望过，整个人耷拉着，显然已经不行，任你叫唤都没有反应，好多处骨头断掉了，浑身软哒哒的，差不多已经奄奄一息。医院实在被王大娘亲属闹得没有办法，选择妥协，因为不和解，医院根本无法开张。

于是王大娘的亲戚们从医院成功闹回不少钱来，据说三个儿子用分的钱，各自翻修了房子，还剩下的一点钱留给老头子养老。所以只要脸皮厚，方法总比困难多。村里人对王大娘家属的做法并不苟同，背后议论纷纷，认为他们占医院便宜不吉利，早晚会有麻烦。貌似王大娘子女们对王大娘去世并没有太多伤感，唯有王大爷自从夫人仙去之后，常常闷闷不乐，天天自言自语长吁短叹，三年不到便驾鹤西去了。

王大娘摔死的极端案例，像一团巨大阴影笼罩着十里八乡，让左邻右舍的老爷爷老奶奶们，着实消停了好一段时间。家里人更是抓住这个案例，反复警告，不允许老人再去爬树摘杨梅。老人一向不经吓，尤其对于生命，老年人看得往往比年轻人更在意，有了王大娘的前车之鉴，有段时间好歹不再爬树摘杨梅了。

稍微了解杨梅树枝干特点的人都知道，别看杨梅树外观上长得挺粗壮，却是非常典型的"外强中干"，体重稍微大一点的人特别容易将杨梅树枝干压弯压折，不少采摘杨梅的工人更是吃尽杨梅树的苦头。采摘杨梅一般选择在清晨，向上爬时体力比较好，脑子清楚，在树冠上聚精会神采摘一段时间后，提着篮子下来时最容易发生危险，此时精神特别容易松懈，下脚常常忘了轻重，摔伤、碰伤都在此时发生。

说到杨梅，生我养我的家乡福建泉州（一个同样带州的城市，曾经是海上丝绸之路的起点，于 2021 年 7 月正式入选世界遗产名录：宋元中国的世界海洋商贸中心），同样盛产杨梅，著名雪峰禅寺便坐落于杨梅山上。我曾就读于东旭小学，后山上便有一大片杨梅林。记得小时候每到杨梅上市，我都特别嘴馋这种酸甜可口的小红果，妈妈早早看破我的心思，提前给我装上一小袋米，大约两斤左右，让我拎着去换杨梅解馋。20 世纪 80 年代的杨梅林主人，没有太多销路，以物换物成了一种非常不错的选择，毕竟杨梅熟了不等人，不及时采摘，过了时间就会掉落，损失就更大。在入口处交完"费用"，老板便放大家进去，颇有些现在草莓采摘方式，杨梅树上吃掉部分不算重量，只计算你带走的杨梅，实在是公道合理。每每提到杨梅，我都会联想到小时候爬到杨梅树上大快朵颐的美好时光，甚至轻轻闭上双眼，都能回想起小伙伴们在杨梅树下追逐嬉戏的场景。小朋友爬树摘杨梅，虽然有磕磕碰碰，未见到过从树上跌落导致外伤的情况。

人总是特别容易遗忘，尤其是那些曾经发生过的、与己无关的坏事情。王大娘离世在车阿婆们看来只是一个极个别的个例，对他们唯一警示意义就是当年大家都不去爬杨梅树了。转眼到了第二年端午前后，此时王大娘事件除了她家人外，已经没有太多人记起，老头老太们又开始跃跃欲试了。车阿婆的家人并没有像其他人一样忘记王大娘的教训，大儿子特意从杭州打来电话，告诫她千万不能再去爬树，可是车阿婆对这些话有些不以为然。一天午后，车阿婆跟往常一样去自家菜地里走动走动，菜地离小村庄有点远，对车阿婆来说却远近适中，既是去看看菜地，更是一种散步锻炼。当她走到一条小溪正要上桥时，突然望见离桥不远处有棵杨梅树孤独站立着，树看起来并不高，长在低处的杨梅已被路人采摘一空，唯有高处尚存少许杨梅。车阿婆肚子里的馋虫，以及曾经的斗志马上从胃里和心底发酵起来，她快速朝杨梅树走去，迫不及待想去把高处的杨梅摘下来。

车阿婆很快地爬上杨梅树，迅速摘了颗杨梅放进嘴里，甜中带微酸的滋味瞬间布满全身，愉悦感让车阿婆感觉自己突然年轻了好几岁。口袋里正好有一个塑料袋，是她本来想要摘点菜回家，此时正好装杨梅。她立即熟练地左手拎袋子，右手摘杨梅，不多一会儿，便装满了一小袋子，左手明显有了沉甸甸感觉。正午太阳照射着小溪边的杨梅树，偶尔有几缕阳光调皮地穿透树叶，晃得车阿婆睁不开眼睛。气温在急剧升高，车阿婆身上汗水慢慢渗透出来，顺着额头往下落，有几滴汗水滑进了她的眼睛里，车阿婆一下子觉得眼睛很难受，赶紧用右手擦拭一下，动作有些过猛，左手袋子马上摇晃起来，几只杨梅滚落出来，车阿婆觉得袋子不稳当，马上伸手去抓滑落的杨梅，导致身体开始剧烈地晃动，带动着脚底打滑，车阿婆本来两只脚分别撑在两根树杈上，脚底一滑彻底失去平衡，整个人倒栽葱一般从杨梅树上自由落体下来。

高处坠落伤最可怕的落地方式就是头部着地，严重者可当场送命，车阿婆虽然并不属于高处坠落伤，但是很不幸她倒栽葱的跌落方式，导致了她头部首先与地面发生触碰，剧烈疼痛让她马上失去了知觉，袋子里的杨梅随之散落一地。时值正午，村民们大抵在家午饭或者午休，鲜有人从桥上走过，杨梅树树冠茂密，好长时间都没有人发现杨梅树下的车阿婆。一直到下午 2 点，车阿婆终于从昏迷中苏醒过来，感谢树叶的遮挡，否则车阿婆极有可能因为脱水等缘故，导致休克而送命。车阿婆发现自己下肢完全不受控制，无法坐起或站立，她非常恐慌，双手不断在空中挥舞，想努力去抓住一切可以让她依靠的东西，只可惜只能抓住一堆空气而已。

一个偶然路过的放牛娃最先发现了车阿婆，他跟车阿婆的目的一致，想摘几颗杨梅解馋。当他看到地上挥舞双手的车阿婆，赶紧跑过去想将她扶起来，这下痛得车阿婆哇哇连声喊痛，惊得放牛娃赶忙把阿婆再次轻轻放到地上，他意识到阿婆应该是从树上摔下来的，于是跑到桥上大声呼救，很快就有好心人抬着担架过来，一起小心翼翼将她送到最近的医院。老爷爷听说后紧赶慢赶随后就到，值班医生检查后连连摆手，交代护士抓紧建立静脉通道给以补液，嘱咐家人赶紧将车阿婆送往市级医院，否则随时会有生命危险。

两个小时后送到市医院，经过进一步输血补液，车阿婆生命体征趋于稳定，开始进行全面检查。影像结果显示：颈5、6骨折合并脱位；胸12、腰1椎体压缩性骨折；左桡骨远端粉碎性骨折；左侧股骨转子间骨折，如此多骨折在同一时间发生在车阿婆身上，要知道是骨折自然就会出血，出血多就导致休克。腹部CT扫描未发现明显脏器损伤。车阿婆最关键的是颈椎、胸椎骨折合并截瘫，大小便失去控制不说，双下肢运动感觉完全丧失了。

对市医院创伤骨科医生来说，车阿婆类似案例每年都有发生，只是相对来说，车阿婆是这些案例当中最严重的一个。病情再严重，对于医者和患者来说，只能勇敢去直面。主管医生曾经在我主诊组里学习过，四肢骨折对他来说不在话下，但是两处脊柱骨折则是技术的天花板。他打来电话来请求我给他提供协助与指导，同时表达了家属希望能够请我去当地会诊的请求。思考之下，我邀请一位脊柱外科专家与我同行。我们医院科室的分科模式决定了颈椎骨折脱位属于脊柱外科，胸腰段骨折属于创伤骨科，知之为知之，不知为不知。慎重起见，对于自己不熟悉的领域还是请专家比较好。

当我和脊柱外科同事抵达车阿婆床边时，已是伤后第三天早上。经过治疗组精心照顾和积极调整，车阿婆精神状态尚好，双眉紧锁，言语断续闪烁，查房交流中明显可以感受到她深深的自责与懊悔，说不了几句话总会夹杂一些自己不该贪嘴去爬杨梅树、受了重伤给家人带来巨大负担、自已应该尽快去死等言语。其实车阿婆这样的老人，并没有多少贪小便宜的想法，只是从小到大朴素、节俭的习惯会让他们偶尔为省几块钱去冒险。治病先治心，我很清楚当时车阿婆的精神和思想状态相当不利于恢复，便跟她首先讲了意外发生不以人的意志为转移，既然伤病已经造成，当务之急是从创伤中尽快恢复，并且鼓励她说病一定可以得到满意恢复，积极配合治疗很重要，才是减轻子女负担唯一可行之路。

跟车阿婆谈了一个多小时，大部分时间都是我在说，她在听，或许是因为我从上海来，她对我的信任度比较高，渐渐她的脸上神色不那么凝重，表达了愿意配合治疗的愿望，打开心锁，跟我谈起她的兴趣爱好，以及年轻时得意的事情。与车阿婆聊完天，我将她的子女一起叫到医生办公室，做了一次深入的术前谈话，将手术策略与方案跟家属做了详尽讲解。车阿婆有四处骨折，从轻重缓急来说，拟分阶段施行，颈椎与胸椎不解决，患者无法顺利搬动和翻身，不利于护理，时间久了会导致后侧皮肤出现褥疮；股骨转子间骨折不手术，下肢搬运与康复运动无法开展。此次手术重点先解决颈、胸椎骨折和左侧髋部骨折，至于左桡骨远端骨折非重要部位，留待后续择期进行手术即可。对于手术方案与策略，家属表示理解，认真询问了一些手术细节，我与同事尽量给以详尽解答。

做完常规术前谈话后已是中午 12 点半，一大早赶路，紧接着查房沟通，体力与精力皆需恢复，下午 2 点还要继续手术，可是考虑到与家属沟通比较难得，我感觉非常有必要让她的子女了解患者的特殊想法，告知他们一定要注意车阿婆此时强烈的自责，有强烈负罪感，如果家属再责备她会加重她心理负担。请她的子女务必注意言行，让车阿婆感受到家人不仅没有责怪她，还会全力以赴治愈她的伤，唯有如此，才能树立信心。医者、患者、家属三方联手，组成强大的战病联盟，才能让患者重获新生。

一切准备工作结束后，匆匆吃了一个盒饭，记得当天盒饭里有一块肥瘦相间的扣肉，虽非东坡肉却品出了同样的香甜，数年过去，仍能记得扣肉在饭盒里面的摆放位置，以及第一口咬下去齿颊留香的快感。抚慰完自己的胃之后，简单闭目养神了一会儿，同事陪同主管医生先去手术室做术前准备了。

凡事预则立不预则废，老祖宗的话向来非常有道理。三处骨折，有复杂有简单，加上更换体位、消毒、铺单时间，当缝完伤口上最后一针，抬头看看墙上的时钟，已是晚上9点了。车阿婆虽然七十多岁，但生活在江南鱼米之乡，营养状态不差，术中输入大约800毫升全血和800毫升血浆，生命体征非常平稳，手术进行得相当顺利，再次证明了小医院往往都有一个水平很高的麻醉团队。此观点是我某一次偶然萌发出来，随着去过的医院越来越多，一再被证实。待车阿婆麻醉苏醒后，先送到重症监护室做全方位观察。

护送完车阿婆，我更衣后来到监护室，刚刚经历一场大手术，她还非常虚弱，沉睡在香甜的睡梦中。我与她子女交代了手术中情况，简单数语胜过千言万语，让他们及时缓解了紧张情绪，嘱咐主管医生留一个管床医生在监护室，因为监护室患者太多，指望值班医生精细化管理不太可能，有一个自己的医生，了解手术情况，有问题能够及时处理，即使处理不了，也能够及时请会诊或向上级医生汇报，好处多多。有人可能说为啥你能休息，却不让年轻医生回去休息呢？如果我告诉你，我刚工作那会，导师张教授是国内数一数二的骨盆髋臼骨折治疗专家，白天我要陪他上台"浴血奋战"开刀，晚上他回家休息，我却要守在病床边上，数着患者的尿液跟他汇报恢复情况。每一个医生的成长，无不是在许多个他人已经进入梦乡，自己依然坚守岗位而得来的。

晚餐兼夜宵在一条漂亮的小河边，有人强烈建议我品尝一下当地独特的黄酒，但是秉承着大手术当夜不饮酒的原则，我微笑着拒绝了，手术再顺利，谁能确保一定能一帆风顺呢？医生很多时候需要防的就是万一，万一患者半夜出问题呢？知行合一的要义就是任何时候都要把心中所想与自己的行为主动贴合在一起。虽然一晚上总挂念着术后的车阿婆，但是手机一直没有响，早上6点多，我给留守医生打去电话，得知一晚上车阿婆情况平稳，睡得很香，我内心的担忧稍微放下，毕竟如此高龄、如此重伤、如此大手术，任何一个环节不谨慎，都有可能给她生命带来不可逆转的伤害。

用过早餐，我便与同事急忙赶去监护室查房。车阿婆已经醒来，除了手术部位略感疼痛之外，令人惊喜的是双下肢已经有了部分知觉，原先瘫痪平面也已经下降了不少，这正是我们辛苦一天最愿意看到的现象，说明手术减压之后，车阿婆神经功能已经开始恢复，至于将来能够恢复到什么程度，只能寄希望于她自身强大的生命力了。离开前，我跟主管医生吩咐，在车阿婆情况稳定后，尽快安排高压氧治疗，或许能够有助于神经功能恢复。

以后每个月主管医生都会把车阿婆术后片子和康复情况报告给我，车阿婆一直都在积极配合医生，努力康复，半年之后，大小便终于恢复正常，九个月左右，车阿婆终于独自站了起来，虽然行走仍有些许瘸，但是至少她不需要躺在病床上靠他人护理了。人最大的尊严就是可以自己吃自己拉，如果失去，生命的意义便大打折扣。车阿婆偶尔会给我发信息，邀请我去她家乡，我便开玩笑说想吃一块她亲手烹制的东坡肉。阿婆欣然答应，只是我一直苦于时间安排不开，时至今日东坡肉仍未能吃到。

初稿：2021－10－29 周五 11:15
修改：2022－03－13 周日 20:40
校对：2022－03－26 周六 22:03

信 任

信任，如密室里的氧气、沙漠里的甘泉，失去方知珍贵。

——迦钰小语

游女士，35岁，某广告公司职员，毕业于沪上某985高校，已婚未育。崇尚户外运动，某户外运动联盟资深会员，热衷于长途骑行，周末空闲时经常结伴骑车离开上海，择一周边风景秀丽小城市集合，趁机品尝当地美食、体验风土人情。三年前一个周末，她与骑友们外出，骑行一时兴起，与两个男队员临时起意举行途中比赛，路经一段长陡坡，或许对自己技术过于自信，或许不服输精神加持，她不但没有减速反而不断加速，前轮不慎碰到一颗小石子，车身失去平衡侧翻，游女士左侧肩膀直接撞击地面，左侧肩部疼痛伴活动受限。骑友们赶忙将她送至医院，拍片显示左侧锁骨粉碎性骨折。对于热爱运动的人来说，磕磕碰碰难以避免，跌打损伤更是家常便饭，游女士并不认为小小锁骨骨折会给她带来多大麻烦。

接诊医生相当负责，阅片后建议她立即入院接受手术治疗，对她这个年龄的锁骨骨折单纯依靠保守治疗，几乎没有自行愈合可能性。游女士觉得医生讲解很有道理，决定接受手术治疗。事故发生地距离上海数十公里远，手术本身是个小事，之后复查来回奔波却是一件巨大的麻烦事，跟家人电话商量后，决定放弃就地手术，回到上海治疗。经历一番折腾，人和车好歹都运回家中，摆在面前第一件事便是选择手术的医院。亲朋好友都向她表示慰问，同时认为锁骨骨折就是一个普通小手术，随便哪家医院做肯定都没问题，她老公阿栋很细心，慎重起见，尽己所能找了一切他能找的医生咨询，但就是没有咨询到专业创伤骨科大夫。打个比方就是说，阿栋上英语考场，全程做起数学题。

民间流传着一条隐形鄙视链，其中对创伤骨科专业误解最深："天天就一堆烂手烂脚没啥了不起，小小骨折而已，做个小手术，稍微固定一下就可以了。"言下之意只要是个骨科医生就能把它治好，小菜一碟而已，潜台词是随便哪里做都行。对于上述情形，我见怪不怪，一般不大乐意去做过多解释，明者自明，知者自知，殊不知有太多患者就因此陷入骨折貌似简单治疗结局却很悲惨的怪圈，一言以蔽之都是过于轻敌所致。

当阿栋向游女士复述咨询结果时，她觉得很有道理，本来嘛，就是简单的锁骨骨折，于是决定不去三甲医院了，一是路途远，二是病床可能也紧张，而且三甲医院医生普遍态度不好，口气生硬，人又多，看个感冒发烧都无比费劲。权衡之下，选择了离家近的二级医院，七拐八拐拜托朋友打过招呼，找到该院经验最丰富的陈主任。在中国不论疾病轻重缓急，第一时间找个熟人方觉得心里踏实。

做完如上准备工作，整理完住院所需物品后，游女士便一身轻松地住进了医院，如期见到了网上搜索过但是信息不多的陈医生。陈医生早年毕业于浙江某医学院校本科，后入职苏北县城某医院，为了给小孩寻求更好学习条件与环境，与夫人商量后决定举家搬迁上海，向多家医院投送简历并面试之后，最终被现任职医院录取，顺利达成心愿。初到一个陌生单位，起步阶段陈医生同样付出了许多艰辛，从住院医师一步步晋升到副主任医师，虽然理论水平一般，平常从来不参加任何学术会议，但总是一副笑呵呵老好人样子，无形中得到医院大多数同事认可。老陈给人感觉就是与世无争，就连科室副主任也是院长看着科里实在无人可用，硬生生把他顶上去，颇有些"蜀中无大将，廖化作先锋"的味道。在二级医院，类似医生不在少数，学术没有发展，临床工作马马虎虎过得去，平常小日子过得有滋有味，怡然自得。

陈医生给游女士讲述了一下锁骨对人体的重要性，作为胸廓重要支撑结构，对女孩子来说，没有锁骨，肩部外形会相当难看，尤其是女孩，一到夏天吊带裙都不能穿了，在日韩，激进一点的美容整形外科医生，甚至将锁骨称为美女骨，是评价一个女孩是否外观漂亮的重要指标，某些爱美女孩为了呈现漂亮外观，甚至会做锁骨整形手术。游女士虽然已经三十多岁了，却依然保持着 20 岁少女心态，所以无论是为了骨折治愈，还是为了体态优美，游女士决定尽早手术。平心而论，陈医生虽然学术水平一般，但是确实善于做思想工作。

简短见面，陈医生给她留下的第一印象非常好，态度和蔼可亲，讲解认真细致，游女士瞬间觉得好医生原来藏在二级医院，三级医院医生都是徒有其表罢了，打定主意从今以后但凡有啥小毛小病，再不去三级医院受罪。其实这是对三级医院医生的误解。三级医院医生要面对更多的工作任务，诸如门诊、病房、手术、带教、理论教学、学术交流以及科研工作，如今评价体系将三级医院医生活生生逼成全能型选手，他们不是在忙碌地工作，就是在奔跑去工作的路上，如此巨大压力，你还要求他们每天笑脸相迎每一位患者，这是很难做到的，鱼和熊掌不可兼得，对每一个为你诊治的医生应心存善意。

锁骨骨折，是不少临床医生眼里的简单手术，此言不假却又具有欺骗性。锁骨骨折的手术其实危机重重，稍有不慎，极有可能导致非常恶劣的后果。紧贴着锁骨下方分布着许多重要组织结构，比如锁骨下动、静脉和臂丛神经，再往更深处，便是胸腔。内固定手术过程中，主刀医生使用高速钻头在锁骨上钻孔，如果手感不佳控制不好深度，轻则损伤锁骨下动静脉或者臂丛神经，重则直接穿入胸腔导致气胸发生。某些刚入行的年轻医生，想当然把锁骨骨折固定手术当作自己练手的机会，其实是非常错误的。掐指算算，经历或者见识过的失败案例，锁骨骨折并发症比比皆是，因此骨折虽小，但万万不可轻视。

讲一个真实的失败案例。记得我当时上完研究生课程，刚下临床接管的第一个病人，就是个锁骨骨折患者。术前谈话结束后，师兄趁手术前空挡，给我讲了科室某位老医生故事，因时间久远，具体哪位医生已经忘记，暂且称他 X 医生吧。当时 X 医生刚刚硕士研究生毕业，意气风发，分到科室工作后自然成为主任重点培养对象，不到半年便委以重任，担任协理医生。协理医生的重要任务是负责骨科急诊创伤患者收治。对一个年轻医生来说，能够有机会经历协理医生历练，是非常难得的好机会。X 医生铆足了劲准备大展身手，上任头三个月，他尚能够夹紧尾巴处处小心谨慎，任何手术无论大小规规矩矩请上级医生指导，始终抱着谦虚谨慎态度。

三个月过去后，X 医生显然已经不满足只为他人做嫁衣了，况且在医院里，年轻医生普遍有一种尽快出人头地的朴素想法，说直白一点就是害怕被人看不起，被老医生看不起，被同龄人看不起，被进修生、研究生或实习生看不起，满脑子都是尽快确立地位的想法。X 医生当了三个月协理医生，一台手术没有主刀过，或多或少，经常被台上主刀开玩笑说为何不自己做主刀呢？说者无心，听者有意，X 医生感觉就是赤裸裸的讽刺。他没想到慎重过头反而成为别人看不起自己的理由，X 医生内心憋着一股闷气。机会很快来了，急诊来了一位锁骨骨折患者，是附近某工地工人，碰巧当天二线医生外出到市里会诊，暂时赶不回来，交代 X 医生先上台手术，拜托同科室其他医生候在办公室，嘱咐 X 医生术中遇到困难及时沟通。

即将迎来第一次主刀的 X 医生很是兴奋，从进入手术室开始就无比欣快，对见到的每一个医生、护士，甚至护工都笑脸相对，热情有加，身上洋溢着喜悦。X 医生差不多一路小跑进入手术室。麻醉很快完成，助手们摆好体位开始消毒、铺单，尔后是主刀医生洗手上台。往常为 X 医生穿手术衣的一般是实习同学，台下巡回护士很少主动协助他，当天明显不一样，巡回护士对他态度 180 度大转弯，主动为他穿手术衣。哇，原来这就是主刀的感觉啊，太受尊重、太爽了！人逢喜事精神爽，其实巡回护士或许并没有对他另眼相看，只是此时在 X 医生眼里，一切都是如此美好。

切皮很顺利，一气呵成；暴露很顺利，一气呵成；复位很顺利，一气呵成。复位之后便是整台手术的关键环节——行钢板固定，此时需要根据锁骨解剖形态及骨折类型选择最合适的钢板，并将之紧紧贴附于锁骨上方，再由主刀医生钻孔、依次拧入长度合适的螺钉，直到所需位置全部打满。意外却在此时不期而来。X 医生钻第一个孔前，得意洋洋一边向边上助手展示手里的钻头，一边开心地说准备开始钻了，大家认真学习哦！或许过于兴奋钻头下压用力过猛，或许是经验不足钻得太深，当他拔出钻头时，只见一股鲜血喷涌而出，显然锁骨下动脉被他钻破了。看着眼前这一幕，X 医生吓傻了，完全不知道该做什么动作，一助是经验特别丰富的进修医生，第一时间拆去钢板，翘起锁骨，用盐纱快速填充到出血部位，并告知麻醉医生紧急输血、输液，维持血压。

险情发生之后，相关人员迅速到位，抢救有条不紊展开，麻醉医生知晓后一边控制血压，一边交代巡回护士速去呼叫血管外科专家协助抢救。血管外科立即派了一位经验丰富专家参与抢救，快速找到出血点之后进行了血管修补术，一场危机得以化解，患者脱离生命危险。接受全麻的他可能并不清楚，自己已经到鬼门关走了一回。上级医生闻讯迅速赶到手术室，看着呆坐在一旁的 X 医生，一句责备话都没说便洗手上台。常在河边走，哪有不湿鞋，哪个医生的成长不是在与疾病作斗争中慢慢积累成长起来的？这中间有些患者会受益，有些患者却又会为医生成长付出一定代价，这便是医学的复杂性，没有一个医生是随随便便不经历风雨便能见彩虹！

经历此次小事故，X 医生突然失去了自信，每次上手术台之前，都会莫名其妙出现心慌胸闷等症状，做了很多检查找不出问题所在，推测属于心因性障碍。主任看着他的状态特别心痛，建议他暂时去国外进修一段时间。X 医生远渡重洋，到大洋彼岸开始了另一段学习生涯，之后选择留在国外从事骨科相关产品开发，不愿继续做外科医生了。一个"小小的"锁

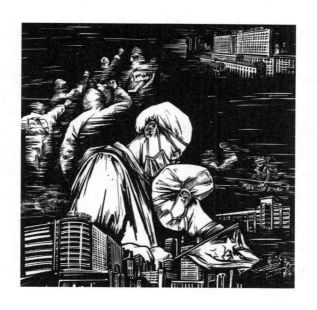

骨骨折手术，居然改变了一个人的人生轨迹。每当我给学校临床医学本科生讲授骨折总论时，总会不厌其烦讲这个真实案例，并非是一直揪着 X 医生错误不放，因为任何一个人在当时情况下，都可能犯他一样的错误，老师的责任就是在学生可能犯错误的地方反复提醒，希望未来他们走上临床岗位不要跌入同一个坑。反正在我所带的治疗组，四肢大手术诸如股骨干、胫腓骨骨折，会放手让住院医师主刀，反而锁骨骨折手术却必须有高年资医生带教才放心，我相信一定是 X 医生给我的警示作用，逼我养成的习惯。

　　游女士的锁骨骨折固定手术并没有发生如上曲折，陈医生显然具备丰富的临床经验，驾轻就熟，手术一切顺利，从游女士后来提供给我的手术记录显示，手术从切皮到缝皮没有超过一个小时。术后游女士顺利返回病房，用药很常规，没有什么不该用或者错误使用，看得出陈医生对她的治疗确实尽心尽力，没有一丝一毫懈怠。术后三天，各项指标恢复良好，游女士考虑到回家饮食和休息比医院方便，征得陈医生同意后，游女士便办理了出院手续回家康复。因为医院离家近，游女士术后随访依从性特别好，完全按照陈医生要求，每个月定期去专家门诊复查拍片，陈医生一如既往笑呵呵，看完片子甚是满意，告知愈合情况良好，让她安心就好。每一次去陈医生门诊复查，游女士的心情都非常愉悦，很为自己当初的英明决定而自豪。

俗话说伤筋动骨一百天，是指骨折愈合时间。游女士甚至没有到一百天，陈医生便高兴宣布她的骨折已经完全愈合，可以正常去上班。游女士不禁想起三级医院医生的建议，告诫一定休息半年之后才能上班，更加觉得三级医院医生都是酒囊饭袋，只会死读书。上班久的人想休息，休息久的人想上班，游女士歇了三个月早就迫不及待想上班了。恢复工作之后，为了表示感谢，委托家人专门做了一面锦旗，特意送到医务科，隆重感谢陈医生，并再三希望能跟陈医生聚一聚，都被陈医生委婉拒绝了，因此即使后来双方反目成仇，始终没有机会坐在一起互诉衷肠。

一年后，门诊拍片显示游女士骨折已经基本愈合，但陈医生认为愈合质量不佳，未达到取内固定要求。游女士因工作需要经常出差，甚至飞欧美，体内有内固定物，过安检时总要花费不少口舌解释，相当麻烦，越早去除越好，还有就是考虑到好不容易从单位争取出国进修一年的机会，担心钢板放置体内时间久了会对身体产生不好影响。本想再观察一段时间的陈医生，经不住游女士苦苦哀求，外加一顶顶高出天际的高帽子，陈医生想按照医疗常规也符合去除的标准，应该不会发生意外。从医患双方来看，游女士有实际需要，渴望尽早取出，天经地义；按照陈医生朴素想法，一年后取内固定基本没有遇到过发生不良事件，因此存在侥幸心理。

其实一切貌似正常的背后，隐藏着一些未知的风险。陈医生虽然态度友善，但是却忽视了游女士既往患有非常重要的慢性疾病，她有严重的甲状腺功能低下，俗称甲减，很多骨科医生治疗时经常忽略患者的骨代谢状态，造成骨折治疗中不少遗憾或者疏漏出现。甲减会累及骨代谢，导致骨转化能力减慢，增加骨折风险，原因在于甲减可引起骨量丢失，骨密度下降，由此可以理解游女士年纪轻轻，为何一次轻微擦碰便导致了锁骨骨折。

部分患者经甲状腺激素替代治疗后，增加血清骨钙素和尿脱氧吡啶酚排出，同样会加重骨丢失。甲减时甲状腺激素对成骨细胞及破骨细胞刺激作用均减弱，骨转化减慢，骨矿化周期延长，导致骨代谢障碍、骨量减少或骨质疏松。甲减患者常伴有性功能减退，或伴有高泌乳素血症，与骨质疏松发生有一定关系。一般医生对于游女士这个年龄的患者，不太会注意到这些影响患者骨代谢的影响因素，但专业骨科医生不应该遗漏。

　　意外为什么称为意外，就是意外从来不以你的意志为转移，该来总要来。游女士的意外终于还是发生了，发生得让人不可思议。陈医生为游女士顺利取出体内钢板，术中特意检查了一下骨折愈合部位的骨质量，发现游女士虽然只有三十几岁，愈合部位的骨质量却与七八十岁老爷爷老奶奶无异，陈医生心中犯了嘀咕，感觉自己草率了，不应听从患者拍马屁而把自己的专业判断弄丢了，可是又不可能重新把钢板再次植入回去。骑马难下啊！犹豫踌躇间，心中祈祷老天爷务必保佑，保佑游女士脆弱的锁骨不再发生意外。哪想到术后第三天早上，游女士起床时毫无征兆地感到手术部位剧烈疼痛，无法忍受，陈医生感觉情况不妙，立即交代下级医生带她去急诊拍片子，结果显示游女士原有骨折部位再次骨折了，原因肯定是不可预知的外力所致。

　　与陈医生的甜蜜期从骨折再次发生的那一刻起便荡然无存了！游女士立即陷入极度情绪崩溃状态，一种不可名状的委屈感从心底迸发出来，让她感到无法呼吸。她拒绝接受陈医生的一切解释，愤怒地将病房里一切能够拿得动的东西统统砸掉，全然不管自己的锁骨依然处在骨折状态。家人知晓后快速赶来，没有人劝告游女士冷静，反之帮着一起批斗陈医生，本就老实话不多的陈医生，被游女士一家人围在中间群起而攻之，场面相当狼狈。如上场景并非来自臆想，而是来自游女士家人的现场录像。游女士播放给我看的目的是让我听取录像中陈医生亲口承认自己手术失败。

　　说到此处，必须交代一下游女士与我相识的缘由。游女士大闹病房之后，开始走上漫漫求医路，她拒绝陈医生继续为她手术的建议，即使她所就诊过的医生全部一致建议她重新手术，但她内心已经对医生产生了极大的不信任，她认为医生劝她手术无非为了创收，另外拿她作实验品，她的锁骨骨折必定有非手术疗法，只是医生出于个人目的不告诉她而已。为此在再次骨折发生半年后，她走遍不下20家三级医院，并通过亲戚介绍，找到国内非常著名的骨伤科老专家曾教授。曾教授曾供职于上海某著名三甲医院，为人谦和、儒雅，水平特别高，属于非常正统的老中医。曾教授看过片子后，坦诚告诉游女士，目前属于锁骨骨折内固定取出术后再骨折合并骨不连，保守治疗肯定无法达到满意效果，强烈建议她应该尽快找骨不连专家诊治。

或许是曾教授年纪足够大，白发足够多，也或许是游女士长期四处奔走得出的是基本一致的结论，游女士虽仍将信将疑，这时也想尝试找骨不连专家试试看。非常巧合，曾教授与我相识十多年，彼此关系非常良好，曾教授给我打来电话，详细描述了病情，希望我施以援手。我向来对曾教授无比尊重，第一时间便答应下来，于是游女士如约来到我的专家门诊。第一次见面便显现出她的与众不同，别的患者就诊都是拿着一摞片子，她则是抱着一台手提电脑走进诊室，确实很别致。

未待我寒暄，游女士主动打开话匣子。

"大夫，您好，我可以肯定一点，我的手术一定是被那个庸医做坏了，我给很多医生看过片子，他们都说，这是手术失败的结果，我回头准备告他们去，让他们为自己学艺不精付出代价。"游女士一开口便是连番指责，说起之前给她治病的陈医生，不仅毫无一丁点感激之情，就像在描述一堆垃圾，似乎确定她目前的状况完全是由陈医生导致。"我受够了二级医院这帮庸医，一个简单骨折，把我害成现在这个样子，骨头没有长好不说，出国机会都丢掉了，我一定要让他付出代价，一定。"说到此处，游女士高声痛哭起来，把正在专心写病历的研究生吓了一跳。

"游女士，不好意思，这里是门诊，后面病人还比较多，可否麻烦你先不要哭，咱们一起分析一下病情，找找解决方案，如何？"虽然门诊疫情期间严格控制就诊人数，但是门外仍有不少患者在候诊，听到哭声，一些人打开诊室的门不断朝内张望，被跟随出诊的研究生迅速劝退到了门外。

或许是感到自己情绪失控确实无助于疾病诊断，游女士擦干眼泪，打开电脑给我一一展示她之前的片子和住院病历，并在我浏览完全部片子后，打开了与陈医生数次交锋的录像，每一次录像里面都有陈医生承认错误的话语，能够看得出这些录像并非在陈医生知情情况下获取的。"将来到了法庭上，这些就是判他过错的证据，我这边还有许多医生说他手术有问题的结论。"游女士冷不丁洋洋得意说道，听得一旁的我不寒而栗。她的录像资料里面并不只有陈医生，居然每一个她就诊过的专家都做了录像，包括为她介绍的曾教授。这下子把我吓出了一身冷汗，感觉到游女士对医生的不信任已经到了一种不可名状的地步。

看完她电脑里面的资料，她便开始跟我讨教起病情，问话里明显可以感觉到她似乎不是来看病，而是来让我为她再次佐证之前的手术是失败的。她确实很善于恭维医生，不断赞扬我在国内骨不连领域的权威性，如数家珍说出许多我的陈年旧事，显得对我深度了解。关于游女士病情，我如实告诉她，并不能全部怪罪于陈医生，因为陈医生似乎并不了解她有甲减并在的病史，这个到底是因为陈医生粗心没有问，还是游女士有意隐瞒病史？现在不得而知。但是从与游女士交谈中我可以明确感觉到，似乎是她有意隐瞒，目的是为了不让单位从她的病历中了解她有慢性病，担心对她之后的职业提升有影响。

在耐心分析病情同时，因为有了前面她展示给我看的不同专家的录像资料，我边就事论事给她讲述病情，边特意留了一个心眼，看她是否有偷偷录像的举动。当我眼光从她的电脑转到她的手上时，发现她的手机摄像头正对着我。我轻轻踢了一下身边的研究生，研究生很聪明，立即假装起身去开门，绕到游女士侧方，然后给我使了一个眼色，我立马明白了。

我猛然站起来居高临下地看着游女士，因为手机摄像头来不及调转方向，可以清晰看到她的手机正对着我录像。我有些火大，但又不想对病人发作，这会违背我一向对待患者的态度，只是冷冷地对她说，请关掉手机录像功能，否则我将拒绝为你继续诊治。游女士有些不快，说她录像不为别的，就是想拿回家跟家人一起分享、分析，有助于他们一起帮忙拿主意，言外之意是她怕自己理解有问题，不一定能够给家人讲明白。这些说辞怎么可能忽悠得了我？我便跟她说我们有规定，门诊不允许患者及家属录像，我会在病历里对疾病诊断和最佳治疗方案写清楚，如果有不明白需要进一步解释，请他们一起到门诊来，我可以做解释工作。

　　信任是彼此的、是无价的，起初我对游女士毫无芥蒂，全力以赴给以帮助，尤其是曾教授介绍来的，我肯定会不遗余力为她诊治。但是游女士将最初与陈医生的不愉快带入到与每一位医生的诊断过程中去，破坏了医患之间最基本的信任。信任最可宝贵，对患者如此，对医生更是如此，很多患者失去治疗的机会，有时候并非疾病过于复杂，而是患者将简单问题复杂化，摧毁了医患之间无价的信任纽带，从而让医者失去诊治的勇气，其实最终受损的是患者自己。

初稿：2021 - 10 - 25　周一　21：50

修改：2022 - 03 - 13　周日　11：39

校对：2022 - 03 - 26　周六　15：30

缸　子

取舍之间，方显人生从容。

——迦钰小语

　　缸子 33 岁，某省委机关办公室副主任，副处级干部，年轻有为，同龄人当中，能够做到他这样并不容易。父母望子成龙，从小对他朝着又红又专方向培养，希望他百炼成钢，并且给他取名就叫成钢。缸子一路拼搏，本科及硕士均就读于北京同一所 985 高校，学习相当优秀，始终是邻居眼中别人家的孩子、父母口中当仁不让的骄傲。研究生毕业时，本想听从导师建议继续读博，但父母不希望他漂在北京，老大不小了，反复电话催促，严令他回省城工作。

　　父母之命难违，一番思考后，带着对北京的眷念和对导师的歉意，缸子回省城参加了公务员考试，毕竟是名校硕士，很轻松闯过笔试与面试考核，顺利被录取。当然，每一个刚入职的公务员起步都不会太好，加班是家常便饭，缸子为人非常友善，对领导安排的工作来者不拒，都能保质保量提前完成，慢慢成为领导的得力干将，成为单位重点培养对象。缸子生活中为人仗义，喜好打抱不平，路见不平不仅一声吼，还会挺身而出助人为乐，不论中学同学还是大学同窗，甚至一面之交的朋友，但凡出差办事找到他，都会得到热情款待，与之打过交道的不论男女老少，均能同他迅速交成好朋友，时间久了，大家都亲昵地称呼他钢子，因他善饮酒，每每酒过三巡，豪气干云特爱拎壶冲，往往喝趴几位才尽兴而归，大家都夸他酒量可以论缸算，成缸成缸地喝，于是又送他外号缸子。反正钢、缸傻傻分不清，关系铁的知道叫的是缸子，关系浅的则以为是钢子，反正不论何种，都是对他为人的认可。

我与缸子其实并不认识，工作性质相隔遥远，但是缸子的舅舅老吴与我却是多年老相识。十多年前，差不多是我参加完汶川地震救援队回来后没多久，老吴当时在杨浦区新江湾城做工程，跟他人合作开发一个住宅小区，工作进度受到各种情况的影响，其中工程材料是否能按时送到工地就是一大影响因素。那时很多时候材料无法保证准时送到，一旦送到必须马上组织人手卸货，天蒙蒙亮有过，大中午烈日当空有过，狂风暴雨有过，半夜三更有过，老天爷最照顾的一次是下着冷雨的冬夜，等待已久的工程材料总算运到，一天下来本已很疲劳，原来希望等到天亮再搬，但临近年底司机着急回去，一刻都不愿意等，如果等需要支付高额等待费。老吴不愿花冤枉钱，就连夜开干。工人数量不足，卸车进度很慢，为了加快进度，急性子的老吴亲自上阵加入搬运行列。对干工程的小老板来说，这些都是家常便饭。干到后半夜即将结束时，老吴可能是天太黑或者人太累，不小心踩空摔了一跤，左侧肩膀碰到垒起的材料堆，完全动弹不得并伴随剧烈疼痛。老吴真爷们，坚持把货卸完后再安排一个工人陪他到长海医院急诊。急诊拍片显示左侧肱骨近端粉碎性骨折，关节内骨折，一点保守治疗的机会都没有留给他，只能选择住院接受手术。

医生从来不会对患者划分三六九等。第二天早上查房时，我一度以为老吴是一个普通的工人，制订完手术方案特意交代通知他单位领导过来，手术方案需要确认。之所以会有如此误解，是因为老吴浑身上下裹满泥巴，脸上青一块紫一块，完全不像个老板的样子。误解很快消除，交流非常顺畅，老吴是个畅快人，或许放心不下工程进度，想着要尽快回工地，他提了唯一一个要求，希望当天能够给他急诊手术，帮他节省一点康复时间。创伤骨科病房经常遇到这样的患者，为了生活拼尽全力，甚至不考虑自己的健康。老吴的要求属于合理范围，我当天完善了各项术前检查后，为他施行切开复位内固定手术。手术不复杂，前后两个小时便宣告结束。

术后不到三天，老吴便强烈要求出院，怎么劝说都听不进去，出院意愿相当坚决。起初我担心他这么早出院会闯祸，不同意安排他出院，他便自己写了一份强烈要求出院的说明书，声明一切后果自负，签字按手印之后拿到我面前。见他如此执着，我只好同意他出院，但是反复交代绝对不可以过早活动，并嘱咐一周后务必到我专家门诊复查。结果不要说一周，就是一个月他都没有来复查过，一直到将近两个月左右，方姗姗来迟到门诊拍片。老天爷对他很不错，骨头愈合得不错，没有出现功能障碍。之后很久他才跟我说，那时候工地上要赶工期，家里老婆又要生孩子，根本分身乏术，如果工期耽误，那么不只是赚钱多少的问题，可能还要赔偿开发商的误工费。

记得看过一段关于资本的论述相当有意思：如果有 20% 利润，资本就会蠢蠢欲动；如果有 50% 的利润，资本就会冒险；如果有 100% 的利润，资本就敢于冒绞首的危险；如果有 300% 的利润，资本就敢于践踏人间一切法律！老吴肯定属于其中一种，具体哪一种我不了解，不敢妄言。"讨生活的人，是没有权利去要求东要求西的，再苦再难都没有人同情你，合同是死的，人家肯定跟你照章办事，完不成的话很简单，照价赔偿，生意场上从来就如此残酷，没有人跟你讲道理。"影视作品中的桥段，有时看起来很残酷，某些时候，现实生活要比影视作品残酷十倍百倍。

老吴因为得到及时的手术、及时出院，左肩关节没有留下一点后遗症，工程按时完工，一帮指着他过日子的工人，如愿拿到了自己的工资，快乐地回家过年去了。老吴是个感恩之人，不断通过各种方式想要表达感谢，都被我严词拒绝了，毕竟我只是做了自己该做的事情，没有需要额外感谢之处。医生与患者的关系大多随着治疗结束就自然结束了。一次很偶然机会，与老吴相遇于某个朋友的聚会场合，席间交流自然比较多，从此接触慢慢多了起来。做工程生意的小老板，工地上难免会有磕磕碰碰，工人受伤是家常便饭，老吴总是第一时间联系我，将伤者送到医院请我开刀，很简单的信任，一来二去交流越来越多，渐渐成为无话不说的好朋友。医生朋友很多，其实也分场合，更分彼此是否谈得来，说穿了人与人之间要看是不是"头圆"（投缘），头扁就不行，显然老吴与我应该属于头比较圆的。

后来老吴在上海的业务遇到一些困难，很长一段时间都举步维艰。思前想后，他决定将生意迁到厦门去，认为厦门处于高速发展期，机会不会比上海少，离开之前一帮好友为他送别，颇有些伤感。不在一个城市，联系慢慢少了，只是逢年过节会打电话问好，我回家探亲如果从厦门高崎机场走，便会想办法凑个时间碰面喝杯茶，时间充裕半天也可，时间紧张半小时亦可，君子之交淡如水大抵是如此，那些天天环绕在你左右的人，未必是你真正的朋友，他们与你相交或是出于某些目的罢了。总而言之，即使老吴离开上海，并不影响我们之间的交流。

六年前的一天下午，老吴突然给我打来电话，记得当时我正在手术台上，没有及时接上电话，手术结束才发现他居然给我打了十多个电话，老吴虽然文化知识层面不高，性子也偏急，但他不是不明事理之人，能够让他如此一遍遍打电话求助，肯定是遇到相当紧急的医疗难题了。后得知，老吴亲外甥缸子，在单位组织的年度体检中发现肾脏长了个瘤子，当地多位著名专家会诊后一致诊断为肾癌，建议尽早手术。如此年轻患上此种疾患，家人的心情有多着急完全可以想象。唯一的儿子，缸子父母肯定不乐意在当地手术，经多方打听得知长海医院泌尿外科水平全国数一数二，特意寻求我的帮助。天大地大，舅舅最大！外甥遇到困难，舅舅挺身而出，正好泌尿外科我有好多熟悉的同学或同事，于是想都没想便一口应承下来。

所谓隔行如隔山，不少人误解医学专家能够包打天下，其实不然。常常有些朋友搞得我啼笑皆非，随便发张检查单子就希望让我安排床位，似乎我是开医院的一般。肾癌并非我的专业，具有极高的专业性，除了大学时接触过少许浅薄知识外，算得上一窍不通。泌尿外科病房就在我们楼上，彼此之间平时交流颇多，我很快帮他联系了一位与我年龄相仿、水平相当的专家，并交代自己的研究生作为缸子来沪治疗的全程联络员，负责引路、导医，避免就医过程的折腾，一个年轻人在这般年龄遇到如此巨大不幸，他的家人要承受与他同样或更甚的压力与痛苦，我希望能够通过自己的帮助，替他们减轻些许的焦虑与痛楚。缸子来上海之后一切都蛮顺利，做完必要检查后便开始待床，大学同学 Y 教授与我关系尚可，给他打了个招呼，很快便收住入院，准备择期手术了。

缸子妈妈根本无法接受这个残酷的现实，六神无主的老两口陪着缸子在医院，举目无亲，连个商量的人都没有，唯独能够指望的就是老吴，毕竟老吴曾经在上海工作过，在这家医院住过院。老吴姐姐是当地最好中学的老师，曾做过教导主任，缸子是她的骄傲与希望，更是人前人后得意的本钱，她无法接受缸子身体或者事业出现状况。吴家姐弟俩虽然逢年过节偶有联系却并不频繁，那个年代这个年龄的姐弟有感情却不会很浓烈，但为了缸子差不多一天十多个电话，一天能抵上之前一年的通话数，话里话外透出希望老吴抽空飞到上海帮忙拿主意。可是老吴在厦门的工程进入关键冲刺阶段，压根走不开，内心亦焦急万分，他非常清楚缸子在姐姐心中的地位，一边是生存，一边是亲情，两边都无法割舍。估计姐姐每催促他一次，他便给我发一遍信息，拜托我务必帮忙做做缸子和姐姐姐夫思想工作，帮他们减减压力。

手术前，我特意将缸子及父母约到办公室，希望能帮老吴做做外甥的思想工作，从医生角度给他们一些中肯建议，让无所适从的一家人能够得到暂时缓解。初次见面，缸子给我印象很好，可能是政府机关出身，说话彬彬有礼，待人接物很有水准，父母都是知识分子，虽然神情很焦虑，却并不显得很急躁。总之这家人给我第一印象很不错。

"缸子，你舅舅担心你一时接受不了想不开，特意嘱咐我找时间跟你聊聊，人生很漫长，不要拘泥于一时一刻得失才是。"一见面我首先表达了老吴对他的关心，"你平时有定期体检吗？或者之前有什么不舒服的感觉吗？按照道理不应该是短期内长出来的啊！"无论以何种寒暄方式开始，疾病本身是交流的核心，根本无法绕开。

"唉，怎么可能不担心呢？我今年才 35 岁，大女儿刚上小学，小儿子刚出生，父母年纪慢慢也大了，上有老下有小，不知道这个毛病能不能看好呢？"缸子声音很低沉，全然不像一个青壮年，有些垂头丧气、唉声叹气，表达出来的都是对家人和身体的担忧。完全可以理解，肾脏肿瘤如大山一般压着他，怎么可能轻松呢？

"要说之前身体，老实讲确实没有什么异样感觉，我是单位的加班冠军，身体一直都很好，每年单位运动会我都是跑步冠军。再说我酒量也很好啊，一晚上跑两三场也不在话下，为啥朋友们给我取名缸子，一是跟我的名字有关，另一个最主要是喝到最后能够用缸子拼酒。"说到过往的工作和身体状况，尤其谈到酒量，缸子才有些打开了话匣子，滔滔不绝起来，"至于体检，倒是很多年没有参加，主要还是轻视，觉得自己年轻，身体一直很棒，所以认为压根没有体检的必要。"

"是不是觉得只要不体检，身体就算健康，疾病就不会找上门来呢？如同鸵鸟一样，把自己头埋起来就不会感受到外界的危险呢？其实啊，人体如同一条长长的堤坝，组织器官会因为不同原因受到外界的侵犯，起初可能是一两只白蚁，对人体伤害性不大，趁白蚁还未形成气候，早诊断早消灭，人体就不会受到太大影响；可是一旦错过最佳时机，白蚁疯狂繁殖，在体内兴风作浪，对人体造成的伤害会越来越大，到那时，即使没有出现千里长堤溃于蚁穴，身体亮红灯却是必然的结果。"说实在话，如缸子这般看待体检的社会人，其实不在少数，他们总寄希望于身体有一种神奇的自愈合功能，不管啥毛病，只要不去医院、只要没有检查出来，未来某天自然会消失得无影踪。

我刚讲完，缸子点了点头陷入沉思，吴女士立即接过儿子的话茬。"要我说，缸子啊就是太拼命，每天晚上都要熬夜，天天整材料，真不知道那些个标点符号就有那么重要吗？我当老师的都没有这么死抠过。经常半夜两三点敲他的门提醒他睡觉，他总是骗我说，很快就好很快就好，您说身体毕竟都是肉长的，天天这么折腾，就算超人也会累趴下。结果你看，唉！"母亲显然对缸子的病仍耿耿于怀，始终认为是过度加班拖垮了缸子的身体。吴女士的话无意中透露出现如今职场上巨大的无奈，就是严重的内卷，会导致很多人透支自己的身体健康。有时候很不能理解这种怪现象，某些人看材料喜欢死盯着标点符号、措辞格式等，反复修正，却对主要内容视而不见，令人相当费解。

"缸子妈，话不能这么说，像缸子这个年龄的年轻人，谁不希望出人头地呢？缸子凭着自身努力走到今天不应该被苛责，人吃五谷杂粮，自然就有可能生病，我们不能简单把生病跟努力工作关联起来，这样对缸子不公平。再说了您从前应该没少教育缸子努力工作、争取进步吧？"作为母亲，吴女士抱怨似乎有道理，却又带有非常明显的情绪偏向，作为小孩家长，永远要换位思考，理解他们，子女初入社会一无所成时，父母望子成龙希望他们拼尽全力奋斗早日事业有成，反正年轻身体好；当子女实现梦想事业有成时，他们又希望不要加班，不要应酬，天天锻炼身体，反正已经衣食无忧。人生哪有如此自由可以任性切换呢？如果你选择星辰大海，就必定要一往无前。

"教授说得对，咱不能因为孩子身体生了点小毛病，就通盘否定他之前的全部努力，如果缸子没出息，你不照样天天睡不着觉吗？平时你不总希望他能成龙成凤吗？不劳自然无获，没有付出哪有收获呢。"一旁默不作声的缸子父亲，突然随声附和了几句，想必以前在家里，地位应该远在夫人之下。我看他说话时相当不自信，不断用眼角瞟着吴女士，应该是在间接观察夫人的反应，再决定说话的长度和态度吧。吴女士似乎对老公上述话语没有任何反应，始终面无表情，或许她根本没有听，或许是自己在盘算。

"确实如此，你们做父母的要更多站在缸子角度去看问题。肾脏的毛病并非完全不可治愈，现在医学发达，这里泌尿外科专家水平很高，尤其我为他介绍的专家是肾癌方面的权威，你们不要太过担心。缸子的治疗关键是要调整好心态，不仅仅是缸子的心态，你们老两口的心态也重要，如果你们首先就乱了阵脚，埋怨东埋怨西，那么缸子又如何能鼓足勇气去跟病魔作斗争呢？"交流一段时间后，我明显感受到了吴女士至高无上的家庭地位，不论是缸子还是他父亲，肯定是以她为核心。"擒贼先擒王"，与其说做缸子的思想工作，不如说做通吴女士的思想工作更重要。

吴女士使劲眨巴几下眼睛，嘴动了动，似乎想表达什么，却欲言又止，应该在回味我的话，很想反驳却又一时半会找不到合适的言辞。我趁她沉默不语抓紧跟缸子做了一番疾病科普，并给他举了不少同类患者经过手术后完全康复的案例，当然部分案例纯粹是为了宽慰他而有意"张冠李戴"，必要的谎言有助于增强战胜疾病的信心，这是临床实践中出奇制胜的法宝。或许看到我跟缸子相谈甚欢，吴女士在一旁很安静，可能她看出我此时的作用比起她那些抱怨对缸子更加有效。交流越深入我越发现，作为个性开朗、有知识有文化的当代知识青年，缸子对疾病认知相当理性，心理负担更多来自吴女士制造的紧张。

两个小时谈话即将接近尾声，随着吴女士的压力逐步缓解，缸子眉头渐渐松开了，身上负担卸掉一大半，他最需要的是父母的鼓励、关心与支持，是一同战胜疾病的同仇敌忾，而不是哀叹、指责与批判。人活一世，要面对诸多困难与挑战，有些困难我们能够轻松战而胜之，有些挑战却是我们穷尽全力也未必能够战胜，生命的意义不在于登上多高山峰，而在于一路上欣赏的美景、结交的朋友、难忘的情谊。离开时，吴女士表态一定不给儿子添乱，要做儿子战胜病魔的战友，配合医生治疗。缸子父亲听着妻子的表态，在一旁不断点头、搓手。

为缸子主刀的 Y 教授是我好朋友，当天下午我专程带着缸子去跟他见了一面，此次特意没有带上老吴夫妇，让老人听太多只会增加他们的负担，你无法预知哪句话会触动他们的神经，多一事不如少一事，缸子的疾病应该让缸子独自去面对。关于肾癌更专业的话语由主刀医生亲自讲一遍，给缸子的信心完全不一样。Y 教授看我如此重视，亲自带患者上门求教，讲解得更加仔细，对于缸子术中疑惑、术后恢复以及将来复发等等，一五一十娓娓道来。为了让缸子更明白，Y教授还翻出教科书上的手术图谱，将手术部位、切除范围、可能病理类型等，做了充分讲解。对缸子来说，初始的恐惧来自对疾病认知的贫乏，我一早上的开导，Y教授一小时的耐心解释，让缸子明白了自身疾病并非不可治愈，于是脸上第一次露出了笑容。

　　第二天，Y教授按照原定计划为缸子做了手术机器人辅助下肾癌微创切除术，手术时间短、创伤小，切除范围更加精准。在腹腔镜或者手术机器人辅助下手术没有普及之前，如果遇到此类患者，带教老师只能为患者施行开腹的肾癌根治术，手术范围大、创伤大，患者术后恢复周期特别漫长，甚至有部分患者因为长期无法从巨大创伤中复原，身体免疫力过低，抵抗力急剧下降，最终导致肿瘤再次复发。纵观近一百年医学的进步，不如说是医学技术的进步，许多获得良好预后的疾病，不可避免要依赖诊断设备、植入器械、创新药物、新型植骨材料等研发与临床转化。古人有句话叫无疾而终，其实这个世界上哪有真正的无疾而终，每一个生命的离开都是伴随着组织器官功能衰竭，只是古代诊断技术匮乏，又没有尸体解剖，所以才会有无疾而终的美好愿望。

　　手术结束后缸子临时转到监护病房观察，当天我正好安排了数台大手术，为避免手术过程中受干扰，直接把手机扔在办公室。晚上7点，等我结束全部手术回到办公室，打开手机发现七个老吴的未接来电，Y教授发来的"手术顺利，放心"短信一条，以及许多提醒我哪里有便宜东西购买之类的垃圾骚扰短信。我知道老吴拨打电话的来意，于是顺手将Y教授的信息复制粘贴发送给老吴。信息发出不到三秒钟，手机铃声便响起，接通过后便传来老吴急切的问候声："谢天谢地，您终于下手术台了。"老吴电话的核心主题不外乎缸子的手术情况，从言语中透露出来的信息，今天吴女士应该没少打电话给他，假如按照二比一比例测算，即吴女士打两个电话给老吴，老吴打一个电话给我进行换算，今天吴女士至少又是十几个电话的轰炸，心情绝对可以理解，如同学霸考完试总想第一时间知道老师改卷的分数一样。我便把主刀医生的信息给他复述了一遍，并言辞确凿地跟他说，稍安勿躁，保持耐心，情况肯定很不错。说完，我已经很疲惫，便挂断电话，闭目养神了。

等待病理结果，成了之后缸子一家人包括远在厦门的老吴，翘首以盼的最重要事情，此中复杂情绪难以用语言表述，既希望早点知道结果，又担心结果不好又害怕知道，相当矛盾和纠结。吴女士早8点晚5点半，都会准时到我办公室转一圈，名义上看望我，因为说是看望每次来不说啥事，只说正好病房楼上楼下，随便转转就转过来了，顺便问我早饭吃了没，晚上回家吃饭不。老吴则改变了之前很少骚扰我的习惯，每天早上6点半给我发早上好，晚上10点给我发晚安，时间准确度拿捏得如同热恋中的情侣一般。我当然理解他们的醉翁之意，早就拜托病理科同学，尽快出病理报告，了结一家人漂在上海的痛苦。病理结果出来，果然是肾癌，但是老天爷对缸子相对宽容，给他关上一扇门，却留了一扇窗，没有将他一棍子打死。病理类型属于肾癌中恶性程度最低的一种。我第一时间向缸子一家人及老吴通报了这个好消息，诸位可能觉得奇怪，这也是好消息？于医者而言，这样的病理结果对缸子真的是不幸中的万幸。

拿到病理结果，Y教授为缸子制订了后续治疗方案，详细交代哪些治疗需要到上海，哪些治疗在当地即可。Y教授很用心，专门帮缸子联系了他所在城市的专家，拜托专家在当地为缸子治疗提供方便。做完上述这一切，缸子在长海的治疗便告一个段落，老吴很用心，专程从厦门飞来上海，一是探望缸子，二是向我表达感谢。毕竟是十多年老友，于是寻一小茶馆，短暂话别。让我欣喜的是不论缸子本人还是他父母，经历手术前后的跌宕起伏，似乎少了几分开始时的焦躁不安。

"教授，您是不是还不放心啊？说句心里话，自从在老家查出这个毛病以来，我确实想了很多，内心极度失落，感觉上天太不公平了，我付出那么多，好不容易熬出一丁点头，就劈头盖脸给了我一顿闷棍，想着自己年幼的孩子和年老的父母，真的是夜夜流泪到天明啊。不过手术前您跟我不厌其烦聊了那么多，确实彻底让我打开了心扉，抱怨有用吗？自暴自弃有用吗？统统不解决问题，我如果崩溃，最痛苦的莫过于我的家人，最无助的肯定是我的妻儿，我必须站起来，才有能力去保护他们。Y教授也告诉我了，是肿瘤都会有复发问题，我现在就是要跟老天爷做一场拔河比赛，没有到最后，谁知道谁胜谁负呢？"喝茶时，缸子心情不错，身体状况也不错，似乎又回到之前健谈的那个年轻人，而且比我想象的要坚强许多，成熟许多。

吴女士慈祥地看着缸子，这段时间以来对她们一家是一次炼狱般的经历，她从包里掏出一个牛皮纸包的厚厚东西，我不知道是什么，老吴则用尴尬而期盼的眼神看着我，示意让我收下。我狠狠瞪了老吴一眼，他很清楚我的想法，便从姐姐手里接了过去，轻轻拍了拍姐姐的手，不再言语。吴女士想继续坚持，被老吴制止住了，本来很轻松的茶叙，不要破坏了气氛。

"缸子，我想再给你多交代几句。这次手术相当于你人生路上的一次警示，告诉你身体不能耐受高强度加班了，我建议你回去之后，主动跟领导提出更换工作岗位，我知道这对你很难，可是很重要，如果你还继续之前的工作状态，很难保证肿瘤不复发。之前我们遇到过很多低度恶性肿瘤，因为患者或者家属不重视，自以为恢复良好，便对医生的告诫置若罔闻，结果很快就复发了。从肿瘤复发来说，每一次复发恶性程度都会加剧，会给医生增加更多难度。"处在缸子这个年纪，看开并不是一件容易的事情，"人生的成功不只是表现在职务上的升迁，你应该让领导给你调整一个闲职，培养自己的其他兴趣，努力活更长时间是你今生最大的成功，也是对你家人最大的成就。"

"对，对，对，咱家现在不缺吃不缺穿，不要有精神压力，关键把身体养好，健康长寿才是王道！"老吴话不多，双目直视着外甥，临时插了几句话，引得缸子父母连连点头，此刻他们内心里，或许就是希望缸子过普通平淡但健康的一生吧。之后缸子按照Y教授安排逐一进行后续治疗，身体状况逐渐转好，他听从我的建议，辞去了副主任的领导职务，转岗从事当地历史地理文化收集工作，用他的话说工作很轻松，有点游山玩水的逍遥。术后第四年，缸子迎来女儿的降生，圆满完成国家三胎的任务，尔后又顺利闯过五年生存期的门槛。如今距离缸子手术六年过去了，儿子即将小学毕业，他每年都会给我发来一张全家福，一家五口人其乐融融。照片上缸子养得越来越白胖，我提醒他应该经常锻炼身体，否则身宽体胖不见得健康。每次他都会笑笑说，身体一直都在锻炼，指标正常得不得了，等将来国家政策允许，还准备生四胎、五胎呢！听完我不由自主笑了。

人生需要不断经历面对、接受、解决和放下，从来没有一个人每天都在快乐中度过，生而为人，总要经受酸甜苦辣的浸泡，你眼中他人的光鲜，或许也有相当不堪的幕后。所谓成败皆无定式或标准，每个人都是自己的英雄，只有你自己才能打倒自己！只要内心没有被打倒，那么你就从来没有被真正打倒过。面对挫折，任尔东南西北风，我自岿然不动如山。

初稿：2021－12－05　周日　22:58
修改：2022－03－16　周三　00:30
校对：2022－03－27　周日　20:00

刀尖舞春秋·泠暖

第三篇

秋·收·金：天朗气清

峰回路转

　　　　强者不自知，你给我一轮明月，我感受到的是力量和
希望。

——迦钰小语

　　小鱼儿本姓余，时年 12 岁，农村小学五年级学生，父亲在当地经营一家杂货铺，销售生活日用品，母亲无业在家，操持家务兼务农，农闲时帮老余照看小铺。小鱼儿上有比他大六岁的姐姐，学习成绩很不错，但是父母不乐意供她继续读书，觉得女孩子读再多书，也是为他人做嫁衣，早晚要出嫁，姐姐高一没读完便被迫辍学，与乡人结伴外出打工，在佛山一带的电子厂上班，没日没夜地工作，非常艰辛，小姑娘很懂事，省吃俭用定期给父母寄钱，贴补家用。小鱼儿长得非常瘦弱，但并非是营养不良，山村孩子从小野惯了，爬树可掏鸟巢，下河能摸虾蟹，一年四季不愁吃，地里有什么摘什么吃，反正除了不擅长学习，其他都挺擅长。

　　小鱼儿父母对孩子谈不上任何培养，也没有特别期望，他们想法是农村孩子只要吃饱穿暖不挨饿受冻就是最大福气了，唯一希望是健健康康，没病没灾，长大后说上一门亲事，再尽全力支持盖栋小房子，过上孩子们自己的小日子，当父母的任务就完成了。至于出人头地、大富大贵根本不是他们的奢望。有人说只有柴米油盐才是生活，其实风花雪月何尝不是呢？当然，柴米油盐是生活的本质，风花雪月只是生活的点缀，对于小鱼儿一

家人来说，生下来活下去，是他们生活中最重要的。

小鱼儿在这样的家庭环境中长大，最终变成什么样的人，一方面靠学校老师教育和同学之间影响，另一方面靠个人天赋。一般山村小学老师的责任是孩子在学校不出安全方面的问题就万事大吉，孩子的学习成绩是考核的次要方面。小鱼儿生来就是调皮捣蛋的小"山大王"，平时没少干坏事，村人或者老师向父母告状是家常便饭。父母教育小鱼儿的方法简单粗暴，一旦有人告状，不分青红皂白先暴打一顿。因此小鱼儿隔三岔五吃上一回父母的"笋干炒肉丝"，但只能管上个十天半个月，尔后故态重萌，如此周而复始。想想我们小时候，很多人可能与小鱼儿有同样的经历，最后能够成材需要很多偶然因素的共同加持。只是这种氛围里长大的小鱼儿，与父母毫无沟通交流，遇事通常按照自己的想法行事。如果一切如常，读到高中的小鱼儿将会走姐姐走过的老路，外出打工。

但情况发生了变化。有一年的国庆假期刚结束，下午2点，老余正在跟一个常年赊账的老赖交涉，要求对方还钱，老赖则希望继续赊一条烟，下次一起结算，双方正在气头上吵得不可开交时，老余接到学校的电话，老师语焉不详地告诉他，小鱼儿不慎从教学楼摔下来，具体原因不清楚，此时已经在送往医院途中，让他抓紧赶去县医院。挂了电话，老余心烦意乱、六神无主，觉得整片天都塌下来了，小鱼儿再不成材，也是他老余家的三代单传，是父母唯一的希望与寄托。

老赖看着老余脸色从愤怒转成铁青，不晓得发生了什么事情，老余看都没有看他，直接往门外扔了一条香烟，朝外吐了一口痰，老赖根本不介意，从地上捡起香烟，夹在腋窝下，朝着老余猛一顿弯腰致谢。老余关上店门，骑上摩托车一路颤抖着往县医院赶去。老师在电话里支支吾吾，不愿意告知小鱼儿的伤情，他不晓得小鱼儿是从几楼摔下来的，为什么会无缘无故摔下来，现在伤情危险程度如何？对小鱼儿一切情况的未知，让他极度恐惧和不安，他暂时不想把这个消息告诉妻子，妻子心脏不好又天生胆小，如果让她知道肯定会引发身体不适，到时他要照顾两个人，故他决定等了解清楚小鱼儿的情况后再跟妻子说。心乱如麻的老余，好几次差点与交会的车辆发生碰撞。

当老余匆匆忙忙赶到县医院，小鱼儿已经被送入抢救室。抢救室门外一帮人挤得满满当当，都在焦虑地往门里张望。老余平常很少去学校，除了班主任之外一个都不认识。经过班主任介绍，才知道这些人居然都是学校的校长、副校长、教导主任等，老余从来没有突然一下子见到这么多领导，尴尬而局促。他转过身紧紧抓住班主任的手，特别想问问小鱼儿因何会摔下来，话到嘴边又吞回去了，感觉此时不应该先纠缠这个问题，应该先齐心协力全力以赴救治。老余深深地叹了一口气，不知如何是好。

稍后不久，一个身穿白大褂、戴着口罩的医生，将老余及班主任带到边上的小办公室，顺手给了他一瓶矿泉水，示意他稍微平复一下紧张情绪。医生姓李，本地人，直接用方言跟老余谈话。李医生先闲扯了好一会儿，直到老余情绪相对稳定后，才开始切入正题，向他逐一告知小鱼儿现在的情况。第一，小鱼儿属于高处坠落伤，直线高度达五层楼，不明原因突然从五楼跳下；第二，小鱼儿头颅 CT 显示颅内没有出血迹象，有轻微脑震荡，后续继续观察即可，此乃不幸中的万幸；第三，腹部脏器全面检查下来，可能有些挫伤，没有明显脏器破裂，密切观察即可；最后一点，小鱼儿唯一需要手术的是右侧股骨颈骨折，类型属于基底型骨折。

老余小学都没有毕业，豆大的字不识几个，无法听明白医生说的是什么。他心里又有一万个为什么，千头万绪不知从何开始问。李医生相当耐心，解释完前几个问题后，对于核心关键的股骨颈骨折进行了细致阐述。他打了一个比喻，股骨头、股骨颈是连接人体上肢和下肢的重要部件，犹如头和脖子一样，按照骨折线走行分为头下型、经颈型和基底型，头下型就是骨折线沿着头和脖子交界走行，医生用手在自己的头颈交界处横行画了一道，老余马上哦了一下，似乎明白了。经颈型则是骨折线沿着头部一侧斜向脖子底部另一侧；基底型是骨折线位于脖子与躯干交界处，医生说到这又在自己脖子基底横行画了一下。几道画下来，老余明白了小鱼儿骨折在股骨头脖子底部。医生宽慰老余说，从股骨颈三种骨折类型来说，基底型骨折恢复效果应该最好。在众多坏消息中，老余好歹听到了一条好消息，多少算是个安慰吧。

待李医生交代完，老余终于说出了内心的担忧：小鱼儿会有生命危险吗？李医生思考了一下，说从现有检查情况综合来看，小鱼儿出现危险的可能性比较小，但是治疗过程中谁也说不清楚会不会有别的意外出现，当然治疗组会全力以赴，避免意外发生。李医生回复很官方，滴水不漏，谁能保证治疗过程万无一失呢？第二个问题，小鱼儿生命之外，老余最大的担心是将来会不会影响传宗接代。李医生听了老余的担忧，耸了耸肩，未表现出太大的惊讶，以他对当地人的了解，这应该算是再正常不过的问题。他站起身，走到老余身边，轻轻拍了一拍老余的肩膀，说除非小鱼儿本身有男性疾病导致无法生育，否则本次外伤大概率不会对他将来的生育产生任何不良影响。

李医生的答复犹如一颗定心丸，让老余陡然间有如释重负的轻松感，受伤方式很恐怖，从五层楼高摔下来，能保住命已是万幸，目前看就是皮肉伤和骨折，只要将来不影响结婚生子，从农村人角度来看，偶尔遭受跌打损伤，根本就无关紧要。等小鱼儿骨头长好了，还可以继续去上学，耽误学业之类压根不重要，本身他学习就一般，从没有指望他通过读书去改变命运。情况掌握得差不离，老余心中多少有些底，左思右想还是给妻子打了个电话，简要说了小鱼儿的情况。妻子当然无比担心，小鱼儿可是她身上掉下的肉，不过自从嫁到余家之后，对家里家外任何事情，她从来不发一点声音，全是老余做主，老余是她的天，老余说没事，那就没事，只是对小鱼儿的担心促使她快速赶来医院。

小鱼儿校内受伤在当地引起轩然大波，上至分管教育的副县长、教育局局长，下至乡镇领导、小学校长、班主任、任课老师，无不承受着巨大压力。没有人在乎摔伤孩子的救治，大家只关心五年级小学生如何会无缘无故从五楼一跃而下。跳楼事件背后是否有校园欺凌现象？是否有学校渎职管理不善？是否有老师体罚？各种消息、猜测不胫而走，沸沸扬扬。

　　小鱼儿在县医院监护室观察三天后，身体指标都趋于正常，再次复查头颅 CT 和腹部 CT 均未见明显异常，对县医院来说，儿童股骨颈骨折比较麻烦，况且又是小学生，社会舆论关注度高，每一个不谨慎选择，都可能成为他人口诛笔伐的缘由。对县医院医生来说，小鱼儿恢复好没人说他水平高，一旦小鱼儿恢复不理想，估计整个县城的口水可能会把他淹死，让他永无抬头之日。

　　当小鱼儿在监护室抢救时，老余夫妇无法入内探视，也没有心思继续开店营业，他们想必须要弄清楚好端端的小孩子为何要跳楼。他跑去小鱼儿学校，强烈要求查看监控，包括事发前后的录像。很幸运，学校监控在的，事发前后影像资料保存非常完整。从视频上可以清晰看到，午餐过后，小鱼儿与几个同学在教室里追逐打闹，彼此之间有说有笑，没有特别出格的动作，而后其他小朋友可能有事都下楼了，教室里只剩下小鱼儿。只见他四处张望之后，爬上了窗户，尔后纵身一跃……紧接着许多呼救的声音。显然从监控录像里，没有看到校园霸凌，没有看到老师批评，只能说那一刻的小鱼儿，鬼使神差自己选择了跳楼。查清楚事情的来龙去脉，老余夫妇不争不吵，安静地接受了现实，农村人很淳朴，既然是孩子自己往下跳，又有什么可责怪的呢？他们商量好了，等小鱼儿伤病好了，绝对不再提这个事情，希望就是一个梦，醒来就让一切尽快过去。

　　于是，老余继续回到县医院蹲守小鱼儿。李医生坚持认为不应该把小鱼儿留在本地治疗，强烈建议往上一级医院转，他的想法恰恰是院长的想法，更是教育局和卫健局局长的想法。小鱼儿的治疗太棘手了，不适合继续留在县医院，应尽快往更高级别的医院转送，让更好的专家提供更好的治疗。这样做的好处是：一，如果将来效果理想，证明县医院推荐有功；二，如果将来效果不理想，那么说明小鱼儿病情复杂，连上级医院都处理不好，这样也没县医院什么事了。于是取得主要领导同意后，伤后一周李医生联系了省城大医院骨科专家，这位专家是他当年进修时的带教老师，他将小鱼儿病情简介发送给专家，又将小鱼儿受伤的特殊性做了说明，希望老师能够收治。专家很重视，用心看过资料后建议转省儿童医院，因为那里小儿骨科更专业，并主动为小鱼儿联系了省儿童医院小儿骨科秦教授。

秦教授仔细看了小鱼儿病情资料后，认为完全符合手术标准，欣然同意为小鱼儿治疗，嘱咐助手立即安排床位，同时交代李医生从县城护送到省城。之所以让李医生护送，一方面防止半路上出危险，另一方面老余夫妇从来没有离开过县城，让他们自己带着小鱼儿来，人生地不熟，会有许多不方便。转院之前，各级领导亲口答应，鉴于小鱼儿是在学校受的伤，一切医疗费用都由学校负责支付，这样帮他们夫妻俩卸去了沉重的经济负担，夫妇俩好一阵感谢。

从高处坠落伤中逃生过来的小鱼儿，到达省城时，已经从一个复杂多发伤患者变换成简单的股骨颈骨折患者，此处应该感谢县医院的及时救治。秦教授在为小鱼儿选择治疗方法时，煞费一番苦心，12岁小朋友骨骼正处于快速生长发育期，股骨头的骨骺是将来保证双侧下肢同等发育的必要保证，选择内固定方式必定会对将来孩子生长产生非常大的影响；若弹性固定，稳定性不足，却可以保证股骨头骨骺不受大破坏；若坚强固定，稳定性有保证，但是不可避免要损伤部分股骨头骨骺，后续可能会导致小鱼儿双下肢长度相差过大而瘸腿、残疾。

一对矛盾，一对巨大的矛盾，一对巨大而无法调和的矛盾，摆在秦教授面前，更摆在老余夫妻面前，虽然他们不懂医，但是他们内心的想法是希望儿子将来不残疾。两条腿不一样长，不要说无法下地干活，光是步态就会受到歧视，更别说娶妻生子了。夫妻俩商量了几分钟，便决定采用的方式是骨骺绝对不能破坏，不能影响到小鱼儿未来生长发育，至于什么方式，他们不懂，请秦教授做主。意思就是只要不破坏骨骺，不影响生长发育，怎么做秦教授说了算。秦教授很无奈，老余夫妻俩似乎拿定了主意，却又什么都没有说，转了一大圈，再次把问题抛给他。类似情况，每个医生都会遇到，家属想要最好的结果，却又不愿意选择对身体功能有损伤的治疗手段。可是世上本就没有两全其美的事情，鱼和熊掌怎么能够兼得呢？秦教授与老余夫妻不断在关键问题上绕圈圈，有些话似乎说了，又似乎没有说，看懂的人自然看得懂，看不懂的人永远看不懂。

在此有必要介绍一下骨骺的作用。它等同于人体长个子的启动子，如果一个小孩骨骺受损或者过早闭合，相应肢体便生长缓慢或者停止生长，所以对于骨骺损伤或者临近骨骺骨折的治疗，医生都要努力想办法保护骨骺，避免对它造成医源性损伤。具体到儿童股骨颈骨折，治疗手段与技术多种多样，但还没有一种效果特别满意的固定方式。有人可能要问，中国有那么多的患者，那么多的权威专家，为什么就发明不了一种能够真正解决临床难题的技术或者设备呢？

这个问题问得非常好，是对医学专家的灵魂拷问！确实，在浩如烟海的医疗技术、设备或者器械里，虽然有部分中国发明者的创新与设计，却鲜有中国医学专家的身影，有人说，这个进一步证明中国大部分医生都是拿来主义者，没有思想不懂发明创造。事实真是如此吗？答案是否定的。近年来有机会与投资机构资本掌控者喝茶闲聊，从中可以感受到资本强烈的优越感，这或许是一切向钱看所导致的社会怪象。各种人才峰会或者校友会，多数以招商引资为第一要务，急功近利随处可见，有钱就是大爷，有钱就是任性，有钱就是成功，任何研发都以经济产出为最终考核指标。

经济的高速发展，让许多投资人失去对价值投资的耐心，虽然在他们嘴里时不时可以听到说投资第一选人选团队，可是却又挥舞着情怀与指标不断与你周旋，他们大多数思想是割裂的，满嘴仁义却又满身铜臭，毕竟医学专家都是骄傲或有脾气的，与一些嘴上没毛的年轻资本持有者几轮交道打下来，已经失去研发兴趣了。某种意义上，缺乏真正价值投资者，是鲜有医学专家愿意进行产品研发与转化的主要原因之一，多一事不如少一事，何必自讨没趣呢？

无论如何，目前确实没有专门针对儿童股骨颈骨折的最佳治疗方案，所以秦教授还得从自己已有的临床经验中，寻找并匹配小鱼儿的手术方案，最后秦教授决定采用慎重稳妥的弹性固定方式。手术大体过程如下：麻醉后闭合复位，因为受伤后已经做了下肢牵引，儿童股骨颈骨折会因为还有完整骨膜而自动复位，小鱼儿手术前基本达到解剖复位，然后经皮透视下穿入多根 2.0 毫米克氏针，具体穿入多少根克氏针根据术中骨折稳定性决定。秦教授采用的方式属于微创术式，手术中无须切开皮肤，术毕不需要缝合皮肤，简单又快，数月后待骨折愈合，用老虎钳直接从皮外抽掉克氏针即可，小孩不需要忍受第二次手术之苦。

当秦教授与老余夫妇进行术前谈话时，肯定有秀才遇到兵的无助感，因为后来当我面对老余的时候，就有这样的感受。不论术前谈话双方是否满意，手术都要继续往前推进，儿童股骨颈骨折手术时机肯定是越快越好，一切基于小孩子身体状况而定，在生命与骨折之间，当然以生命为重。一切准备就绪，小鱼儿接入手术室，术中秦教授经皮为小鱼儿骨折处穿入了5 根克氏针，术中透视位置相当满意，反复活动髋关节证明骨折稳定性相当好，于是放心地结束手术。

简单的手术方式解决复杂的医学问题，是许多医学大师毕生奋斗的终极目标。老余夫妇喜极而泣，小鱼儿的第一次手术顺利结束了。秦教授告诉他们接下来就是耐心等待，等待骨折慢慢愈合，到时候他会为小鱼儿去除 5 根克氏针，那个时候小鱼儿就可以返校上学了。看着信心满满的秦教授，老余夫妇不断地鞠躬感谢。

术后一个月，秦教授查看片子后高兴地告诉老余夫妇，小鱼儿骨折已经开始愈合，比预料中更理想，预计两个月左右去除的内固定，目前看来可以提前半个月完成既定目标。秦教授为何想早点帮小鱼儿去掉体内克氏针呢？因为留在皮外的克氏针如果不取掉，小鱼儿髋部的活动度会受到非常大限制，而且克氏针很平滑，活动量大的话，随时有穿透髋臼窝的风险，一旦发生后果不堪设想。于是按照制订的计划，手术一个半月后，秦教授在门诊手术室为小鱼儿去掉了 5 根克氏针。拔完再次拍片，显示骨折愈合良好，便嘱咐小鱼儿回家卧床半个月后可以慢慢下地行走。老余夫妇带着

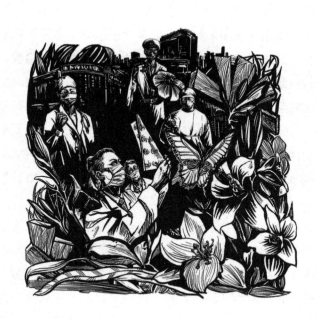

小鱼儿满心欢喜回到了老家，生活如此残酷地给他们蒙上的阴影，是秦教授替他们拨开了一条缝，让太阳的光辉照射进来，这道光便是他们家全部的希望所在。

谁知生活并没有就此放过他们。回到乡下的小鱼儿还没有等来半个月的下地期限，一天早上醒来，感觉到取完内固定的部位疼痛相当剧烈，老余看着床上痛得哇哇直哭的小鱼儿，二话不说把他往县医院送，路上联系了李医生，李医生正好当班，很快给他拍了片子。

拿到片子的老余呆若木鸡，虽然他没有学过医也不懂医，可是久病成医的古话绝对正确，老余居然也能看懂片子了。看着小鱼儿受伤部位骨头还是呈现分离的影像，他心如死灰。秦教授曾对他说过，如果股骨颈骨折部位再次发生骨折移位，将来股骨头坏死的发生几率将会非常高。李医生搞不明白小鱼儿骨折为何会再次移位，以秦教授的水准，他判断骨折愈合肯定不会有差错，选择去除的时机肯定也不是问题。那么在这个问题上，谁都没有做错什么，可是小鱼儿的股骨颈骨折明明白白是再次移位了。

当李医生和老余再次向秦教授发出求助信息时，非常不巧秦教授正好接到援外任务，即将奔赴非洲进行医疗帮扶，三天内就要启程，目前在集中培训。秦教授颇感遗憾，建议李医生向他们科室其他专家求助，并热心地给了专家的联系方式。老余只好按照秦教授的推荐，一一找到科室其他专家，但是不可思议的是，专家们都明确表示小鱼儿情况很复杂，他们无能为力，希望他另请高明。临床上此种情况很常见，一个科室的专家往往不愿意触碰同事失败的病例，做好了不显示水平，做坏了则要担下所有的责任。

身处陌生的城市，看着求医无门的孩子，老余夫妇欲哭无泪，继续待在省城无助于治病，怎么办？还能怎么办，只能带着小鱼儿再次回到县医院。县城里很多人听说了小鱼儿的遭遇，对他非常同情，都努力为他寻医问药。一个曾经在当地当过兵的老朋友找到了我，希望我能够为小鱼儿解除病痛。当我看到小朋友的片子时，已是再次骨折的第十天。儿童股骨颈骨折本来就复杂，何况是骨折愈合之后再骨折，其复杂程度要数倍于新鲜骨折，因为复位会相当困难。可是我没有过多犹豫，第一时间满口答应，我不想让无助的一家人继续经受煎熬。

还未等我安排好床位，老余夫妇便带着小鱼儿千里迢迢赶到上海来找我了，足以看出他们夫妻俩焦灼的内心。我认真分析了小鱼儿两次治疗的经过，梳理了秦教授的良苦用心和致命缺陷。秦教授无疑心地善良，他没有给小鱼儿选择昂贵的治疗方法，并尽量为孩子选择创伤最小的微创技术，可是跟结果、效果比起来，心善有时候反而是一种对患儿更大的伤害。克氏针本来就是一种非坚强固定，无法对抗剪切力极大的髋部力量，一个半月的弹性固定时间，即使外观看骨折貌似愈合，实则并不坚固。秦教授的错误之处在于选择了错误的内固定方式，又选择了错误的取出时间，两个错误造成了小鱼儿的再骨折。我并没有把上述推理判断告诉老余夫妇，不轻易评判别人的治疗，是一个医者基本的善意。

我为小鱼儿选择了一个相对大得多的手术。因为当下已经是陈旧性骨折，我需要为小鱼儿进行截骨矫形内固定，同时采用空心螺钉进行固定。唯有如此，才能为骨折愈合提供稳定空间，至于骨骺只能尽量去保护，毕竟即使骨骺有些微损伤，小鱼儿尚在生长发育，仍然有非常大的几率进行双下肢自适应和自平衡。我没有给老余夫妇做过多的术前解释，因为我知道这对他们来说太过于复杂，我对于手术的成功有十足的把握，只是交代他们术后康复的时间，务必完全按照我的计划实施，夫妻俩一口答应了。

手术在全麻保障下按照术前计划有序进行，术后一个半月，为了让骨折部位接受应力刺激，我交代小鱼儿开始拄拐下地行走，因为有前次不好的教训，老余夫妇很担心，始终不敢让小孩下地，结果第一次复查小鱼儿的骨折基本没有愈合迹象，我非常生气地给他们打电话，他们才开始扶着小鱼儿下地行走锻炼。半年之后，夫妻俩给我发来小鱼儿行走的视频，已经基本达到受伤前状态，至于曾经担心的骨骺损伤，感谢老天爷很照顾我，很眷顾小鱼儿，并没有发生，小鱼儿双下肢长度一直几乎等长。

人的一生中会遭遇许许多多的选择，要说有区别，那就是每个人选择的方向不同，每一次不同的选择，你会跟某些人遇见，同样会跟另一些人分开。医者与患者便一直处于这样的动态选择之中，这些选择，有的是美好的结果，而有的则不然，但我相信，每一个医者都是尽力在为患者付出自己的一切智慧与努力。

初稿：2021 - 11 - 01　周一　22:15
修改：2022 - 03 - 14　周一　20:39
校对：2022 - 03 - 27　周日　10:22

生死考验

信任，产生奇迹的根本；坚持，迈向胜利的关键。

——迦钰小语

日子如流水般静静流淌，许多人和事在时间长河里逐渐被淡化，所能留住的唯有某些特殊片段，而最温暖人心的却又是那些貌似渺小实则力量惊人的碎片。小宫 49 岁，并非我生活或者工作中的朋友，甚至于距离上海远隔十万八千里，如果不是因为其父亲老宫突然发生病情，我们根本没有发生交集的可能性，医者与患者，或者医者与家属，交集是缘分。

老宫曾经是当地小有名气的高中化学老师，时年 78 岁，已退休多年。年轻时投身教育事业任劳任怨，传道、授业、解惑，送走一茬又一茬优秀学子，几十年三尺讲台的奉献，早已桃李满天下。"虽然老爸跟瓶瓶罐罐、化学试剂、方程式打了一辈子交道，为人绝对没有想象中那般死板，相反性格外向、热情，尤其特别喜欢旅游。小时候一到假期，总会带着一家人周游全国，学生本来就多，加上关系相处得好，不论到哪里，总有热心人帮忙张罗，衣食住行样样保障齐全，旅行顺带访友，不亦乐乎。"老宫旅行以 75 岁为界，分成两种截然不同状态，75 岁之前身体硬朗仍然经常外出旅行，75 岁之后身体日渐衰弱，尤其老伴罹患宫颈癌，经历艰苦卓绝的三年治疗后，饱受病痛折磨遗憾离世，经此以后，老宫完全没有了外出旅行的兴趣，终日待在家里，在思念亡妻中度日。

　　老伴憾然离世，老宫猝不及防，生活中他长于"备战备荒"，为每个特殊时刻精心准备，唯独于此没有任何防备。老宫开始变得神情恍惚，数次在菜市场忘记回家的路。老宫性格倔强，拒绝儿子聘请保姆或钟点工的一切建议，理由是不愿意接纳陌生人走进留有夫人气味的家。作为家中独子，小宫在遥远的北京工作，回一趟老家相当不容易，飞机三小时、火车两小时加汽车三十分钟方能到家。母亲离开后，小宫动员父亲到北京与他一起生活，老宫不愿意，理由是故土难离，不愿意离老伴太远，小宫对父亲向来尊重、服从，便不再坚持。一个人生活孤独而寂寞，生活自然不规律，吃饭基本上饱一顿饥一顿，并非节省或缺钱，单纯是不愿意多折腾，日积月累，老宫竟然出现了营养不良，小宫每隔三个月回家一次，看着日渐消瘦的父亲，内心一阵阵心酸，但他也无可奈何。这并非小宫一个人的困局，是中国步入老龄化社会之后许多中年人共同面对的难题，父母养老问题，不只是家庭问题，更是实实在在的社会问题。

　　端午节，小宫趁着假期回家陪了父亲两天，并于假期第三天早上赶回北京。儿子第二天要回北京了，晚上暴风雨突袭，老宫一是担心儿子路上的安全，二是阳台左上角一遇下雨总是渗水，这成了老宫的一块心病，虽然小宫趁假期回家请了装修工人修整，但水泥尚未干透，遇到雨水后再次渗水，他每隔一刻钟半小时就爬起来看一下，担心雨水过多冲坏阳台，就这样导致老宫一夜无眠，好不容易熬到第二天早上雨停了，老宫放下悬着的心，迷迷糊糊睡了过去，醒来已临近中午，方觉腹中空空。

　　儿子回到北京立即赶到公司，第二天上午有一个非常重要的项目推进会议（据说合同金额数亿之多），他整个晚上带着团队加班，团队中新来的小年轻没经验，把好多按常理应该准备好的材料还没准备好，弄得小宫焦头烂额无比恼火，居然把给老爸打电话报个平安都忘记得干干净净，直到晚上11点方才想起，因担心影响父亲睡觉，没敢打，心想第二天早上再补。

　　即使早上补了一觉，老宫起来后还是感到头晕乎乎的，老宫坐在床头休息了约五分钟，还是觉得头很晕，身体很沉，全身没力气，他慢慢走到厨房，准备洗菜，不料洗菜时手一滑，一棵青菜掉到地上，老宫第一反应是用手去抓，结果动作与脑子反应不协调，导致老宫身子偏斜相当厉害，加之周围没有东西可扶靠，瞬间整个人失去平衡，重重摔在厨房硬地板上，猛烈的撞击让老宫感觉半边身体钻心的疼痛，瞬间就晕厥过去。有一个医学名词叫疼痛性休克，意即过度疼痛导致伤者晕死过去，老宫差不多属于此类情形。

小宫这边，一上午会议两家公司团队激烈争论，围绕各自核心利益展开拉锯战，为每一个小数点后面数字斤斤计较，即使他们清楚谈判获得的钱未必跟他们产生直接关联，但是谈判享受的是最后成功的喜悦和快感。一个上午的激烈争论，让小宫忘了本该大清早打给老宫的电话。

谈判成功，领导大悦，许诺年底给小宫团队丰厚奖励，并安排午餐集体到周边老北京铜火锅涮一顿，费用老板买单。正当小宫带着手下开心涮肉、快意高谈阔论之时，远在千里之外的老家，老宫躺在厨房地板上一动不动，大约四十多分钟后终于慢慢从剧烈疼痛中苏醒过来。老宫努力尝试着爬起来，右侧臀部根本不听从他的指挥，随着每一次尝试，都是一阵无法忍受的剧痛，几番尝试失败后便彻底放弃挣扎，认命一般躺在冰冷的地板上。

下午3点，尽兴而归的小宫在办公室喝了一杯咖啡，抬头望着办公桌上摆放的全家福，这是高中毕业离家时在火车站一家人的合影，突然下意识闪过一个念头，总觉得有件重要事情没有做，终于想起应该早上给老爸打的电话还没打，赶紧从口袋里掏出手机，快速拨通了父亲的电话。一声、两声、三声，一直无人接听，一种不祥预感包围着他，此种情况，在他们父子之间从未发生过。与此同时，老宫仍然躺在地上痛苦呻吟，他听到了手机的响声，但根本无力接听电话，手机在卧室，人在厨房地板上，老宫感到特别绝望，他拼命大声喊叫，无奈没人听见。

父亲没接电话，加重了小宫的不祥预感，他紧接着连续拨了三次，依然是一样的结果，他感觉自己整个人都快疯掉了，他努力迫使自己镇定下来，给住在老爸附近的表姐打电话。表姐接到小宫的电话颇感惊讶，往常都是她打电话报告老宫的情况，小宫没有过多啰嗦，直接跟表姐说刚刚连续几个电话父亲未接，表姐说他太紧张，老父亲肯定没有啥事情，估计正睡午觉。小宫坚持请求表姐上门，确认父亲平安他方能安心。表姐刚午睡起床，心里其实不太乐意，暗自责怪表弟矫情，没事找事。不过话虽如此，毕竟是近亲，立马穿戴好上门探个究竟。

表姐急匆匆到了老宫家，使劲按门铃加敲门均无人应答，她这才慌了，赶紧报告小宫。其实老宫听到了敲门声，可是无论他如何使劲呼喊，门外的人根本听不到。小宫听了表姐的描述，当机立断，嘱咐表姐赶紧拨打110与120，马上联系物业请师傅上门开锁。当门锁打开后，表姐第一时间冲进屋里，在厨房发现了躺在地上的老宫，此时老宫已经在地上躺了四个多小时，身上沾满大小便，120急救人员立即将他送往了最近的县医院。

小宫已经完全没有心思投入工作，立刻向领导请假返乡。经当地医院检查，老宫是右股骨颈骨折。

"教授，我严重怀疑我们县医院医生诊疗水平，更严重怀疑他们抢救设备的可靠性，因为我父亲入院时尚能够回答问题，精神状态也比较正常，可是在医院住了两三天后，情况却一天比一天糟糕，这是不是他们医生水平太差、责任心不强所导致的？我想恳请您，是否可以将我父亲转到上海来治疗，听朋友讲您在老年骨折方面颇有研究。"小宫心情如此着急可以理解，但对父亲所住医院进行全方位无死角的责怪与抱怨让我相当错愕，毕竟这只是我们之间第一次通电话，彼此并不熟悉，居然当着我这个医疗从业人员的面，直截了当批判当地医院，实在让我匪夷所思。

"小宫，我觉得你目前不应该这样看待你父亲的主治医生和经治医院，我建议你先平复一下你的情绪。需明确一点，你父亲的现状并非医生或者医院造成的，关键是跌倒加上高龄导致病情呈现不可预料的复杂性。"我不能任由小宫继续宣泄自己的不良情绪。他之所以会有如此反应，我其实很清楚，很多如他这般的人，从小地方经过高考改变命运，再经努力立足于大城市，特别容易看不起自己的原生地。如果他带着这样的不良情绪与医生交流，必将影响医患之间的信任，对老宫治疗有害无益。

医患不信任，导致恶果层出不穷。比如最近一段时间，发生了一件令人相当痛心的事情。某房地产公司老总游先生，2021 年 4 月 6 日凌晨，因胸痛前往医院急诊，接诊医生建议其马上住院，但游先生拒绝住院，并在朋友圈发圈说自己是厦门大学毕业，钱还没花完，事还没做完，女儿还小，老婆还年轻，老天爷不收他。其发布于朋友圈的检查报告单显示：窦性心律，T 波异常（可能是前侧壁心肌缺血），诊断是异常心电图。这些都高度提示游先生心肌缺血。然而他选择拒绝入院治疗，不幸于 2021 年 4 月 11 日早上 8 点突然发作心梗，抢救不及离世。听者无不为之惋惜。如此讳疾忌医，如此轻慢医生忠告，最终被自认为不会收他的老天爷收走了。

"哦，对不起，对不起，教授，我错了，我不该这样说话，我收回。刚刚有点失态，主要是我心态有问题，我用北京的眼光来看老家，用老家的医疗设施和水平跟北京比，越比差距越大，实属不该，抱歉抱歉。"小宫确实是一个高素质的人，很快意识到自己的错误，忙不迭地道歉。

"嗯，小宫，不论你父亲目前所在医院软硬件条件再差，都是他必须继续住下去的地方，毕竟它是你们县城最好的医院，目前转院是绝对不可能的，尤其你父亲的身体状态，根本达不到转院标准。对你来说，唯一选择就是无条件相信他们，相信他们的水平，相信他们的技术，相信他们的设备，一定要抱着相信、配合的态度，而不是质疑、挑刺的态度，你越是信任他们，他们越会想尽一切办法跟你一起拯救你父亲，如果你表现出不信任，那么他们肯定更想让你父亲转院，这样对于老爷子的病没有一丁点益处。所以，为了你父亲的后续治疗，你必须要用感恩的心态去对待他的经管医生，忘掉自己是来自北京的。"老宫能否得到准确及时救治，小宫态度确实非常关键，我希望先将小宫的心态问题解决好，让他以一个正常患者家属身份配合医生治疗，况且从他老家到上海，路途近 800 公里，老宫的身体现状根本不可能承受，小宫表达转院的想法，在我看来，只不过是间接在表达对当地医院和医生的不满。

"教授好，目前医院专家觉得我父亲身体状况很不好，一致认为不适合手术治疗，他们建议先到心内科调理一段时间，假如心脏问题能够康复，到时候再决定是否进行手术治疗。我现在完全拿不定主意了，不知道该如何是好。"小宫将自己与医生的交流及医生的治疗方案，一五一十跟我描述一遍，我立即明白此中的微妙了。医生之所以提如此建议，很大程度跟小宫前期对他们不信任、态度不友好有关，医生想找理由推脱手术实在是太容易了，高龄髋部骨折患者不手术的理由有千千万，随便哪一条，都是妥妥的手术禁忌证。

忠人所托，我耐心跟小宫重点交代了目前其父亲面临的最难关键节点，并让他直接把我的电话给经管医生听，与其由小宫转述，还不如由我直接跟管床医生交流。主管医生希望能够将老宫的慢性病完全调理好了再手术，此种观点非常要不得，老年人慢性病很多都是经年累月的，绝非短时间能够调理好，况且慢性病并非手术绝对禁忌证，只要不是关键指标，完全不必过于在意。经管医生与我交谈过后，对我的建议表示认同，同意尽全力进行调整。管床医生在电话中最后说，曾经在某次骨科大会上听过我的课，完全理解我对高龄髋部骨折治疗的态度，他愿意尽全力为老宫保驾护航。

之后每一天，小宫都会主动跟我预约打电话，让我能够及时知晓老宫病情变化，根据他提供给我的化验数据指标，我积极与经管医生沟通，再给出我的判断与建议，当然我一再重申，仅供参考而已！随着时间推移，老宫情况逐步好转，表象就是小宫不像之前那么絮絮叨叨，提起当地医院和医生亦都是满满的感激。

老宫终于从危急状态中挺了过来，综合考虑各项指标，我认为已经具备接受手术的条件了，高龄患者手术窗口很宝贵，稍纵即逝，我力主尽快手术。为了确保手术万无一失，我与经管医生对于术中可能出现的问题逐一进行模拟，确认无误后才放心进入手术程序。所谓好的开始是成功的一

刀尖舞春秋·冷暖

半。至于关节选择，考虑老宫年龄偏大，稳妥起见我建议选择生物非骨水泥型。如此选择属于相对保守方式，部分专家喜欢积极进取的手段，采用骨水泥型假体，只是骨水泥型容易在骨水泥固化过程中产生一些微小颗粒，入血后可能导致肺栓塞等并发症，不少患者在手术台上发生意外，连抢救的机会都没有便发生猝死。

良好准备是手术成功的必备条件与基础，很多时候我们惧怕的不是手术的复杂程度，而是对手术缺少敬畏与轻视，这才是手术失败最致命的原因。记得在大学时候，老师们一再叮嘱务必重视每个患者的治疗，事无巨细做好术前各项准备。

手术成败最不可或缺的关键一环是麻醉医生，内行人都知道，一个医院的手术水平，麻醉医生水平是关键一环，麻醉医生才是决定手术能否进行的裁判。老宫所在的医院虽然只是县级医院，但麻醉医生水平却很高，老宫的经管医生特别友善，主动帮忙联系经验丰富且与他配合良好的老麻醉医师，在麻醉医师的保驾护航之下，老宫接受了右股骨颈骨折人工股骨头置换手术。当然，从来没有一个老年人手术会绝对顺利，术中曾经遭遇一过性血压下降，考虑是关节假体置入髓腔时的正常反应，经过麻醉医生积极处理后转危为安。

术后为保险起见，我建议将老宫暂时送入重症监护室观察两天，原因是监护室条件比普通病房好很多，有专业医生、护士二十四小时看护，考虑到老宫术中有过许多小麻烦，如果术后出现什么问题在重症监护室能够及时发现及时处理。老年患者并发症早发现早处理意义特别重大，很多不可收拾的危险情况都是因为在萌芽或者初始阶段未能及时发现而酿成。在监护室待了两天两夜后，老宫情况趋于稳定，监护室专家建议转回普通病房做进一步的观察和康复。

老宫的命经历不下九九八十一难，终于保住了，这其中每一个经管医生和护士都付出了非常多的辛苦和努力。两个半月后，当老宫撑着拐杖下地行走时，小宫喜极而泣，一次次将老宫行走的画面拍成视频发给我，让我一起分享他的喜悦。

这次意外让宫家父子意识到老宫一个人居住是一件非常可怕的事情，小宫无法承受父亲再经历同样的危险。经过沟通，老宫不再执拗，答应儿子，入住当地一家条件不错带有康复条件的养老院，虽然多花不少钱，但金钱这个东西，生不带来死不带去，只有活着时候合理花掉，才是对它最大的尊重。

在老宫住进养老院前后，小宫不断提出想到上海请我吃饭，甚至通过我朋友一再相约，再三恳求能够一起吃顿饭，表达心意，都被我婉言拒绝了，甚至有几次他到上海出差，坚持跑到医院想要当面感谢我，都被我以出差或者开会推掉了。我非常清楚他的想法，在他面对父亲孤立无援时，在很多医生劝他放弃老宫的治疗回家休养时，是我坚定给了他信心，让他把老爷子的治疗坚持下去，如若不然，现在老宫是否在世都未必可知。我当然清楚小宫表达感谢的想法绝对真诚，但是于我而言，能够通过此次问诊，为老宫延续生命，践行的是医者的职责，没有任何需要奖赏之处，任何一个有良知的医者都会如此选择。

所以，时至今日，虽然小宫与我一直保留微信与手机的联系方式，逢年过节也会发信息向我问好，但是我们依然处于"网友"阶段，从未在现实中谋过一面，但只要老宫身体康健，对我们来说，见与不见又有何区别呢？

初稿：2021 - 05 - 08 周五 21:38
修改：2022 - 03 - 12 周六 13:05
校对：2022 - 03 - 26 周六 10:05

母 爱

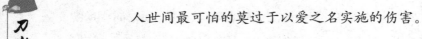

人世间最可怕的莫过于以爱之名实施的伤害。

——迦钰小语

爱，是世界上最美的语言，若评选当今世界最无私、最珍贵的情感，不同人或许有不同答案，但无一例外都会闪现出母爱二字。母爱与生俱来，不求回报，古今中外无数文学大师都留下过脍炙人口的篇章，母爱的伟大光辉让人回味，令人感动。

闲暇与几位旧相识摆龙门阵，席间谈及各自父母，有位年近40尚单身的沪漂创业中年老Q说，前年春节前一周与母亲通话讨论是否回家过年，因公司有张订单需要加班，想申请不回老家过年，再说春节人多、车挤、买票困难。母亲点头同意，闲聊中又提到婚姻之事，母亲东家王二西家李三，与他同龄，小孩早就上初中，而他仍漂浮不定，担心他过几年找不到对象，即使找到对象生育小孩，母亲已无力帮忙照看，催促他别光顾赚钱立业，可以找老婆先成家。老Q说生意经营压力大，无暇顾及感情问题。双方说不到一起，电话匆匆挂掉。

挂上电话，老Q继续处理公司事情，与母亲争论并不影响他的心情，况且已经习惯了。加班到凌晨两点半，简单洗漱后，老Q如常一般拿起手机随意浏览，看累了自然睡去。老Q生活习惯特别不好，加班熬夜睡懒觉缺乏锻炼，具备一切早衰的特质。上午10点，老Q从睡梦中醒来，拿起手机看看一天的日程安排，惊讶地发现手机居然有 36 个未接来电，有 67 条未读短信，号码无一例外都来自他心爱的妈妈，时间跨度是凌晨 3 点到早上 9 点 55 分！老 Q 赶忙打开短信，方知睡前不知何故误拨了妈妈的手机，妈妈看到后担心老 Q 有急事，于是一遍遍拨打电话，一遍遍发短信，不巧老 Q 睡前将手机调成静音，自然一点都听不到。母亲担心是电话中的争吵影响了老 Q 的精神和心情，才会有半夜来电。母亲越联系不上越着急，越着急越希望尽快联系上，于是一遍电话一遍短信，一遍短信一遍电话，看着母亲最后几近祈求的口气，希望老 Q 不要介意妈妈的催促，她保证从今往后不再逼迫老 Q 成家。累计一百次的电话和短信，凝聚着老母亲的爱子之心。老 Q 第一时间赶紧给妈妈报平安，电话那头，妈妈轻轻叹了口气，说，儿子没事一晚上的着急就值得了。

　　说到此处老 Q 泪流满面，当即订了回家过年的航班，决定推掉一切工作回家陪伴父母，订单则委托公司部门经理全权负责，答应分配一半利润作为奖励给他。开春后老 Q 直接从工作狂变成相亲狂，参加各种相亲、约会，不到半年便与心仪女子步入婚姻殿堂。现在妈妈每天开心地帮他照看年幼的儿子，虽累却从不抱怨，脸上天天洋溢着笑容。"比起给她一百万、一千万，你的健康、平安、生活稳定，才是她最大的心愿。"老 Q 点起一根烟，若有所思。

　　母爱从来都简单、正向、利他，是我们前进的动力和勇气。当然，并非所有母爱都如此，作为医者，见过不少以母爱之名爱护，实则对儿女产生了不可逆转的伤害。有些伤害是有形的，有些伤害是无形的，但无论有形还是无形，留下的心理创伤往往都非常难以愈合。

　　部分父母将个人喜好强加给自己的孩子，有些父母望子成龙心切。记得在特需门诊接待过一位李女士，她儿子从预备班开始一直到初二，每天接受三四个小时的篮球训练，既有高强度体能训练，也有对抗性极强的全场比赛，对一个只有 12 岁的小孩来说，如此高强度运动对孩子骨骼系统发育的不良影响可想而知。小男孩坚持到初二下学期，身体实在吃不消，每天运动结束后感到双膝关节剧烈疼痛，甚至走路都有困难，一开始休息几天能缓解，后来发展到疼痛很顽固，休息后不能恢复。老师建议李女士带孩子到医院去检查一下，结果核磁共振显示，双膝关节软骨下区域可见非常明显的水肿坏死区域，这是导致孩子关节疼痛的重要原因。

"片子上这些高密度影，是剧烈运动反复刺激导致的骨骼局部损伤病灶，证明长时间、高强度训练已经给你家小朋友的膝关节造成了比较严重损伤，眼前这个阶段，损伤应该是可逆的，现在关键的关键，是必须去除造成伤害的外部因素，核心的核心是避免高强度训练。"毕竟涉及小朋友一辈子的骨骼健康问题，我特意多解释了好一会儿。

"谢谢医生，您的意思是小朋友现在需要休息，那么休息多久呢？还有，休息后膝关节是不是就能恢复呢？另外，如果膝关节不疼之后，大概多久可以继续训练呢？将来对他的运动生涯不会产生影响吧？"李女士不知道是不是太焦急，似乎没有完全明了我的意思。

"不好意思，我想确认一下，你为什么觉得你家小朋友一定能做篮球运动员？你们家人又有多强烈愿望希望他未来走上运动员之路呢？"我笑着问道，专家门诊常常可以遇到不少李女士这样的家长，他们都喜欢为小朋友选择一条他们认为能够成名成家、飞黄腾达的路。

李女士看了儿子一眼，"我家儿子打小就展现出非凡的运动天赋，小学三年级就多次打破学校运动记录，篮球场上可以一打三，轻松获胜。为了不埋没我儿子的运动才华，我特意从安徽迁到上海定居，我跟您说啊，他绝对是一个不可多得的篮球天才，找机会我让他给您露两手。还有啊，你看看我儿子这身高，"说到这儿她拿手捅了捅小朋友，"来，儿子，你不要傻坐着啊，站起来给叔叔看看，咱这身高，再往下发展，百分之百是下一个姚明啊，即使成不了姚明，王治郅、易建联也没得跑。"谈起儿子的篮球，李女士显得胸有成竹，如数家珍，或许这是她劳累之后经常激励自己的动力所在。

"李女士，你说的我都相信，但我们是在看病，不是在憧憬未来或梦想。你儿子如果继续练下去，可能两三年后路都走不了，更别谈打篮球了，假如这样你还希望他继续运动吗？"听完我的话，李女士看着我不说话了。虽然孩子还小，我还是想听听他的想法："小朋友问你一下，你特别热爱篮球吗？愿意为了篮球付出自己的健康代价吗？甚至身体残疾也愿意吗？"

"我确实比较喜欢篮球，但是仅仅是兴趣爱好而已，真正喜欢篮球的是我妈妈，她希望我长大了能够成为顶级篮球运动员，她觉得男孩子在篮球场上奔跑很帅气。为了完成妈妈心愿，我必须强迫自己接受这些我并不讨厌的训练！当然比较而言，我更喜欢读书，文化课成绩也不错，我希望像别的小朋友那样，安心读书。"估计从来没有人问过他此类问题，或许这些话已经藏在他心底很长时间了，是他想说而不敢说、想说而没有机会说的心声吧。

"喜欢，喜欢，天天把喜欢挂在嘴上，喜欢又怎么样，不喜欢又如何，喜欢能当饭吃吗？我还喜欢天天逛街买东西呢，我还喜欢天天山珍海味鱼翅鲍鱼呢，有意义吗？想出人头地，不付出艰辛和代价，可能吗？"李女士显然对儿子很不满意，立即高声呵斥，我有时很疑惑，明明是对儿子一腔热爱甚至连生命都可以失去，可是在外人面前，却连基本的尊重都不给他。

"出人头地的方式多种多样，未必一定要通过篮球吧，况且你儿子自述喜欢学习，成绩并不差，为什么不让他选择跟普通人一样的道路呢？"对李女士的表述，我很是不理解。

"普通人的路？那不适合我儿子，我儿子天生就是做篮球运动员的料，我们举全家之力，再苦再难都要把他培养成篮球明星、篮球巨星。他的启蒙教练，包括他现在的教练，一再跟我说，我儿子是篮球天才，中途放弃是对中国篮球的不负责任，是巨大的损失！医生啊，您不知道，从小到大，我儿子拿过一个又一个的奖项，这是对他篮球能力最好的肯定。"李女士越说越兴奋，唾沫横飞，我不清楚她跟我说这些的目的是什么，我是医生，不是中国篮球队主教练。

"你儿子初二才长这个子，不算高吧？我邻居家小朋友跟你家儿子一个年级，个子起码高半个头呢，这个样子能当篮球运动员吗？"边上有个病人家属过来咨询，听了半天可能受不了李女士自我吹捧，嘟囔了几句。

"你这是嫉妒，看你自己那个样子，你小孩能长多高？懒得跟你啰嗦！"李女士显然很不高兴，我担心她们会在门诊吵架，想制止住她的冲动，她能把孩子送到上海读书、打球，家庭应该有实力，肯定还是讲道理的吧。

"李女士，别激动，请教一下，如果你儿子继续打球，将来很大可能会残疾，你还愿意让他继续吗？"考虑小朋友双侧膝关节已经出现严重并发症，坚持训练会导致后续不可逆损伤，我必须直言不讳向李女士指出来。听完这句话，李女士陷入了沉思，好长时间都不说话。显然儿子膝关节伤病严重程度超出她的预估，过了一会儿，她抬头问我是不是在吓唬她，是不是小孩子休息三个月或者半年还能继续打球？我很肯定地跟她说，作为医生，绝对没有吓唬家属的必要，根据小孩子膝关节伤病情况看，坚持训练危险系数相当高，残疾并非不可能。

李女士又在诊室耽搁了好半天，才在我一再提醒下带着儿子离开了，毕竟还有不少患者在焦急等待，我嘱咐母子俩到候诊区稍作休息，看完其他患者后再继续交流。其间我出门上了一趟卫生间，看到李女士在候诊大厅激动地打电话，好像在指责教练训练过度，因为行走匆忙，我听得并不仔细，但她情绪高亢非常明显。等我处理完全部患者，李女士又带着儿子走进诊室，或许刚发完火，李女士眼里冒着凶光，我赶紧让他们一起坐下来，平复一下情绪。

"医生，谢谢您跟我说实话，之前我还不死心呢。刚刚跟老公商量了一下，从孩子身体和未来前程相比，我们肯定选择小孩身体，身体才是革命的本钱。但是我们一致认为学校篮球教练需要负责任，过度训练导致小孩膝关节损伤，我已经决定给小孩办理转学，然后起诉教练。另外我还有一个问题，我们小孩体格这么出众，转行练游泳，可行吗？"李女士似乎对儿子从事体育之路深信不疑，当得到我的肯定回答之后，立即跟儿子说，咱回去转行报游泳培训班去，咱这么好的身体条件，不做运动员可惜了，别瞎了老天爷的眷顾。我不知道这个满心希望儿子成为篮球运动员的母亲，是否放下了自己的执念，从小孩身体出发，选择一条合适的成长道路呢？

上述这样的故事，在门诊或病房中每天都会上演，当然这个小孩算是幸运的，过早、过度训练尚未给他的身体造成不可逆伤害，及时悬崖勒马，尚有完全康复的可能。但是对于另外一些小朋友，可就没有那么幸运了，他们很多会因为父母的执拗甚至是顽固不化，不得不在被迫选择的道路上经受痛苦折磨。这当中，我清晰记得二十年前经治的小男孩小政，其哀怨的眼神、难以名状的愤怒，时至今日仍让人颇感心酸。

2001 年 6 月，仍处于梅雨季节的上海，天气异常闷热，稍微走几步便是大汗淋漓，这是我最讨厌的上海时节，没有之一。上半年刚刚参加完当年的提前攻读博士研究生英语考试，考试前正好担任科室住院总医生，每天在临床一线摸爬滚打，根本没有时间复习，加上天气影响，脚上始终湿哒哒，居然染上了脚气，这算是住院总医生给我留下的纪念品，脚气这个顽疾之后反反复复伴随我将近十年，每年总要折腾四五个月，尤其到了冬天，经常脚气与冻疮齐发，很不舒服。英语考试安排在每年 3 月初，春节前我向导师提出可否脱产复习，导师一言不发，不说行也没说不行，科里人手本就不足，临床上一个萝卜一个坑，如果我休息了，那么住院总医生的 AB 角就缺了一条腿，临时找人顶替没有那么容易。看到导师对脱产考试不认同，我便知趣地撤回请假申请。

于是在繁忙工作之余，只能见缝插针背英语单词了。实际上这种行为基本上是自我心理安慰，一直到考试前，根本翻不了几页书，那时差不多算得上是裸考的英语考试，成绩出来只有 65 分，看起来并不令人满意，不过当年医学博士英语入学全国线 50 分，即达到 50 分就具备读博士资格了，从这个角度看，65 分已经确保了我的读博资格。从那之后明白一个道理，考试更多时候考的是之前的底蕴，虽然我来自语言"重灾区"福建泉州，当地人人一口标准地瓜腔，不论普通话还是英语，学起来都很费劲，不过说不行但咱善于考试啊，真靠临时抱佛脚还真的来不及呢！这个好习惯持续到博士毕业，当时要求考执业医师资格，我 1994 年入读本科，之前的师兄比如 93 级学长，运气好不需要考执业医师资格，我毕业当年赶上保送硕士研究生，按照规定，读研期间不允许考执业医师资格，大部分大学同学 1999 年毕业后开始工作，第二年就参加了执业医师资格考试，而我一直到博士毕业留长海医院工作后才具备报考条件。执业医师资格考试内容大多是本科阶段知识，内科、外科、妇产科、儿科，样样都要考，此时距离我学习这些基础知识过去了将近十年。

博士毕业留校后我在科室担任主治医师工作，临床工作一如既往地忙碌，压根没有时间复习，说真的也复习不过来，将近五十本专业书籍如何能够在短时间内看一遍呢？完全考验本科时老师的教学水平，好在我没有给老师丢人，轻轻松松考试过关，拿到了执业医师资格。这回导师不同意我抽时间专门复习迎考，无意中给我一个启示，对于医学生，不论何种考试，真的没有太多必要腾出专门时间复习，包括之后的职称考试，都是裸考过关。我经常拿导师曾经的要求去要求我的学生，不过可能是我心太软吧，没有办法完全做到像导师那般严厉要求。

为什么扯这么远讲当年转博的事情呢？这期间发生了一件让我印象深刻的事。初中同学小 W 打来电话求助，本来不想接手，因为当时总担心若不能成功转博后续求学之路如何继续往下走？但是听了他的描述，小政的病情让我有些担心，最后决定克服一切困难，先安排小政来上海住院。

小政父亲在老家镇上某银行做行长，别看地方小，银行行长再小也是很多人眼中的财神爷，自然是很多人巴结的对象。小政母亲阿真是当地最好中学的体育老师，年轻时身材和外貌样样俱佳，因此得到当时还未做行长的老政垂青，经过各种程序之后结为夫妻，婚后十月怀胎产下小政，生儿子在闽南是一件非常光宗耀祖的事情。小政从小继承父亲的聪明和母亲的运动天赋，当同龄小孩仍在爬行时，小政已经能够站起来行走了，个子始终在同龄人中独占鳌头。

阿真父亲早年开厂做生意，积攒下不小家业，常年奔波免不了推杯换盏、觥筹交错，最终因过量饮酒加上劳累过度，在阿真读大一时罹患肝癌，当时阿真正好在省城读书，于是将父亲接到省城住院，经过两次手术和数次化疗，阿真父亲吃了非常多的苦头，但依然回天乏术，最终肝癌复发并全身转移，苦熬两年后于阿真大三上学期时离世。父亲的离开对阿真一家打击非常大，母亲本来一心在家相夫教子，老公突然离世让这个家庭瞬间陷入崩溃边缘，她终日郁郁寡欢，很少再见笑容。

屋漏偏逢连夜雨。父亲生病后特意请叔叔帮忙掌管公司业务，本以为亲人比外人靠得住，谁知叔叔通过隐秘且见不得人的手段偷偷转移公司财产，将父亲前半生的积蓄慢慢窃为己有。阿真母女只能强忍失去亲人的悲痛，与叔叔打起了官司。尽管叔叔提前做了许多陷阱，但是法律终归站在正义一边，母女俩好歹从叔叔手中夺回了大部分财产，母女俩有了生活费并足以支撑阿真读完大学。经历此劫，阿真比常人更坚强，但也更执拗，在许多问题看法上会更偏激，更难沟通。

阿真对儿子的爱不是一般语言可以形容，比掌上明珠还掌上明珠，有行长老公作后盾，阿真想尽一切办法为儿子提供最好的生活条件，除吃好的、穿好的之外，上学也是竭尽全力挑选最好的学校，她希望小政能够健康快乐成长，绝对不能让自己老爸的事情重演。她为儿子选定羽毛球训练这条路，她认为羽毛球适合小政，运动健身是件好事，老政没有理由阻止妻子的计划。

7 岁开始，小政便在妈妈的指导下练习羽毛球，阿真全身心投入，度身定制个性化训练方案，不论寒冬酷暑，花大量时间进行准专业级别训练。你永远不能低估一个母亲的决心，为了加速小政成才，阿真为他制定的训练大纲要高于同龄人一两个层次，很难说是不是拔苗助长，至少小政坚持下来了，而且效果很不错，小政在与同龄人的竞争中遥遥领先，成为不折不扣的奖牌与荣誉收割机，比赛屡创佳绩，这颇让阿真引以为傲。

如此高强度训练和间断性比赛持续了近三年，小政 10 岁那年，为了参加全市中小学生暑假羽毛球挑战赛，阿真从期末考试结束便开始有意给小政吃小灶，加大训练量，她笃信一分耕耘一分收获，懒人才会做乞丐。高强度训练半个月后，一天早上起来，小政感觉左侧髋关节部位有隐痛，之前有过相似不适症状，每次跟妈妈说起，都会招来阿真的批评。为了不挨骂，小政不太敢跟妈妈多说，偶尔偷偷跟父亲嘟囔几句，老政发现自己也无能为力，每次跟阿真提出小政训练后不舒服，都会招来阿真无比强烈的反对，顺带捎上对小政的冷嘲热讽，让父子俩不开心。几次尝试过后，小政宁愿选择自己默默忍受，既不跟父亲说，说了等于没说，更不敢跟妈妈讲，讲了要挨顿骂。这其实是中国式家庭教育的悲哀，很多家长不清楚教育的最终目的是让孩子拥有阳光的心理、健康的体魄以及学习的能力，还是一味用自己的眼光和思想掌控孩子的一切。

左髋部疼痛没有让小政获得休息，他认为或许是运动量太大的正常反应，晚上睡觉之后略有好转，而阿真根本不知道小政是忍受着肉体上巨大的痛苦在训练，她只是感觉小政跑动越来越不积极，经常站在原地接球，明明能够起跳扣杀也选择轻搓或者轻吊，气得她好几次捡起地上的羽毛球直接往他身上扔，她希望可以用这样的方式激起小政的斗志。但是事与愿违，不仅没有激发起小政的斗志，反而使小政内心产生了巨大恐惧。

在阿真不断的催促和呵斥中，小政只能咬牙加快脚下移动的步伐，虽然每一次都会带来更剧烈的疼痛。阿真很高兴见到儿子"王者归来"，以为往日那个战无不胜的小魔王回归了，小政每痛得叫一下，阿真就回以一声"好"，偌大球馆，回响着母子一来一往交相呼应的叫喊声。但是好景不长，一次训练，小政大概坚持了一刻钟不到，在一次勉强跃起扣球之后，落地时左侧髋部剧烈疼痛让他无法坚持，脚底发软，一个趔趄整个人朝前方摔了下去，小政感觉自己左侧肢体被一种无形力量狠狠地撕扯，无法忍受的疼痛让从小接受男儿有泪不轻弹的小政发出大声的哭喊声，阿真见状赶紧扔下手中球拍，朝小政跑去。

当阿真试图扶起小政时，小政不停地大声喊疼，左手使劲捂着左侧髋部，让妈妈不要再碰他，阿真心底一沉，估计骨头出问题了。阿真赶忙跑出球馆喊来几个朋友，将小政送到了医院。别看阿真平时做事干练，关键时候仍然抓瞎，她慌忙给老公打电话，让他赶紧找个骨科专家。当拍完片子等待结果时，老政匆匆赶到了，小政无疑是他全部生活的意义，对一个闽南男人，重男轻女是根深蒂固的情结，即使放在经济与社会文明高度发达的今天，不论尊卑贫富概莫能外，都希望有个男丁延续香火。

老政毕竟是银行行长，医院头头脑脑闻讯都赶来关心，迅速组成一个临时会诊专家团队，核心圈包括骨科和影像科主任，并为小政左侧髋关节加做了 CT 平扫。结论很快出来了：左侧股骨头骨骺滑脱、无菌性坏死伴股骨头骨折。诊断看起来很复杂，其实简单说就是小政长期高强度训练，导致左侧股骨头出现创伤，因为没有及时休养，导致损伤逐步加重并出现早期无菌性坏死。小政股骨头骨折是在坏死区域进一步外力打击后导致，犹如一座破旧的房子，被人踢了一脚，造成局部破损一样。

讲到此处有必要科普一下股骨头坏死。首先从病因来说，有一部分是外力原因，造成股骨头骨折、脱位等，血供破坏严重导致缺血性坏死；另一部分是因为饮酒、使用激素等，导致股骨头遭受破坏；还有很大一部分是自身慢性疾病，导致股骨头局部受到侵犯，小政显然属于外力损伤导致的坏死。从治疗角度来说，股骨头坏死始终是临床上的巨大难题，迄今尚无理想技术，我读书时导师经常讲人体三块臭名昭著容易坏死的骨头，排名第一是股骨头，第二是腕部手的舟骨，第三是组成踝关节的距骨，之所以说臭名昭著，是因为一旦受损，坏死比例相当高。

有人可能表示疑问，既然股骨头坏死这么难治，为何电视广告里铺天盖地的是股骨头专治医院，而且有病患在电视上现身说法，称采用某技术获得了根治。此种宣传之所以奏效，在于正规医院的临床专家大多会跟患者实话实说，而广告宣传上则鼓吹不打针、不开刀，只需吃几个疗程的特效药便能够根治，一些病急乱投医的患者容易上当。只是骗子终究是骗子，毫无科学道理的治疗手段，最终只会给患者带来不可挽回的终身残疾。大多数初发阶段的股骨头坏死，逐步进展过程中患者会感受到非常剧烈的疼痛，盲目相信电视节目后，购买相应药物并按照疗程服药，这些所谓特效药价格奇高，几个月后，当股骨头坏死从第一阶段进展到第二阶段，股骨头关节面发生破裂，坏死部位压力得到充分释放，患者感觉原来疼痛的股骨头突然不疼了，再去跟客服联系，他们就趁机吹嘘药物起到治疗效果了，并怂恿患者花更多的钱继续购买更多更贵的药物。当患者继续服药，股骨头坏死进展到第三阶段，整个关节破坏差不多了，此时除了换关节没有其他办法，结果是落得人财两空，时间和金钱都耗费了，疾病却白白被耽误了。我有时候很奇怪，为什么央视每年"3·15"都轰轰烈烈办一个打假晚会，可是却不能好好管管各家电视台无底线的虚假医药广告，甚至央视本身也有许多出格的医疗广告宣传，一边在打假，一边在传假，真是非常吊诡的迷局。

小政属于儿童型股骨头坏死，比起任何一种股骨头坏死都要棘手，都要麻烦，如同悬崖边的小孩子，一阵风刮来随时都有坠下山谷的危险。医院领导即使组织了一大帮医生会诊也枉然，没有人能够提出可行性的治疗方案，更没有人有信心给小政治好，有个年纪稍长的老中医甚至说，就接受现实吧，儿童股骨头坏死肯定治不好，熬到18岁成年了，再做人工关节置换。一听到换关节，老政夫妻瞬间觉得天旋地转，阿真更是放声痛哭，她根本不能接受这个现实。不仅阿真不能接受，老政更不能接受，会诊现场要不是碍于面子，他真想上去揍这个诅咒他儿子的老家伙！夫妻俩赶紧带着小政逃离县城，跑到省城找大医院的大医生，希望省城专家能够救他们一家。

"小政一受伤，我们家立即被乌云布满了，说句不夸张的话，我和阿真很长一段时间都忘记该怎么去笑了，小政受伤后多方求医无果，性格完全变了，天天闷闷不乐，很少与外人交流。夜深人静时阿真常常自责不该将自己的意愿强加给小政，我一边安慰阿真，一边四处打听，寻找能够治愈小政的医生，真是焦虑啊，懊悔当初没有劝阿真不要这么逼小政。"后来在闲谈中，老政聊起当时还是一个劲摇头。

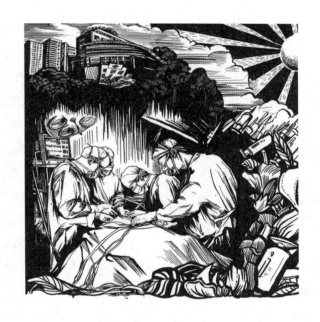

刀尖舞春秋・冷暖

　　那时候电视台节目还没有铺天盖地的股骨头坏死专病医院的广告，网络上寻医问药也没有现在这么方便，阿真夫妇所能依靠的就是老乡或朋友相互帮忙与介绍，当他们看到省城多位专家无能为力的论断之后，便不在当地浪费时间，目标转向上海。小 W 与老政是一个单位的同事，确切说是他下属，听闻小政的遭遇，便积极与我联系，希望能够帮上他的领导。

　　当阿真夫妇带着小政来到长海医院时，6 号病房楼床位住满了，只能暂时把小政安排在紧挨急诊的康复三区。康复三区听起来很好听，其实就是一排排简易房子，凡知道长海康复三区的人说明在医院工作时间比较长，如果没有记错，它应该在我博士毕业没多久就全部拆掉了，在原址建造了新门急诊大楼。康复三区住院环境相当简陋，对于小政一家来说很不适应，每个房间基本都是六人间，只有少数几个三人间。房间里没有空调，只有头顶上一个大风扇。大风扇使用时间有些长，每隔几分钟就会因为某个角度的问题发出嘎吱响声。闷热的天气、不给力的风扇，虽然此行来上海并非度假，可是疾病与环境双重煎熬，还是让夫妻俩心力交瘁。尤其阿真，时刻流露出对小政的愧疚，"我真的是太爱小政了，不希望他将来像我父亲那样出半点意外，所以我这几年把自己全部心血倾注在他身上，希望强健他的身体，谁能想到呢？"数次交流，这样的话语她要反复说好几遍。

环境煎熬尚能忍受，小政的治疗方案才是最大考验，不要说二十年前，即使放在今天，小政的疾病依然没有什么好办法，仍然是临床上待解的难题。我当时跟随的老师是G教授。G教授为人非常随和，技术水平相当高，是20世纪80年代初的第一批骨科研究生，G教授是个临床高手、民间专家，他不喜欢做课题、写文章和开会，而是潜心钻研各种治疗"黑科技"，一辈子干到退休还是副教授，他也不觉得有任何遗憾。G教授性格比起我的导师好了不知道多少倍，教给我许多临床小技巧。有时候我在想，其实自己很幸运，在研究生阶段，有幸给许多即将退休的老教授担任主治医师，朝夕相处中他们都将毕生绝学对我倾囊相授，而我也非常开心与他们共度了一段美好时光。很多人可能问为什么，其实道理很简单，即将退休的教授意味着没有太多话语权和资源，留院讲师往往比较务实，良禽择木而栖，他们自然会选择跟随年富力强的专家，可以有比较多的资源。我是研究生，自然是一块可以随意搬动的砖头，加上导师手下能干学生如云，安排我去服务老教授当然是上上之选。

G教授很多治疗手法都突破常规，比如给小政的治疗，如果用学院派手段可能就是病灶刮除加取自体髂骨植骨术，可是小政才十岁多，髂骨上能有多少骨头呢？G教授告诉我，准备给小政采用一种当时临床尚允许的手段，取流产的胎儿骨植入小政坏死的股骨头病灶处。这种手段存在伦理和技术双重风险，现在是严禁的，但在当时属于模棱两可。G教授亲自跟老政夫妇谈话，最关键就是十多岁的小孩，骨头虽然比成年人成骨性能好，但是跟胎儿骨比起来就是小巫见大巫了，采用这种方法成功率很高，唯一不确定就是流产胎儿可能会伴有某些疾病，将来可能会传染给小政，要么就保守点，采用传统取髂骨植骨，但是股骨头复活的可能性会低很多。

听完 G 教授分析，夫妇俩陷入很长时间的沉思，在他们思考的间隙，G 教授到门外抽烟去了，这是 G 教授人生的另一大乐趣。老政趁着 G 教授抽烟时间问了我很多问题，我都一一如实相告，他们既渴望手术成功，又不希望给小政带来传染其他疾病的风险，可是放眼人世间，又有哪件事是只有成功喜悦而无须承担风险的呢？当然以我对 G 教授的了解，他从来不打无准备之战，之前有过相当多成功案例，拯救了不少孩子免于残疾。我建议他们听从 G 教授的建议，采用胎儿骨植入，这是挽救小政股骨头的唯一办法。或许对当时的老政来说，我的话甚至比 G 教授的还好使，毕竟我是跟他们来自一个地方的家乡人，家乡人不骗家乡人！于是，夫妇俩决定采用胎儿骨。

毕竟是同种异体植骨术，需要进行基本配型，只是没有器官移植那么严格，G 教授特意交代门诊妇产科医生，尽量帮忙留意健康年轻女性且相关指标符合要求的流产胎儿。想等到完全符合小政需求的流产胎儿骨，需要时间，而等待时间越久，老政夫妇俩的焦虑情绪越明显，他们三天两头跑到 6 号楼来找我聊天，他们不敢也不好意思多麻烦 G 教授，怕引起反感，于是我成了他们化解焦虑的最好出处。好在等待不算太久，一周左右，G 教授提前获知了当天有合适的流产胎儿，亲自取了合适的胎儿骨，我在一旁打下手，第一次见识了未完全成形的胎儿骨，取完骨头又匆忙赶去给小政手术。剩下的工作就显得简单而程序化了，首先暴露坏死的股骨头病灶，彻底刮除，尔后将胎儿骨填满整个坏死空腔，再将剩余的不多软骨覆盖其上，关闭伤口后，再为小政打上髋部蛙式石膏，目的是起到固定作用，让植入的骨头慢慢在小政的股骨头里面扎根、发芽。

术后一周，小政恢复良好，满足出院标准，但老政夫妻俩不放心，要求转到对面体院康复病房继续观察。术后一个月进行第一次复查，小政情况稳定，夫妻俩便带着小政回福建了。术后三个月，老政独自带着儿子来上海复查，并拆除了石膏，G教授很高兴地跟老政说，植入的胎儿骨跟小政的股骨头融为一体并开始生根发芽了，这无疑给了父子俩极大的信心。术后半年，在小政坚强的康复训练下，拍片显示股骨头长势喜人，差不多已经达到健康侧四分之三体积大小，意味着坏死的股骨头复活了。术后一年，再次来上海的小政，双侧股骨头已经看不出哪一侧何时受过伤了，行走和跑跳也压根看不出一丁点的不同。小政重获新生了。

母爱，是每一个孩子茁壮成长的护身符，是他们通往未来的通行证，在孩子尚不具备生活能力的时候，是母爱为他们无怨无悔地遮风挡雨。只是有些时候，过度的或者不合时宜的母爱，除了给孩子造成肉体上的创伤外，还有许多无法抹去的心理痛苦。最近刚刚发生的寻亲男孩刘学州，怀着对亲生父母的愤恨，尤其是母亲将其联系方式彻底拉黑后的巨大伤痛与绝望，在三亚海滩结束了自己短暂的一生，不得不说是母爱的失败。我们歌颂每一份真挚的母爱，却不希望有些爱，最后转变成对孩子的伤害。

初稿：2021 - 12 - 11　周六　22:22
修改：2022 - 03 - 17　周四　15:00
校对：2022 - 03 - 28　周一　17:00

与狼共舞

　　面对目标，过于执着与急功近利，会导致与目标渐行渐远。

——迦钰小语

　　人活在世间，没有人不生病的，如果把疾病比喻成狼，医生则是为病人驱赶狼的猎人。在我见过的患者中，田女士无疑是典型的悲剧化身，上天对她太过于残忍，给她派来一匹又一匹的恶狼，稍不注意，随便哪一匹狼都会要了她的卿卿性命。

　　田女士的一生多灾多难，出生于 1955 年的她，还未到上学年纪便赶上三年严重困难时期，缺吃少穿，不少人家揭不开锅，之后又遇上十年"文化大革命"，那场浩劫改变了不少人的人生轨迹，出生于盐城农村的田女士受到的冲击相对较小，但本该接受教育的年龄，只能在田间地头跟着父母学种田。粉碎"四人帮"那年，田女士遇到了自己的真命天子——邻村青年小张，两人相识于公社组织的活动，互有好感并交往一段时间后，由男方上门提亲、订婚，最后完婚，婚后生下一男一女，对于当时的家庭来说算得上功德圆满。

　　农村生活相当艰苦，我在农村生活过，了解农村生活的不易，虽然没有饱一顿饥一顿那么困难，但也就差不多解决温饱而已，田女士夫妻俩还要拉扯两个孩子，更是相当不易。20 世纪 80 年代中期开始，随着改革开放步伐的加快，不少盐城人选择到上海打工，田女士和老公拉家带口，举家搬迁到上海，开了一家小饭店，经营家常小炒。或许是田女士年轻时父母给她打下的底子好，她做出来的饭菜备受客人好评，夫妻老婆店始终不缺客人，没几年便攒下了不少积蓄，夫妻俩咬牙买下一套小房子，算是在上海正式安顿了下来。单纯从漂在上海这一环节看，田女士夫妇毫无疑问获得了巨大成功，毕竟评价你是否在一个城市立足，第一条标准便是你在这个城市有没有自己的房子。

1995 年春，田女士劳累后感觉右侧胸口有间歇性隐痛，右肩膀活动时有受限，此情况其实已经持续了好几年，因天天炒菜，左手端锅右手拿勺，她以为是肩周炎，没怎么当回事。有天晚上洗澡时，偶然触及右侧乳房居然有个包块，推一下好像还推不动，一下子引起了她的警觉，跟老张商量后决定赶去医院看。上海看病比起盐城方便许多，夫妻俩找了离家最近的一家大医院，接诊的是郭主任，经仔细检查，初步判断是乳腺癌，建议田女士尽早手术。

"当时一听癌字，我跟老张立马愣神了，两个孩子都在上学，一个大学，一个中学，尚无独立能力。乳腺癌在我们老家就是一种脏病，得上之后就离死不远了。医生建议马上住院手术，我担心上了手术台万一回不了家，父母最后一面都见不着，于是跟医生申请回家处理完事情再说。"郭医生是上海本地人，非常通情达理，嘱咐她处理完家事后尽早住院治疗。老张陪同田女士先回了趟老家，拜见了一下父母，并与兄弟姐妹逐一见面，有一种非常明显的诀别味道。田女士这样做完全可以理解，放在 90 年代，但凡任何一个人，不论贫富贵贱，免不了都闻癌色变，更何况田女士没有读过书，对医学知识一窍不通，即使她懂也不见得能够看透。

在父母身边陪了三天左右，田女士才安心返回上海，小饭店暂时只能关门了，夫妻俩现如今第一重要的事是处理自身疾病和与家人的关系。夫妻俩周末将两个小孩叫回家，嘱咐兄妹俩要团结友爱、孝顺父亲，最后一家人抱头痛哭。"当时真的以为得了癌症做不做手术都是走个过场，肯定没有太多实际意义，估计做完手术差不多就回家等死了。"说到此处，田女士仍然有一种生离死别的哀伤。

安排完这一切，田女士便在老公陪伴下返回医院找郭教授。郭主任认真且负责，虽然与田女士非亲非故，却始终惦记着她的病情。很快帮她安排好床位，办理好入院手续，并顺利完成手术前的一切准备。术前郭教授找了夫妻俩共同谈话，老张感觉脑子嗡嗡作响，对于肿块切除、术中冰冻、淋巴结清扫等陌生名词，光听一听就已心惊肉跳，他似乎提不出太多问题，却又有一大堆问题积压在胸口，表达起来词不达意，只是翻来覆去反复问做完手术妻子还能活多久，于他而言，夫妻俩共同在上海打拼，日子好不容易刚有好转，却面临这么大的灾难，他无论如何都无法接受，认为老天爷对他们夫妻俩太不公平了。

郭医生显然对于老张的疑问早有准备，耐心地给夫妻俩讲解了肿瘤与生存期的关联性，有些貌似恶性程度不高的肿瘤，因为手术干扰，后续不断复发，每一次复发都会导致肿瘤恶性程度增加，最后从量变到质变，最终变成恶性程度非常高的肿瘤类型，导致肝、肺、骨等多器官转移，结局就是多器官衰竭而去世；当然也不代表一开始恶性程度高的患者预后就很不好，有些初期恶性程度高的肿瘤，肿瘤切除后，经过一定放化疗，就乖乖待着不动了，很长时间不复发、不转移，甚至比某些恶性程度低的患者生存期更长。说完这些，郭医生很柔和地安慰夫妻俩放下包袱，术前考虑太多预后问题，只会增加思想负担，对整体治疗没有益处，当务之急是放下一切顾虑，积极迎接手术，做最坏打算，期待最好结果。

在夫妻俩的忐忑不安中迎来了手术的日子。进手术室之前，田女士甚至把哪个抽屉有几张重要文件都一一跟老张做了交代。郭医生确实是难得一见的好医生，手术技术很好，对病人很贴心，术中不仅完整切除了病灶，探查邻近淋巴结，对于有转移的迹象都做了彻底清扫，术中冰冻和术后病理显示是乳腺小叶浸润癌。在田女士身体基本复原、准备出院时，郭医生特意叮嘱术后一个月左右需要再来医院做放疗加化疗。

夫妻俩特别听话，尤其老张相当细心，特意在本子上记录了每个关键时间节点。这个本子是他以前用于给客人记录菜名用的，现在是夫人治病的日程表。他会根据记事本提醒，陪着夫人准时出现在郭医生面前，生怕错过某一个重要环节。在临床中，此类患者称得上是依从性好的患者，即尊重医生、听从医嘱的优秀患者，与之相反的则是依从性不好的患者，让医生最头疼的不是复杂病情，而是患者那颗不肯安分的心，很多人最终遗憾离世并非得了什么不治之症，而是固执地把医生的嘱咐当成耳边风，更有甚者认为医生告诉你用药肯定是有不可告人之心……实在让人啼笑皆非。

说到依从性，不由得想起多年好友老铁。老铁经营着一家物流公司，麾下有个老员工库管老单，跟了他将近二十年，业务能力很强，对公司和老铁都很忠诚，但他烟瘾巨大，外加一个坏毛病是相当固执，不听人劝。公司每年组织体检，他都不去，认为体检不吉利，就是把不知晓的病翻出来，间接提醒阎王爷注意，讳疾忌医深入骨髓。公司工会常跟老铁告状，说他不合群，不参加体检。起初老铁听之任之并不干涉，健康是个人事情。直到某一天老单上班时突然晕倒在仓库，工友紧急送去医院抢救，检查发现血压非常高，医生做了全面检查后认为高血压已经损害到体内很多脏器了，告知他必须用药控制血压，否则后果不堪设想。

从鬼门关回来的老单心有余悸，专门嘱咐老婆把从寺庙请来的灵符带到医院，天天贴身带着，祈祷上苍保佑。刚刚转回普通病房头几天，老单简直把医生奉若神明，认为医生就是救苦救难的观世音菩萨，对医生说的任何话都不折不扣执行，比如抽烟这件事，同事厌烦不说，家里人更是深恶痛绝，更夸张的是洗澡时都要边冲边抽烟，由此可见烟瘾之大，怎么戒都戒不掉，但是这次医生一说，立马对天发誓，答应无条件戒烟。

高血压导致晕倒对老单是一个极大警示，是身体在向他发出警告，提示身体零部件出了问题该进行保养了。大家都以为老单通过这次事件能意识到自己的问题，引以为戒，而没想到老单却是萌生出另一个念头或错觉，就是生病没关系，医生可以帮忙搞定一切。为什么这么说呢？出院时医生交代他要每天定时服药，控制血压，减少并发症，他大概规规矩矩吃了两个多月的药，内心自我的小宇宙又开始爆棚，认为自己差不多全好了，吃药麻烦，吃不吃没区别，于是开始有一顿没一顿地吃药。半年之后，除了没有抽烟，老单基本上回到了以前的状态，一粒药都不吃，一是轻视，二是懒，觉得去医院排队配药太麻烦了。

我行我素的老单，渐渐好了伤疤忘了疼。一般患者一朝被蛇咬，虽然不是十年怕井绳，但是三五年之内总归是老老实实听医生的话，不大可能出现半年多就将医生的话抛到脑后的情况。

人生就是有那么多巧合，本来我根本没有机会与老单交集，一天我正好到老铁公司附近开学科会议，讲完课下午 4 点半，看看会议日程觉得后面的内容不是很喜欢，于是抱着试试看的心态给老铁打了电话，没想到他约的一个朋友临时放他鸽子，正独自在办公室无聊生闷气呢，于是原本可能需要提前预约十天半个月的茶叙立即成行。

当我与老铁边喝茶边天南地北漫无边际胡侃时，一个电话打了进来，老铁示意了一下说是公司下属。我看着原本神情轻松的老铁，边接电话脸色渐渐变凝重，心想估计公司遇到事了。他走到窗边，声音时而高亢时而低沉，隐隐约约中应该是公司有员工突发疾病，此刻正在送往医院的途中。我独自继续品茶，老铁突然匆匆走到我对面，保持着通话状态，语速飞快地对我说，公司有个员工，既往有高血压病史，刚刚突然倒在工作岗位上昏迷不醒，怎么处理？我二话不说直接对着电话喊，赶紧送最近的二级医院，不要往市中心大医院送。我担心对方电话里听不清或者没有明白意思，索性抢过老铁电话，再次重申了一遍，让他们抓紧到距离最近的医院急诊，唯有如此才有活命希望。不等我说完，老铁抓过电话，重新复述了一遍。老铁从来就是一个急性子，为人豪爽，爱憎分明。

老铁物流公司附近刚好有家医院，驾驶员不管医院啥级别，快速将老单送到急诊，虽然是规模不大的小医院，麻雀虽小五脏俱全，看到送来急症患者，值班医生响应非常迅速，立即接进抢救室，呼叫麻醉医生后立即插管，头颅 CT 显示脑出血，经脑外科医生会诊后判断高血压不规律服药血压飙升导致脑出血。经询问工友才知，老单与几个老搭子打了一通宵麻将，早上上班时就萎靡不振，隔一会儿就跑洗手间洗脸，说头疼加犯困需要冷水刺激才清醒，中午老单没有去食堂吃饭，在办公室泡了包方便面，至于吃完方便面又做了啥事情，无人知晓。老铁对老单有非常特殊的感情，恳请我帮忙找熟悉的朋友，尽全力抢救，老单上有老下有小，是家庭的顶梁柱，无论如何不能出意外。

高血压所致的脑出血，与我的专业创伤骨科相差十万八千里，但毕竟当医生久矣，朋友圈几乎每家医院都有熟人甚至好朋友，于是很快找到该院的好兄弟小 C。小 C 不仅靠谱而且给力，当天正好手术结束，来不及换衣服，马上风尘仆仆跑到急诊抢救室亲自协调，于是老单再一次被送进了监护室，距离上次晕倒尚不足一年，这次是监护室二进宫了。生活中我们经常会遇到许多神奇现象，高架上你的方向永远在堵车而另一边畅通无阻，回程时同样如此；吃饭时你想要点的菜总会在你点单之前神奇售罄；一生行善之人处处小心谨慎却英年早逝，一生坏事做绝之人却王八活千年；当你意识到某件事情某句话，你做错说错，想去解释求得原谅时，却发现一别竟是永远。上次老单幸运地全身而退，这次幸运女神还能继续眷顾他吗？很遗憾，当天晚上 10 点刚过，我便同时收到两条内容相近的短信，小 C 说尽力了，但是很遗憾，病情太重，走了；老铁的短信很简短：很遗憾，走了，感谢尽力！

可是再多遗憾、再多感谢都无法留住老单的生命。老单的高血压属于慢性病，严格意义上会死人，但是如果控制得当，寿命可以得到较好保证，可是他的任性让他提前跟这个世界说再见了。与之形成鲜明对比的则是依从性极高的田女士，她所患的乳腺癌比高血压治疗棘手百倍，但是她术后坚持复查治疗，身体逐渐得到康复，五年复查一切良好，十年复查一切良好，天道酬勤，老天爷能够看到她为生存付出的努力。疾病治疗讲究的是科学，是唯物主义，而不是烧香拜佛。2008 年汶川地震前，田女士觉得胸部又有莫名其妙的隐痛，老张赶紧带她去检查，胸外科专家告诉她是右侧肺癌，需要手术治疗。

看着检查结果，老张夫妇欲哭无泪，老天爷真会开玩笑，命运为何如此残酷，不幸一次次降临到他们身上？郭教授早就退休了，乳腺癌和肺癌不属于同一个科室，老张问是不是乳腺癌转移所致？胸外科专家 X 教授不置可否，毕竟已经过去十三年，不好一下子判断，不过 X 教授仍然认真地、一五一十地给出自己判断。认为乳腺癌转移的可能性最大，但也不能排除原发肺癌的可能性，一切要等手术切除后再判断。老张夫妻觉得 X 教授说得很清楚，仔细一回味又觉得啥也没说，医生的囫囵话需要反复琢磨才能明白，是专属于医生的特殊语言。X 教授很明确，原发或者转移，都是田女士的唯一病灶，从肿瘤治疗角度来说，手术切除是最佳选择。

前面隆重表扬过了，老张夫妻依从性特别好，他们不假思索同意按照 X 教授方案办。比起十三年前的焦虑、痛苦、纠结与不安，田女士这次心态平静很多，从郭教授为她切除乳腺癌以来的风风雨雨，让她能够迅速调整好心态应对疾病。X 教授是所在医院普胸方面大拿，主刀过数千台同类型手术。普胸是啥意思呢？各家医院都有胸心外科，分为心脏外科（心外）和普通胸部疾病（普胸），心脏外科医生成长曲线漫长，普胸医生成长速度快许多，我保研那会儿本有机会选择心脏外科，但经慎重思考后感觉需太长时间才有出头之日，果断放弃。X 教授术中很顺利地为田女士切除了右侧全肺，术后病理检查显示是乳腺癌转移，给了老张夫妻明确的答案。

按照诊疗常规，X 教授为田女士安排化疗以巩固效果，比起十多年前，田女士的身体大不如前，恢复时间比较长，化疗时身体反应非常剧烈，呕吐，随便吃点东西都吐得七荤八素；掉发，大把大把地掉，晨起枕头上都是，老张竭尽全力给妻子做着物质上的保障，虽然吃不多，但是老张的支持给了她战胜疾病的勇气和信心。一年左右复查，X 教授给了田女士微笑的反馈，第二年左右复查，X 教授依然给出了微笑，对于深受疾病折磨的患者来说，医生的笑容是驱赶一切阴霾的春风，是治愈一切无助的良药！

她渐渐从肺癌的巨大阴影中走了出来。

右肺切除术后第三年，一天早起时，田女士感觉胸背部疼痛剧烈，起身非常困难，要依靠老张从后背帮忙撑一把，才勉强能够坐起来，她有一种强烈的不祥预感，赶紧去找 X 教授。X 教授给她做了简单体格检查后，给她做了核素骨扫描（ECT 检查）。ECT 结果显示，多发肋骨和胸 11、12 椎体转移，同步做了腹部脏器增强，未见转移灶。拿到报告，X 教授告诉夫妻俩，一个坏消息是田女士肺癌出现骨转移，好消息是除此外没有发现其他脏器转移。X 教授尽可能轻松地跟田女士讲解病情，希望减缓她的压力，但是很奇怪，听到消息的夫妻俩，居然出奇地平静。

X 教授特意组织了院内小型会诊，一起为田女士出谋划策。经过深入讨论一致认为，虽然有局部骨转移，但腹部脏器等未见转移灶，暂时没有必要针对骨转移做进一步处理，只需对症处理就行。所谓对症处理就是疼的时候吃点止痛药。骨科专家特意嘱咐，有了骨骼转移要特别当心，千万要防止摔跤，一旦摔跤骨头容易断。本来已经做好还要手术的夫妻俩听到 X 教授的会诊意见，非常开心，取了一个月的止痛药，原封不动地带着准备好的住院物品回家了，比起之前，田女士走路做事都小心翼翼，生怕摔跤。

"大概检查出骨转移一年左右吧，清明过后一天早上，我跟老张去菜场买菜。以前家里买菜都是老张一个人去，但是那几天我感觉身体不错，加上连日阴雨绵绵后出太阳了，老张说别天天闷在家里，于是我就陪他去菜场兜兜。回来路过一个交叉路口，远远看到一快递小哥骑着助动车，在人行道上快速穿行，我当时心里有些害怕，跟老张说我们赶紧往边上让一让，这下不小心磕到马路牙子摔倒了，腰部顶到了路边的一辆共享单车，当时隐隐约约感到后背有嘎嘣一声，整个人瘫倒在地上。"老张赶紧叫救护车将妻子送到 X 教授所在医院。

屋漏偏逢连夜雨，结果显示田女士胸 12、腰 1 椎体压缩性骨折。X 教授帮田女士找了一位脊柱外科专家，专家询问病史后结合受伤情况，告知夫妻俩，田女士发生骨折主要原因是外力、既往放疗化疗以及骨转移多重因素共同导致骨骼变脆造成的，目前看压缩骨折程度不严重，暂时不需要手术干预，回家卧床休息三到四周即可。老张夫妇听后长舒了一口气。临走前，X 教授千叮咛万嘱咐，告诫老张务必看住田女士，一定不能磕磕碰碰，下次就不一定那么幸运了。夫妻俩连连点头称是。X 教授确实是一个高度负责任的好医生！

胸腰椎压缩骨折给田女士再次提了个醒，自己的骨头已经非常脆弱了，再也经不得一丁点风吹草动。老张严格执行 X 教授的交代，轻易不让田女士外出，仅有几次出门，也尽量往人少的地方去，避免与外人接触。夫妻俩谨小慎微、战战兢兢，出的最远门就是定期去医院复查，复查结果没有恶化，就是对夫妻俩极大的奖赏。

日子在不紧不慢中向前行进，脊柱骨折后三年多，田女士开始觉得浑身上下有一种说不出的疼痛感，疼痛呈游走性，忽上忽下，忽左忽右，气候变化时疼痛就会加剧，有时痛得只能躺在床上。起初担心是肿瘤转移加重了，拜托 X 教授找了不少专家，做了不少检查，都说不出个所以然，只是试验性地开了不少药，吃了似乎有效果，似乎也没啥效果。

2016 年元旦刚过，全家人给田女士隆重庆祝了 60 岁大寿，称呼从小田变成了老田，这是老田接受乳腺癌切除术后第二十个年头，从医学角度看算是个小小的生命奇迹了。当然，她的周身的疼痛此时也严重到几乎无法忍受的地步了，夫妻俩商量了一下，觉得 X 教授所在医院以肿瘤见长，骨科却非强项，反复打听找到某三甲医院著名专家 D 教授。初次见面，D 教授拿起片子看了三分钟，立即给出诊断，判定乳腺癌脊柱转移导致疼痛，手术切除植骨重建是最佳方案。老张听不懂手术名称，刚想多问两句，D 教授手一挥果断地说，要想解决问题只能这么做，如果不想解决问题，就开点药回家调理，说完开始呼叫下一个患者。夫妻俩在门外看着络绎不绝来来往往的病人，确实感受到了 D 教授在行业内的权威地位，两人在诊室外商量了一会儿后，决定接受手术治疗。长痛不如短痛，一直这么疼痛，何年是个头啊！

　　住院前，老张特意打电话给 X 教授，询问 D 教授的相关情况，X 教授说 D 教授是行业内的顶级专家，夫妻俩便放下心来。住进了 D 教授病床。因为有了之前多次住院经历，夫妻俩虽然没有久病成良医，却积累了与医生打交道的经验，对于术前谈话了如指掌，他们自己也清楚，目前这种情况，如果不是 D 教授，估计一般专家还不一定敢接手呢，况且纠结于术前谈话没有任何意义。

　　术前晚上，夫妻俩都失眠了，儿女本来坚持要替换老张陪夜，老张不乐意，老夫老妻一辈子了，这么关键的时刻他不愿意缺席，硬是把儿女赶回家去。老田或许是紧张，躺在床上翻来覆去一晚上，老张则闭着眼睛假装睡觉一晚上。第二天一大早儿女就赶到病房，7 点半，三个人一起依依不舍把老田送进了手术室，看着妻子的背影，老张信心满满地认为这次手术是夫妻俩备受折磨生活的结束，谁料想却是截然不同的故事版本。老田7 点半进手术室，中午 12 点半出手术室，手术时间并不长，回到病房老田看起来非常虚弱，意识尚清晰，就是犯困。幸亏有儿女相伴，否则年近 60 的老张无法一个人服侍妻子，多年来陪伴妻子奔走看病已经心力交瘁，身体也日渐虚弱。下午两点多，老田终于从昏昏沉沉中醒过来，女儿拉着妈妈的手说着安慰和鼓励的话，或许是躺的时间太久不舒服，老田想动一动腿，可是她惊讶地发现，自己居然支使不了双腿，她着急地大喊"老张我腿动不了"！老张一听吓坏了，轻轻掀开被子，看着老田使劲移动双腿却只看到下肢只是抖动，不能移动。儿子立即跑出去呼叫值班医生。

　　值班医生第一时间赶到病床边，一番体检之后，神色凝重地跑了出去，五分钟不到，D 教授的主治医生 L 大夫快速赶到床边。老张看这架势吓坏了，医生动作越快速，说明情况越不妙。又过了五分钟，D 教授匆匆赶到，将老张和儿子叫到办公室，一边谈话一边让 L 医生联系手术室，归结起来就是一句话，老田需要紧急进手术室，怀疑血肿形成压迫神经，时间久了估计就恢复不了了。老张二话不说，拿起笔就在手术知情同意书上签名，恳求医生尽快安排。签字后半小时，老田一天之内被第二次推进了手术室。

晚上 7 点不到，老田被再次送回了病房，D 教授亲自一路跟随，看着 D 教授疲倦的神情，老张心生敬意。D 教授解释说，老田曾经接受过放疗和化疗，又受过伤，手术部位出血很难止住，早上本已经止住的血，来回搬动时部分骨骼切除断面再次出血，形成巨大血肿，不过第二次手术已经将椎管内血肿完全清理掉了，并将可疑的出血点全部止住了。D 教授说完特意当着老张面，让老田活动一下双腿，果然已经恢复了运动功能。老张心里清楚夫人手术的难度，满心感激 D 教授和团队成员的努力，连连道谢。D 教授临走特意交代 L 大夫晚上留个医生值班，随时观察老田病情以防意外。之后老田便陷入沉睡之中，一方面是两次大手术的打击，另一方面是前一天没有休息好，老张让女儿先回家，留下小张协助护理。

深夜 12 点半，老田从沉睡中痛醒，她说话声音很微弱，老张只有凑近嘴边方能听清楚，老田一个劲说痛和麻，并努力用右手指着下肢方向，小张一溜烟跑去值班室喊医生。L 大夫很快跑到床旁，他听从 D 教授指令，自己留下来值班，毕竟田女士病情过于复杂，资历太浅的医生即使留下来未必管用。L 大夫 40 岁不到，刚提升副主任医师两年，浑身上下充满干劲，认真、负责。L 大夫细心检查了老田双下肢运动和感觉，跟老张交代手术部位可能还是有出血，老田情况极大可能是血肿压迫引起神经症状，必须尽快安排急诊手术。

老张听后沉默不语，内心汹涌澎湃，二十四小时不到，把妻子连续三次送进手术室，对他来说情感上不能接受。就在 L 大夫等待老张答复时，站在一旁闷声不响的小张，听到妈妈需要再次手术，一股热血瞬间往头上涌，突然如同发疯一般，大吼大叫冲到护理站，见啥抓啥，抓啥扔啥，嘴里高喊着庸医、烂货、王八蛋，病房里的病人及家属被他的大声喊叫从睡梦中惊醒过来，护理站一下子围了不少人过来。值班护士大概从没有看到过这种阵势，吓得躲到一旁偷偷抹眼泪。值班医生快速赶到，叫上几个年轻力壮的家属连拖带拽，好说歹说把小张送到医生办公室，病区才重获安宁。

　　小张情绪崩溃没有影响到 L 大夫，他依然从专业角度出发，仔细跟老张分析病情，再三强调时间对老田的重要性，多一分钟等待就多一分危险。老张心乱如麻，恐惧感包围着他、吞噬着他，不知道该如何做选择。之前每一次手术他都见证过，但没有一次如同今天这样病情变化如此之快，快得让他无法接受。L 大夫未等老张答复，便快速走出病房，边走边跟 D 教授汇报老田的病情，并交代值班护士通知组内其他医生快速赶到医院，指示值班医生往手术室送通知单。训练有素的医生从来都是临危不乱。

　　老田病情的突然变化，打得张家父子措手不及，瞬间情绪崩溃了，一个高亢，一个抑郁，都是常人的生理表现，是任何人见到亲人经历如此折磨，都会表现出的正常反应，无可厚非。老田双下肢麻木和疼痛感越来越剧烈，已经忍不住在高声呻吟，老张迟迟没有在手术知情同意书上落笔，没有家属签名，手术不能进入程序。怎么办？老张本想跟儿子商量一下，可小张仍然在医生办公室大呼小叫，情绪根本无法稳定。L 大夫实在忍不住了，将老张请到医生办公室，希望他尽快做一下小张的思想工作。时间在一分一秒流逝，随着老张的安抚，小张情绪略有缓和，直到 D 教授铁青着脸走进医生办公室。他本想直接进手术室，谁知道到了麻醉科门口才知道患者还没有接到手术间。D 教授说话一点不拖泥带水，第一目前情况属于手术并发症，谁也不想遇到，遇到就必须尽快解决；第二时间很宝贵，再拖下去，老田可能一辈子瘫痪在床；第三如果对诊疗过程有疑问，手术后再探讨，有异议可以去法院告，当下赶紧手术。老张听完，觉得有道理，时间就是生命，确实拖不得，于是不管儿子是否同意，快速签署了同意书。只是这一耽搁，一个小时的宝贵时间失去了！

　　术中 D 教授发现老田截骨处有一个隐匿出血点，这个出血点很奇怪，并非持续性出血，而是间断性渗血，可能与周边滋养血供有关联。椎体以及周边骨骼大多属于松质骨，截骨面非常不好处理，稍微不小心就会引起血肿，腰椎椎管容积大，有容错空间，若是发生在颈椎，处理不及时就会发生截瘫。D教授非常小心谨慎，不放过任何一个可疑出血点，逐一做了精心处置，再经反复确认才放心地结束手术。他心里很清楚，一天之内三进宫，对任何一个患者或者家属都是巨大的心理考验和折磨，无论如何不能再有状况发生。

凌晨5点，手术结束，老田再次回到病床上，效果如何，D教授、L大夫、老张及其儿子，心里都打着一个大大的问号，毕竟连续三次大手术，纵是钢筋铁骨也吃不消啊。当老田从全麻中苏醒过来，无论怎么努力只能轻微活动双足，大腿和小腿几乎动弹不得，D教授认为应该是多次手术导致神经根水肿，适当脱水、营养神经后肯定会恢复。确实如D教授所言，术后第二天下午，虽然大小腿还是不能活动，但双侧足部已经恢复了部分运动功能，老张悬着的心略微安定些，只要未来预期朝好的方向发展，便不畏惧等待时间是否漫长。

一直到术后第七天，亦是D教授建议的出院时间，老田依然只有双足能够部分活动，踝部以上完全不能动。D教授建议的出院并非回家，而是转到下级医院做高压氧，促进神经康复。老张不想这么早出院，希望能够多住几天观察一下病情，谁知道暴躁的小张居然动手将L大夫打成轻伤，按照法律规定需要刑事拘留并赔偿，D教授息事宁人，出面摆平吃了哑巴亏的L大夫，让他选择谅解而非送小张去吃牢饭。D教授用意很明显，希望妥善解决问题，不激化矛盾。老张是个厚道人，妻子瘫痪在床已令他心烦意乱，小张这个插曲搞得他有理变无理，考虑到做高压氧或许对老田病情有帮助，便无奈办理了转院手续，此时距离春节尚有不到两周时间。

转院第二天，管床高医生按照D教授医嘱，开始为老田安排高压氧治疗。一般对神经脊髓损伤的患者，早期做高压氧治疗，对于功能恢复会收到非常好的疗效。三天不到，老张惊喜地发现老田双小腿部分恢复了运动功能，此时他才知晓，D教授建议转院并非单纯为了甩包袱，而是真切希望老田能尽快恢复。手术并发症既已出现，逃避无助于问题解决，寻求最优方案、最佳途径，助力患者恢复，才是每个医者的优先选择，更是优秀医者最该具备的基本素质。

做了十次左右的高压氧，春节就在眼前了，老田的恢复局限于膝关节以下部位，大腿几乎没有一丁点进展。随着日子一天天流逝，老田内心烦躁日益加重，谁都不想长时间瘫痪在病床上，完全没有自我，没有尊严，吃喝拉撒睡都要依靠老张服侍。老张本已脆弱不堪的身体，渐渐也吃不消了，久病床前不仅无孝子更无亲人，对服侍者和被服侍者来说都是一种相当糟糕的体验。谁知还有更糟糕的事情等着他。高医生开始不断找老张谈话，希望春节前能带老田先回家休养一段时间，按照往年惯例，春节期间病区要关闭，高压氧治疗要暂停，医生、护士一年忙到头，难得有机会休息，希望老张能够理解他们，让他们过一个安稳年。

不清楚高医生具体哪句话刺伤了老张，或许是老张夫妻俩长年累月奔波求医最终妻子还是瘫痪在床，或许是老田日渐暴躁的脾气，或许是小张时不时爆发的小宇宙，他觉得全世界的人都太自私了，每个人只想着自己，却没有人考虑过他悲凉的内心。他愤怒了、爆发了，他指着高医生破口大骂，骂他没有医德，对患者没有怜悯心，更没有同理心，不能急患者之所急，想患者之所想。说句公正话，高医生并非没有医德，一线医生的无奈并非患者和家属能够理解，试想一下病区关闭与否，高压氧治疗停止与否，医护人员放假与否，是高医生说了算的吗？显然不是，可最终来自老张的责难，却要由他默默承受。

老张怒不可遏，非常清楚在这个医院里高医生决定不了任何事情，就叫上小张直接去 D 教授办公室，愤怒地指责 D 教授见死不救，枉为名医。D 教授了解情况后不断安抚老张，亲自带着老张前往二级医院，与院长协商后决定过年期间不关病区，不停高压氧治疗，留下一个治疗组继续保障老田康复。得到了自己想要的答案，老张终于止住了内心的怒火，与 D 教授送别时，为自己的不冷静向他表示歉意，并感激他的帮助。

春暖花开时节，术后已经三个月，但无论医患双方做出何种努力，老田始终停留在膝关节以下部位活动，以上部位则纹丝不动，鉴于此，高医生请示过 D 教授后，建议停止高压氧治疗。老张只能将老田接回家里，家的物理空间没有变化，人却时过境迁。小张咽不下这口气，坚决要上法庭告 D 教授，告他医术不精、草菅人命。正是在此种情况下老张找到了我，主要目的一想请我上门帮老田会诊，二是让我帮他判断 D 教授治疗是否有瑕疵。老张所托之人正是老铁。我特意找了一个周六下午到老张家里。一下午的时间，夫妻俩给我讲了他们二十年的风风雨雨，令人唏嘘不已。对于之前每一次诊断与治疗他都没有异议，唯独对 D 教授的三次手术，颇有微词。尤其是第一次手术切除转移瘤所在椎体时，病理报告是未发现肿瘤细胞，明显是误诊误治。正是因为第一次的错误，才铸成之后第二次、第三次手术的连环错误，老田今日的一切都是 D 教授的错。

我仔细阅读了老张提供的全部病例资料，认真梳理每一个治疗过程，我非常清楚 D 教授在这个案例上所犯的几个致命失误，但是我相信这些错误绝非他有意为之，或者更确切地说，应该是无心之过。从诊断上来说，乳腺癌切除术后老田有过肺转移和骨转移，判断椎体转移瘤无可厚非，只是术前缺少影像资料支持，单纯从压缩性骨折就做出需手术的判断相对草率；老田已经罹患乳腺癌、肺癌及骨转移数年，手术方案选择病椎切除＋钛网植入＋椎弓根螺钉系统内固定，对于一个身体如此虚弱的老年女性，是否选择微创注射骨水泥以减轻疼痛即可达到目的？此其二；对于全身做过多次化疗、局部做过放疗的患者，骨骼的特殊性应该特别考量，术中及术后难以控制的出血应该有相应预案，而非一次次让患者二进宫、三进宫接受手术，此其三。

当然，我不能将如上判断告诉老张，并非我与 D 教授如何熟络，坦诚地说我与 D 教授连点头之交都算不上，亦非医医相护。但凡上了点年纪的临床专家，很容易找出每个病例治疗过程中的瑕疵，非常容易从同行手中牟利，但此种调转枪口向同行开枪的行径，会为人所不齿。真正医者内心柔软、善良，懂得体谅同行方案选择的不容易，懂得理解疾病发生发展的不确定性，而不是挥舞大棒，死抠细枝末节，即使你把每一个同行都打败了，你自己也未必是天下第一。老田的痛苦已经铸就，将 D 教授打入深渊无助于问题解决，更务实的方案，是希望 D 教授及其所在医院能够给以老田人道主义救助，为这个风雨中飘摇的家庭提供几许稳定的保障。我建议老张跟儿子协商一下，从法院撤诉，转而跟 D 教授及医院友好协商，最后结果未必比告上法院相差多少。我肯定地说，以我对 D 教授为人的了解，相信他会积极而妥善地处理这件事情。

从人生来说，老张夫妻何其不幸，尤其老田，一次次接受身体和心灵的疼痛和打击，耗尽了全部家产，如果 D 教授能够从医者仁心出发，一定会用自己的方式帮助他们。果不其然，三个月后，老张特意带着小张到我办公室，给我送了一束鲜花表示感谢。老张说 D 教授对他能够从法院主动撤诉表示意外和敬佩，坦承老田治疗过程中存在诸多可以改进之处，表示愿意继续为老田提供医疗服务，并尽一切力量满足他们的诉求，协商结果不仅没有伤了和气，还达到了目的。虽然对老张来说，给多少钱都无法弥补老田的伤痛，可是除此之外，也没有更好的办法了。

医患关系本就脆弱，一些医者喜于诋毁同行粉饰自我，一些医者喜于贬低同行抬高自我，一些医者喜于哗众取宠吸引眼球，一些医者喜于自揭伤疤满足猎奇，凡上述种种，某种意义上甚至可以说是医患关系逐步恶化的根源。我始终坚信，良好医患关系的构建，来自双方的携手，各自守好本心，医者潜心钻研，提高业务，兢兢业业；患者及家属理解、支持和配合医者。唯如此，和谐友爱的医患关系才能够真正达成，我坚信这一天一定会到来，到那时，医患携手才能真正战胜疾病这只狼。

初稿：2022 - 03 - 05 周六 21:05（惊蛰日）
修改：2022 - 03 - 15 周二 21:23
校对：2022 - 03 - 27 周日 14:09

卡　妹

伪专业披着假科学的外衣挤兑专业的空间。

——迦钰小语

卡妹 35 岁，某小城市时尚中年妇女。卡妹本不姓卡，大名隰（xí）倩倩，从小到大，饱受姓氏"摧残"，隰字结构复杂，笔画实在太多，写起来相当费劲，很多人都不认识这个字。说起隰姓可真有来历，是中国罕见姓氏，据廖用贤《尚友录·隰姓》记载："隰，姜姓。齐庄公子廖封于隰阴为大夫，故以为氏焉。"意思说齐庄公儿子公子廖被封在隰阴做大夫，于是以隰为氏。

每次考试都是让人抓狂的经历，当她还未写完名字，其他同学差不多已经做完两三道题了，听到边上同学翻试卷的声音，她急得想哭。名字难写是缺点却也有好处，认识隰字的老师属于少数，上课时老师很少喊她起来回答问题，毕竟老师都好面子，总不能喊她"啥倩倩"吧？

卡妹成绩一直很普通，属于小富即安类型，上考不到 985、211 高等学府，下读个二本院校绰绰有余，父母家庭条件在当地属中上水平，故心态一向很好，不像其他家长那么鸡血和高压，在他们朴素的思想里，女孩子安稳点就好，反正将来相夫教子，不必太劳累。填报高考志愿时力主她选财会专业，认为女孩子很合适，找工作比较方便。大学毕业后她抱着"父母在，不远游"的心态，想都没想就回到父母身边，入职朋友公司做财务。

财务工作性质决定每个月忙碌时间不会太多，自己支配的灵活时间挺多。起初老总想给她加点钱，希望她有空时兼做一些行政的活。卡妹觉得行政事务太烦太杂，为了一点小钱划不来。她委婉回绝了老板，理由很充分，财务工作需要精细化管理，再兼任其他工作，万一出了差错担待不起，老板听卡妹这么说，就不再坚持，让卡妹一心一意做财务。

一个公司的小财务，既非领导，也没有什么权力能够吃拿卡要，卡妹外号的由来是她有个特别爱好，极度热衷办卡，各种卡都要办，不论去哪里，不论做什么事，或逛街或旅行，包里常规装着两个厚厚的卡包，购物、住店或就餐，总能找到适合的打折卡，大家都夸她特别会过日子，有时候甚至开玩笑说她是精致的利己主义者。卡妹非常反感这种称谓，她从来不小气，跟朋友外出常主动买单。卡妹老公是外企高管，收入不菲，早早实现了财务自由，并不需要卡妹省吃俭用，办卡纯属卡妹个人内心执念。卡妹绝对不属于精致利己主义者，属于生活中善于精打细算的那种人，不差钱却也不随便浪费，想得清楚，活得明白。

财务人员因为工作性质容易患上颈椎、肩部和腰椎等职业病，卡妹亦不能幸免，时常感到腰酸背痛、肩颈僵硬，严重时经常因为脖子痛而失眠。需要指出的是卡妹的颈肩腰不适，部分是因为工作，更主要原因与跟她糟糕的生活习惯有关。第一大坏习惯，睡前常常背靠床头追剧，常常看到深夜仍欲罢不能，卡夫（卡妹老公）无法忍受，选择分房间睡，本来有卡夫制约尚节制，分开睡后便彻底放飞自我，躺下发现已经又是下半夜了；第二大坏习惯，沉迷网络游戏，随身携带游戏专用IPAD，公交车上、地铁上的时间也不放过，甚至在单位上班时间照样偷偷打上三五盘；第三大坏习惯，好手机聊天。卡妹性格温顺热心，朋友多，大家有事总喜欢找她商量，卡妹从来都不负众望，积极帮忙出主意，常常聊得腰酸背痛。总结一句话，卡妹是个非常典型、彻头彻尾的低头族，是颈肩腰痛最喜欢找上门的宿主。

卡妹很明白自己颈肩腰痛的原因，反反复复发作几次后，她有些害怕了，怀疑脊柱是不是长了肿瘤。我在门诊经常遇到卡妹这类患者，常怀疑自己不舒适部位是否长了坏东西。卡妹对自己的身体健康还是非常重视的，立即托人在当地中医院找了个挺有名气的骨伤科专家就诊。老专家望闻问切后认为完全是她不恰当的生活习惯和工作劳累所致，年纪轻不要担心，没啥大问题，给她开了几副活血健骨的中药调理，建议改掉坏习惯，不要做低头族，并建议她到康复科做理疗，放松筋骨。卡妹听后觉得老中医水平很高，所述与自己所想完全吻合，便到中医康复科做理疗，做了四五次效果确实很明显，卡妹相当满意。有一次在做理疗时，卡妹跟理疗师建议，医院若推出买十送一的优惠活动，估计病人肯定爆满，医院铁定赚翻。理疗师听后笑笑说，不用搞活动，已经从早忙到晚，上厕所的时间都抽不出，再搞活动估计连吃午饭时间都没有了，况且病人多有啥意义，只会增加工作量，收入又不会有多少提高。

　　勉强坚持做完一个疗程，卡妹便不再去医院了，她觉得去医院做理疗实在太麻烦，第一停车难，第二排队挂号难，第三等候时间长，做一次理疗大半天时间就过去了，关键收费还挺贵，又不能办卡打折，不符合卡妹的消费需求与定位。犯困递枕头，离家不远新开了一家全国连锁、装修豪华气派、服务热情周到的 HX 足浴养生店，卡夫酒后多次在店里做过足浴，技师技术过硬，价格公道合理。有一次卡妹到店里接喝醉酒的卡夫，顺便做了一次肩颈和腰背部护理，感觉效果不比理疗师做得差，便办了张年卡，折算下来比去医院价格便宜不少，最主要是方便，从家里走到店里十分钟都用不了，省去开车停车的烦恼。

　　自从在 HX 足浴店办了年卡之后，卡妹只要有时间就会跑到店里做个肩颈腰背部护理，不管对疾病治疗有效还是无效，至少心情放松，似乎腰背部的确没有之前那么难受了。临近年关，单位业务量陡增，卡妹天天加班做账，一天晚上又被肩颈疼痛折磨得一夜未眠，卡妹便跟卡夫说按摩会让人上瘾，几天不按，脖子又不舒服了，浑身难受。好不容易熬到周五，刚吃完午餐，卡妹便想着去预约做颈肩部按摩。

　　预约好之后，卡妹向老板说要跑趟税务，老板同意后卡妹立马开溜。

甫到店里，经理向她热情推荐一位来店里指导的专家型按摩技师，据说是公司超五星级技师兼培训导师，经常赴全国门店轮流培训，一年最多光临他们门店一次，没想到卡妹运气爆棚正好赶上了。经理考虑到卡妹有钱有闲又是老客户，便作为一项福利给卡妹，由专家技师为卡妹亲自服务。技师是个50岁上下的胖阿姨，从事足浴按摩近20年，经验丰富，以手法准、力道足著称，自诩曾经用手法替许多大老板治好了多年的脊柱顽疾，是一个误入按摩界的脊柱正骨大师，吹嘘说不少大医院康复理疗科都想高薪聘请她去当老师，被她拒绝了，她说她是有追求的人，赚钱不是目的，希望把技术传授给更多的按摩技师，传道、授业、解惑，大家共同致富。

对卡妹来说，绝对是天上掉馅饼的好事情，作为长年受到颈肩腰痛折磨的资深病号，今天赶上专家型技师，花一样钱享受不一样服务，如果能够将困扰多年的顽疾一朝解决，岂不美哉！店长说胖阿姨有个要求，做按摩时边上有个女徒弟一旁观摩。这个徒弟曾经为卡妹做过按摩，彼此很熟悉，卡妹二话不说立即同意接受胖阿姨服务，并迅速且熟练地躺上按摩床，脸朝下趴着。一切准备就绪，胖阿姨便开始为卡妹疏通筋骨，不愧是专家型技师，似乎对卡妹的痛点相当熟悉，处处精准定位，招招拿捏得当，每到卡妹因触动痛点叫喊时，胖阿姨都会煞有介事地对见习技师说，你看看，这些痛点正是客户颈部经络不通畅的原因，我今天帮她把这些经络统统打开，以后便不会再受颈椎病和肩周炎的侵扰了，今天晚上回家肯定能睡个好觉。胖阿姨说得一板一眼，卡妹很是信服，尤其是按过之处，能真切感受到疼痛过后的舒适，她礼貌地竖起大拇指给胖阿姨点赞。

一切都很不错，胖阿姨用心，卡妹感觉满意，之前大部分的不适感都在胖阿姨的巧手之下一一化解，确实是非常美妙的体验，要是胖阿姨能够常驻此店该有多好啊。尔后胖阿姨又贴心地询问卡妹颈肩是否还有其他不舒服的地方，卡妹经常感觉颈部两侧，尤其是距下颌10厘米部位，会有不定时的酸痛，没有发作时与常人无异，一旦发作起来，酸胀感极度难忍，剧烈时恨不得把整个脖子拧下来才痛快。于是跟胖阿姨指了指位置，请胖阿姨帮她局部疏通一下。

关于按摩存在着许许多多的伪科学，无非都是打着中医的旗号收割智商税。其一经脉堵塞说，经脉是什么，存在于人体何处？经络有哪些作用，通过什么途径实现功能？凡是看过金庸武侠小说的人，一定惊讶点穴手法的神奇，但从医学角度看并不科学。《黄帝内经》如此描述经络："经脉者，人之所以生，病之所以成，人之所以治，病之所以起。"大意指经脉掌控人体生老病死的发生发展，可经脉存在什么部位呢？"伏行分肉之间，深而不见，其浮而常见者，皆络脉也"，并具有"决生死，处百病，调虚实，不可不通"的特点，基于此才有中医针灸治疗的基础，针灸"欲以微针通其经脉，调其血气，营其逆顺出入之会，令可传于后世"。由此可见，经络理论对指导中医诊疗实践有着决定性作用，我不相信遍布大江南北美容按摩馆里的技师能够准确通晓经络走向和是否堵塞，作为一名资深骨科专家，我自惭形秽，本科虽学过数年中医学，走上临床后每年经手患者没有上万亦有数千，时至今日，依然无法完全理解中医经络走向与疾病关系，由此可以推断，大部分打着养生旗号的经脉疏导，要么是伪科学，要么是真骗子。

其二遍地开花的淋巴排毒。淋巴系统遍布全身各处，是体内重要的防御功能系统，由淋巴管（包括毛细淋巴管、淋巴管、淋巴干与淋巴导管）、淋巴组织（包括弥散淋巴组织与淋巴小结）、淋巴器官（包括胸腺、骨髓、脾、扁桃体等）构成。淋巴系统具有两个重要功能：一方面可以引流淋巴液，清除机体内异物、细菌等，另一方面是身体防御的前哨，分散于身体各部淋巴结，类似滤过装置，可有效阻止经淋巴管进入的微生物。打个比方，牙齿有炎症了，下颌部淋巴就会肿大，此时便是淋巴系统在发挥抵抗作用。由此可见淋巴系统其实是身体免疫机制的一环，从临床角度看，按摩或许能够促进血液循环，但是对淋巴组织进行过度按摩，不仅起不到排毒、提高身体免疫力的效果，反而会对淋巴组织造成损伤，严重甚至会诱发淋巴结炎。妄想通过按摩淋巴系统促进排毒，不是假医学，肯定就是真傻子，因为按摩淋巴排毒，不仅排不了毒，反而会给你带来淋巴结炎症。

其三神乎其神的节食排毒。所谓"辟谷",又称却谷、去谷、绝谷、绝粒、却粒、休粮等,源自方仙家养生中的"不食五谷",即不吃五谷杂粮,代之以药食等充腹,或在一定时间内断食,是古人常用的养生方式。辟谷术起于先秦,大约与行气术同时。集秦汉前礼仪论著《大戴礼记·易本命》说,"食肉者勇敢而悍,食谷者智慧而巧,食气者神明而寿,不食者不死而神",是食气术最早的理论根据。做法就是不吃主食,单纯食用各种蔬菜和水果,通过水果和蔬菜中所含营养成分、维生素排出体内毒素。实际上,这种断食完全起不到排毒效果,反而会对消化系统造成损伤,诱发消化道不适,长期断掉主食,会造成机体营养不良,蛋白质严重缺乏,严重者诱发脂肪肝。更奇葩的是美容会所为客户提供灌肠服务,美其名曰排毒养颜,很多因卫生条件及技巧掌握不到位,冲破客户肠腔导致感染,诱发腹膜炎,危重者付出生命的代价。由此可见,这些游走于法律边缘的养生项目,不过瞄准了客户口袋里的钞票而已,如果功能真那么神奇,美容养生店老板铁定个个长命百岁。

人吃五谷杂粮哪有不生病的道理,长命百岁向来是人的美好愿望而已,古代所谓无疾而终,是因为没有办法搞清楚人的真正死因,说得直白一点,古代没有尸体解剖,无法得知死亡真正病因。但凡人活着,无一例外都会遭到运动系统疾患的侵扰,脊柱更是首当其冲,它拥有人体最精细的关节和肌肉,共同协调一致保证人体完成转头、低头、抬头等动作,这些动作涵盖神经调控、肌肉运动、关节协调等。如果颈椎某一组织出现问题,不论是椎体内椎间盘、韧带,还是脊髓神经根或者血管,抑或是肌肉协调性和不明原因损伤,都会导致颈部疾患。

作为资深低头族、颈椎过度使用者的卡妹,颈部疾患显而易见。胖阿姨顺着卡妹指点,准确找到痛点,胖阿姨隐约感觉到痛点下面是个小包块,她内心暗暗窃喜,向卡妹表功说你颈部疼痛因为经络不通,堵塞后变成硬结,今天遇到我是你一辈子的幸运,我一定帮你把这个硬结解开,今天以后绝对不再受它的折磨。自我吹嘘一番之后,胖阿姨开始对卡妹颈部硬结处缓慢用力，明显感觉到硬结质地较软，卡妹立即感受到一阵不可名状的酸胀感，直接伸手想掰开胖阿姨的手，并连喊数声痛来示意胖阿姨力量轻一点。自以为找到卡妹颈部不适根源的胖阿姨，岂肯轻易放弃来之不易的成果，她嘴里连声答应，手上的劲并没有松懈，反而在原有基础上渐渐加压，同时安慰卡妹说，这里是最关键的痛点，再忍一忍，把它彻底疏通后经络就通畅了，做完就舒服了，保证她今晚能睡个安稳觉。听闻此言，卡妹双手紧紧抓住按摩床，一边忍受着胖阿姨的按摩，一边痛苦地叫喊着。

痛苦地叫喊了大概五分钟左右，卡妹便不再出声了，呼吸声音听起来很沉重，似乎进入梦乡一般。从按摩技师的角度来说，手法按摩让客人进入睡眠状态，是按摩是否成功的重要评判指标。胖阿姨按摩时已明显感觉到卡妹两边颈部的硬结居然神奇地消失了，不论她如何用力，卡妹完全没有疼痛反应。胖阿姨朝边上女徒弟得意地抬了一下眼睛，女学徒双手伸出大拇指不停点赞，胖阿姨笃信今天的按摩相当成功，颈部经脉堵塞已经被她完全治好了，痛则不通，通则不痛，卡妹不再喊叫，说明已经感受不到疼痛了，进一步证明经络通畅了。胖阿姨心里还在想，今天案例的视频完全可以在今后的全国巡回演示时，作为重要成果展示，相信会收获无数赞誉和掌声，说不准老板会因此给自己升职加薪呢！想到此，胖阿姨按捺不住内心的喜悦，不由自主地哼唱起来。

当胖阿姨按照流程做完一切规定项目后，时间差不多过去了两个多小时，看着卡妹仍在沉睡当中，胖阿姨尝试叫了她两声并轻轻推了她一下，卡妹竟然一动都不动，胖阿姨想既然是经理推荐的贵宾客户，就不打扰她休息了，于是带着女学徒退出了房间。胖阿姨交代女学徒跟店长汇报一下卡妹按摩已经结束，她在睡觉，显然卡妹之前经常有类似情况，店长听后笑笑并不作声。

当天店里因为有顶级培训师胖阿姨的到来显得特别忙碌，既有卡妹这种超级 VIP 的专享服务，也有胖阿姨个人培训课程，店里技师学习热情高涨，忙得不亦乐乎，一直到晚饭时，店长方想起卡妹仍在房间睡觉，便叫人去叫醒她。没过一会儿，只听服务员边从包厢跑出来边喊，出事了！出事了！客人断气了！店长立即打断女服务员，呵斥她别瞎嚷嚷，毕竟此时正是生意高峰期，吓坏其他客人，将来生意就不好做了。

当店长一路小跑冲进卡妹所在包厢时，只见卡妹一动不动趴在按摩床上。常人趴着睡觉时会因为胸部受到挤压，喘息声比平躺响许多，可是卡妹的呼吸声却完全听不到，店长心猛地一沉，赶紧招呼其他员工一起把卡妹翻了过来，一边拨打120急救电话，一边指挥其他人对卡妹进行心肺复苏，虽然技术与要点可能达不到正规抢救水准，但是放在当时情况下，任何干预都有可能逆转她的生命。120响应非常迅速，不到十分钟便赶到美容店，将卡妹快速送到附近医院。经此一折腾，前来按摩的客人吓得魂飞魄散，一个个赶紧逃离，店长亲自随救护车护送卡妹去医院，还把胖阿姨一起带上，并联系了卡夫。120急救医生一路上对卡妹进行持续心肺复苏，直到交给急诊医生才停下来。经过一系列紧急抢救，卡妹恢复了心跳，伴有微弱的自主呼吸，但是完全没有意识。

生活中总会有一些不期而遇的意外降临，当卡夫接到电话匆匆赶到医院时，卡妹气管插管后已送进监护室。隔着厚厚的玻璃墙，卡夫努力想朝里看却啥也看不到，他感到自己浑身在发抖，脑子里一片空白，根本无法保持均匀的呼吸，他不清楚妻子一天内到底经历了什么，居然会从一个好端端的人变成生命垂危的病人！他急切想知道答案。这时主管医生W教授走出监护室，边上跟着的一位戴眼镜的年轻医生，手里捧着一大堆材料，将卡夫、店长和胖阿姨一起喊到了医生办公室。

W教授显然是个经验丰富、训练有素的急救专家，他首先给出卡妹的诊断：颈动脉瘤破裂引发脑梗塞，自主意识丧失，颈动脉瘤应该是既往基础疾病。卡夫刚辩解说以前从来没有发现时，被边上年轻医生示意不要插话。W教授显然能理解卡夫的想法，说不论之前是否检查过，事实摆在眼前。当然一般情况下，颈动脉瘤很少自行破裂，有多种因素，比如过度劳累、血压不稳定、外力破坏等，都可以造成颈动脉瘤破裂。目前卡妹脑梗塞很严重，随时有生命威胁，即使侥幸度过危险期，以后极大可能性是植物人状态。听到此处，卡夫悄无声息地从椅子上滑落到地面上，发出了"嘣"的一声巨响，紧接着胖阿姨也是同样的动作，发出第二声巨响，店长和年轻医生一人一个，将他们从地上扶起来。W教授或许经历此类场面较多吧，他镇定自若地坐在椅子上，埋头翻看着病历，等到卡夫和胖阿姨再次坐稳之后，才重新把头抬了起来，继续刚刚的谈话，似乎中间小插曲完全没有发生过一般。W教授把抢救过程介绍完毕之后，继续跟卡夫交代了许多事情，并嘱年轻医生让卡夫在抢救知情同意书上补签名。急救后补签名这种情况时有发生，因为在家属未到场情况下，如果病人有生命危险，不应过多纠结签字问题，当然也时常上演农夫与蛇的故事，发生过生命获救后反将医生告上法庭，理由是未取得家属知情同意，索要巨额赔偿。真是令人啼笑皆非。

　　W教授离开后，年轻医生陪着卡夫、店长和胖阿姨，细细了解卡妹在足浴店发生的一切。胖阿姨虽然对卡妹的现状很内疚、很自责，却很清楚越是详细讲述，越是有助于医生判断，越是有利于抢救卡妹的生命，于是一五一十详细地向医生和卡夫进行了汇报。卡夫此时已经从初始慌乱中恢复过来，特意找了纸和笔，记录下来胖阿姨描述的每一个细节。谈话临结束时，卡夫反复追问卡妹之后会如何，年轻医生用尚稚嫩的眼神扫了卡夫一眼，然后双手一摊很诚恳地说，希望很渺茫，但我们会努力，如果你们有北京上海的关系，抓紧去请救兵，看看大城市的专家有没有什么好办法。

　　卡妹父亲与我一个多年好兄弟老任是旧相识，据说有过命交情。周五晚上老任推掉几个应酬，在办公室加班处理一份申请书。晚上8点一刻，老任突然来到我办公室，絮絮叨叨谈了很多与卡妹父亲的往事，说到动情处，居然流下了泪水，我与老任相识十余载，从未见他如此真情流露，若非如此，我是断然不会插手卡妹的事情，一并非我的专业，不知道从何帮起；二卡妹在外地，无从帮起，毕竟鞭长莫及。当然，若真如此，便不会有卡妹的故事了。兄弟有难，自然应该鼎力相助，救人一命胜造七级浮屠。

我当即答应老任，马上请假，同时快速邀请了神经内、外科专家各一位，由老任亲自驾车，陪同我们奔赴卡妹所在的医院。

三个多小时车程，老任不断接到卡妹父亲的电话，每一次老任尝试接电话时，都被我一把抢了过来，每天高速路上都会发生不少司机走神所导致的车祸，一车人的安危系于老任一人之手，何况又是晚上，视线本就不佳，我坚决制止了老任的可怕行为，后来索性把他手机暂时放在我身边，让他安心开车。当车驶入医院大门时，已接近凌晨 2 点半，远远看到一个中年人陪着一位老者，站在路边焦急地眺望，或许是天气严寒的关系，时而搓手，时而跺脚，或许是看到了熟悉的车牌，老者居然不断挥手，嘴里大声呼喊着，不用多问，肯定是卡妹父亲和卡夫了。

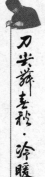

当天正好年轻医生值班，一听上海专家大名，立即向卡夫竖起大拇指。于是队伍分成两组，年轻医生陪着两位神经科专家去监护室为卡妹检查病情，而我与卡夫、店长及胖阿姨，找了个僻静角落坐下来，细细了解受伤经过。卡妹的病情完全在我专业范围之外，对于自己不熟悉的领域，我秉持少参与、少介入、少发表意见的原则，拜托两位神经科专家全权负责。两位神经科专家都是各自领域的行家里手，对卡妹类似病情见多识广，快速为卡妹制订了针对性的治疗方案。年轻医生不敢做主，赶忙打电话请示 W 教授。电话里 W 教授不加迟疑地说，按照上海专家的意见办，尽快处置。效果立竿见影，第二天早上 8 点，卡妹本不稳定的血压慢慢平稳了下来，虽然意识依然没有恢复，但是生命体征渐趋稳定。我们的一夜奔波与劳累完全值得。查房时与 W 教授碰面，商量了下一步的治疗方案并达成一致共识后，老任帮我们三人找了个小房间，躺倒后马上鼾声大作。

店长和胖阿姨始终没有离开医院，或许她们心中充满着内疚，如果不是她们的养生按摩，相信卡妹不至于受到如此巨大的创伤。有时候很感慨，有些人去养生按摩，明明是为了健康，可是最终把命送在按摩床上的并不在少数。美容养生行业医疗化似有越演越烈的趋势，同时由于该行业从业人员普遍知识文化水平较低，往往为了赚取更多的钱，更容易被包裹着光鲜外衣的伪科学所蒙骗、所洗脑。但让人迷惑的是，去做养生按摩的都是有钱有闲，甚至是有知识有文化之辈，却对他们这一套说辞深信不疑，实在匪夷所思。

　　卡妹侥幸把命保住了，虽然意识始终没有恢复，但对卡妹父母来说总归是一种慰藉，对卡妹孩子来说总归是一种寄托，对卡夫来说，更多意味着一种责任。我们无法责备卡妹疾病发作过程中哪个是罪魁祸首，因为我相信，从卡妹老板，到店长，到胖阿姨，没有一个人愿意卡妹变成一个植物人。

初稿：2022 - 03 - 06　周日　22:01
修改：2022 - 03 - 16　周三　18:15
校对：2022 - 03 - 28　周一　21:07

刀尖舞春秋·冷暖

第四篇

冬·藏·白：风刀霜剑

贻误战机

弱者乐于哭诉经过，强者善于分享结果。

——迦钰小语

铁打的病床流水的患者，从病床角度观察动态变化的患者，或许是一个非常有趣的角度。树靠一张皮，人靠一身衣，换上病号服，躺到病床上，不论过往高贵或者平凡，瞬间变成千千万万患者中的一员。对医者而言，不可能每个患者都给你留下深刻印象，除非具备某些特殊性，比如诊断很少见、治疗不顺利、效果不理想或者家属很折腾。乔环球能给我留下深刻印象并多年不忘，并非他的疾病本身有多么复杂，恰恰相反，他所患疾病非常简单，属于简单伤情复杂化治疗的典型代表，其实，说他是受害者未尝不可。

乔环球受伤时53岁了，老家位于江西赣州一个偏僻小乡村，交通极其不便。对赣州我没有太多了解，时至今日没去过，若说对它有何印象，唯一说得上来的就是当地盛产的赣橙吧。环球自幼没读多少书，小学毕业就回家务农了，父母做了一辈子农民，连县城都很少去，天天面朝黄土背朝天，拉扯着五个子女，好歹长大成人。结婚生子前环球一直在老家务农，接连两个孩子出生后，家里经济日渐紧张，跟老婆商量后，决定把孩子交给父母照看，夫妻俩一起外出打工。现在有不少人喜欢贩卖各种情怀，诸如小山村空气好，好山好水好悠闲，瓜果蔬菜无污染，有机美味又健康，能够天天采菊东篱下，悠然见南山，号召大家放弃城市，回乡下居住。作为从农村走出来的一代人，我敬重生我养我的地方，无意质疑，只是诸如此类言语，说明他根本没在农村生活过，或者是娶了媳妇忘了娘，睁眼说瞎话。

环球夫妻俩打工的第一站选择到省城南昌，理由很简单，离家近。父母亲听说儿子准备去南昌，想着离家如此远，愁得几天几夜睡不着觉，吃不下饭。儿行千里母担忧，这是亘古不变的真言，跟孩子多大、家庭贫富贵贱完全没有关系，是亲人间血浓于水的情感。对此我有切身体会，1994年我考到上海读大学，即将离家的前几天，妈妈开始担忧，总觉得小小年纪独自闯荡上海，非常不放心，一有空就交代我别心疼钱，虽然家里算不上富裕，该花花该吃吃，穷家富路。尤记得去向大舅妈辞行时，大舅妈两眼泪汪汪，拉着我的手，千叮咛万嘱咐，当时的情景二十多年过去依然历历在目。

只是不论环球妈妈如何担心，都无法改变他们外出讨生活的决心。选择南昌除了距离较近之外，还有一点就是同乡人比较多。简单安顿后，妻子很顺利地在老乡的土菜馆找到了工作。土菜馆工作人员不多，连老板夫妇共八个人，老板掌管一切，老板娘负责最重要的收银，主厨、配菜、采购、迎宾各一位，剩下三位统称服务员。说是服务员，其实几乎啥事都要做，洗菜、洗碗、洗锅、切菜、拖地、端菜等，主厨来不及的时候偶尔还要帮忙下面条等。环球不乐意去饭店，认为伺候人的工作没面子，他选择摩托车营运。开摩托车带客好处多多，上下班时间比较弹性自由，又能够随时与车友或者客人聊天，视野开阔，美中不足就是摩托车带客属于非法营运，另外在路上跑，危险性相对大一些。

夫妻俩在南昌工作辛苦而收入有限，辛苦半年多，两人一算，刨去日常开销居然所剩无几。夫妻俩觉得继续在南昌干没有太多价值，必须寻找新的出路，于是把眼光从南昌转向杭州。比起南昌，杭州发展速度显然更快，环球基本上以两个月换一种工作的速度不断尝试，有了南昌的经历，夫人不愿意再去饭店打工，转而从事家政行业。一段时间后，夫妻俩再次选择离开杭州继续北上，来到上海。

上海，在环球夫妻眼里，绝不是什么冒险家乐园，更没有想象中的遍地黄金，虽然比起南昌、杭州要繁华许多，但对他们来说，外滩、南京路、人民广场的繁华都是过眼云烟，与他们没有什么关系，他们需要的是赚钱、赚钱再赚钱。对环球来说，几乎等于零的教育背景，只能找出卖体力的活。那时上海正进入飞速发展时期，建筑工地相当缺人，环球游刃有余地在好几个工地之间来回穿梭，赚取对他来说永远不满意的钞票。妻子继续杭州的老行当，有过南昌饭店打工以及杭州保姆的经历，做熟不做生，比环球更快地适应并融入了上海。

环球对现状并不满足，当然也无法满足，他希望能够赚更多的钱，终极目标是回老家盖一栋大房子，破烂的小房子俨然成为夫妻心头最重的负担，况且两个儿子都需要成家立业，在农村，有房子更容易说上媳妇。对环球夫妻来说，他们显然不只是为自己在打拼，更是为了两个年幼的儿子。纵然古人云，良田千顷，日仅三餐，广厦万间，夜眠七尺，可是身在凡尘中的每个人，又有谁能够免俗，又有谁能够看得穿，又有谁能够从中轻松解脱呢？在他们来上海三年多的一天，家里传来噩耗，老乔上山砍柴时，被山上滚落的石块击中头部，晕倒在山沟里，幸亏被路过村民发现，合力将他送去医院，经过医生全力抢救捡回一条命，却留下一侧肢体偏瘫的后遗症。之后老乔生活勉强可以自理，却无法再下地干活，生活重担全部压在妈妈肩上，妈妈不堪重负。按照道理，最佳解决方案是让老婆回家帮忙，但种地对家庭收入没有太多帮助，夫妻俩商量后决定放弃家中农活，把责任田交给弟弟打理，唯一要求就是年底给父母分点口粮。弟弟盘算一下感觉不吃亏，加上哥哥开口，便愉快地接受了。如此一来，夫妻俩便继续留在上海打工赚钱。

环球的工地位于郊区青浦，距离市中心有五十分钟左右车程。一天中午，环球跟工友们准备吊装房屋外立面，石板很重，一般都采用机械吊装，或许是因为工地太多生意太好，当天吊装师傅在其他工地干活不能来，为了不影响进度，工长临时给大家加钱，决定人工抬上去。此种方式很耗费体力，但考虑从一楼抬到二楼，工作量似乎不太大，再说来工地干活就是为了多赚钱。环球跟工友们抬石板上楼梯时，捆绑石板的绳子突然断裂，整块石板直接撞向环球左大腿。猛烈的碰撞导致他直接从楼梯上滚落下来，边上工友反应相当及时，快速顶住石板，避免石板压到环球身上造成二次损伤，否则环球的命恐怕当场就没了。

环球感觉有人拿着锤子反复击打他的左大腿，每一下都是重拳打击，一种撕心裂肺的疼连带着肌肉一起颤抖，他想努力站立起来，无奈一双无形的手死死朝地面拉扯他，他根本无力对抗，完全不能站起来，他想喊，却觉得一大团棉花硬生生塞在他的喉咙里，他感觉自己似乎喊出声了，耳朵里却完全听不到自己的呼救声，数分钟过后环球便完全失去了知觉。医学上将上述情形称为休克。我看到环球受伤时的片子，只有左股骨干粉碎性骨折一处，单一股骨干骨折失血量约 1 500 毫升，这个失血量对于壮年劳力不至于短期引发失血性休克，最大可能性是疼痛导致的神经源性休克。影视剧中，经常出现主角受某些情形刺激突然晕倒，就是属于心源性休克。环球当时昏迷了，昏迷时间很短，当 120 把他抬上救护车时，他已经彻底醒了，知道自己是谁、为何受伤，他没有感受到来自左大腿的太大疼痛，急救医生已经帮他做了临时性支具固定。

距离工地一刻钟车程有家二级医院，应工长强烈要求并兼顾节省时间原则，120 医生非常负责任，将环球送到该医院急诊。环球病情并不复杂，三十分钟后片子便拍出来，左大腿粉碎性骨折，需要手术固定才能减少后遗症。环球一听要手术，便向工长提出可否到市区大医院去，工长不以为然，笑笑说这是硬伤，骨头断了嘛接一下就好了，没有必要大费周章到市里去，万一没有床位就得睡走廊，来回折腾更麻烦。从工长角度考虑，让环球住在工地附近医院符合他的利益，一是小医院治疗费用低，可以减少他们的硬性支出，二是距离近有助于安排专人护理，避免聘请护工增加支出，三是小医院医生相对友善好沟通。综合考量后，工长快速为环球办理了住院手续。

住院后，环球和工长不多时就见到了和蔼的主管大夫褚医生。褚医生是江苏吴江人，徐州医学院毕业，辗转数家医院后正式落户青浦，说话声音很轻很温柔，脸上总带着浅浅的笑容，令人如沐春风。褚医生查房时握着环球的手，亲切地说这种情况应该赶快手术，越快越好，有利于骨折愈合。假如不急诊手术，需要在膝盖上方穿一根粗钉子，再绑上重重的秤砣做牵引，打钉子和牵引过程都挺痛苦。早点手术是短痛，做骨牵引是长痛，长痛不如短痛啊！环球内心排斥在小医院手术，他知道有个工友曾经在这家医院开刀，术后就没有恢复好，留下了严重的后遗症，到现在走路还一瘸一拐的，他答应先住院本是缓兵之计，为自己争取时间，再委托亲戚朋友帮他联系市区大医院，希望能够转过去手术。但是听了褚医生一番话，觉得似乎有几分道理，骨头里穿过一根钉子再用秤砣吊着，此中痛苦想想都觉得头皮发麻。

看着环球犹豫的样子，褚医生开导他不要过于担心手术，医院虽小，但是做这个手术十拿九稳，手术难度相当于普通阑尾炎，手术时间也不长，请环球完全放心。临了褚医生宽慰他一定亲自主刀，确保他能够获得满意治疗效果。环球一听褚医生能够亲自为他主刀，内心的担忧似乎有些缓解，边上工长插嘴说，在这里是褚医生这样的专家为他手术，在市区大医院，保不齐就是普通小医生给他开刀了。褚医生和工长如唱双簧般的几番话，让环球终于放弃了自己原来的想法，既来之则安之，决定让褚医生为他手术。

取得环球同意，褚医生便开始进行手术安排。环球大概下午两点半住进医院，晚上6点半，在与夫人匆匆见过一面之后，环球即被推入手术室。麻醉、消毒完成后，褚医生开始为环球手术。选择的术式是切开复位钢板内固定，通俗说就是从左大腿外侧切一个长口子，将骨折部位暴露，进行完整复位，再用钢板给以固定。说说很简单，实际过程却可能遇到很多困难。褚医生术前信心满满，术中却发现骨断端过于粉碎，无论如何努力拼接都很难获得满意复位。反复尝试浪费了不少时间，随着时间推移，复位不顺利让褚医生内心越来越慌，麻醉医生一直催促他加快速度，避免术中失血过多，因为血压已经开始出现不稳定的征象了。

本来麻醉医生希望给环球输点成分血，但因为是急诊手术，褚医生过于乐观，对手术困难程度估计不足，没有为环球提前备血，没有备血自然无血可输。大多二级医院都没有血库，根本没有办法及时获得成分血，只能用代血浆维持血压。一边是并不满意的骨折复位，一边是麻醉医生的反复催促，一边是环球血压的反复波动，多重压力之下，褚医生只能降低要求，牺牲部分手术标准，将环球骨折维持对位对线之后草草收场。回到病房已是夜里 11 点，看着疲惫的褚医生，家人和工长除了感激还是感激。

术后第一个晚上，环球觉得浑身难受，连叫夫人帮忙扶一下鼻子上的氧气管都很费力。这对术后患者来说很正常，股骨干骨折手术并非是小手术，而算得上是彻彻底底的大手术，我相信褚医生将之比喻成阑尾炎手术，肯定是为了化解环球的紧张情绪。第二天早上，从一夜间断性噩梦与间断性半梦半醒中捱过来的环球，终于等来了褚医生。褚医生看着虚弱的环球和引流出的血性液体，再看看环球稍显苍白的面容，没有做太多表示，再次标志性地笑笑，让环球老婆多准备一些营养佳肴给环球补补，要当女性坐月子那般用心呵护。老婆本来就做家政，做营养餐对她来说自然不在话下，当即应允回去准备。

虽然老婆很用心，又是煮汤又是做菜，但环球没有太多的食欲，经常吃一点就往外呕。他自己很自责，觉得对不起老婆的辛苦，却又很无奈，毕竟胃肠道对食物的拒绝并非他自己能够控制。一直到第三天中午，环球状态越来越不好，脸越来越苍白，除了输进去的液体，基本上无法从嘴里吃进任何东西。环球老婆很担心，慌里慌张跑到褚医生办公室求助。褚医生听完描述大吃一惊，在他过往经验中，这种手术第一天虚弱很正常，毕竟术中有失血，可以依靠身体调理慢慢恢复，正因为老经验使然，除了术后第一天去查房，之后两个早上褚医生没有再去看环球，仅仅简单交代下级医生要注意及时换药。

当褚医生看到如此虚弱的环球时大吃一惊，赶紧问下级医生血色素多少，下级医生犹豫半天说术后还没有查过血常规，褚医生当即暴怒，大声训斥下级医生赶紧抽血化验。结果显示环球的血色素只有 57 g/L，处于重度贫血状态，如果不及时输血，很快生命就会有危险。褚医生吓得浑身冒汗，亲自逼着下级医生为环球备血，并在一个小时内取来 400 毫升全血、200 毫升血浆输进去。血液乃生命之源，随着一滴滴新鲜血液进入环球体内，为他快速带去了能量和营养。

在医院工作久了，对医院里各类人有所认知，你不要以为医院里的人都是高智商，其实并非如此。假如细细分类的话，在医院里存在如下四种人：第一种人既聪明又勤快，做事情干脆利落，又快又好，医疗、教学、科研样样行，对自己要求也高，是大家心目中的出类拔萃者；第二种人虽聪明却不勤快，他们学东西很快，但是缺乏主动性，看起来非常佛系，你让我学我保证学会，你不叫我学我也不感兴趣，此类人往往需要背后拿着鞭子鞭策才行；第三种人不聪明但是很勤快，此类人内心小宇宙比较浓烈，常常担心别人看不起他，容易未经请示就自行做一些决定和处置，在临床上常常惹祸，需要严加看管；第四种人又笨又懒惰，从不主动去学习，对任何事都漠不关心，一个技术半年也学不会，关键还啥都不愿意干，基本上做一天和尚敲一天钟，此类人并不在少数，看着貌似无功但也无过，却常常误事，甚至到病人出危险。很显然褚医生下属就是属于第四种人，浑水摸鱼直到环球差点出现生命危险。

输完血，环球便开始好转，精神状态明显好了不少，不再是昏昏欲睡的样子，老婆做的营养餐也能吃了。对病人来说，胃肠道功能的恢复非常重要，环球身体开始了神奇的复活之旅。临床工作见微知著，一个细微环节忽视了，患者的治疗就会向不好的方向发展，反之亦然。犹记得二十多年前，我刚进入硕士研究生阶段学习，导师是工农兵学员出身，算不上是科班，一路靠自己的拼搏与汗水，从一名普通士兵成长为军队技术三级的著名创伤骨科专家，打造了从士兵到将军的神奇故事。他的成功完全在于对每一件事的认真与执着，虽然脾气偏暴躁，但对学生却非常尽心，他曾经多次跟我说，做任何事情，认真只能把事做对，用心才能把事做好。我经常琢磨这两句话，感觉非常有道理，知行合一或许就是这样的吧。

输完血的第二天，即术后第四天早上，管床医生突然通知环球办理出院手续，理由是环球的病已经治好了，只需回家慢慢休养，回家有助于照顾、恢复更快。环球老婆不放心跑去找褚医生，找了几圈都没有找到，多方打听才知道褚医生父亲生病了，已经是生命的终末期，他请假回去陪伴看护老父亲了，归期未定。再找管床医生商量，能否多住几天，等褚医生回来看过再出院。管床医生态度很恶劣，根本不听，翻来覆去几句话，中心思想就是环球没事，环球很好，回家更好。医院下了逐客令，工长带钱结完账，叫了120便将环球接回去了。

回到家中头几天，环球仍然一副病恹恹的样子，过了半个多月，才慢慢感觉舒服起来，但是左大腿手术部位一直又红又肿，每天都要请社区医生上门换药，换药时可以清楚看到有很多渗出的积血。环球老婆很担心，总想去找褚医生复查，问过医院几次，褚医生都没有回来上班，再问管床医生，依然事不关己高高挂起，问十句答不了一句，怎么问都问不出一个所以然来。术后第三周下午，环球突然感到浑身发冷，有点低烧，到半夜浑身热得发烫，满嘴说胡话，单纯手感就知道体温特别高。环球老婆很着急，赶紧喊来几个工友帮忙，连夜送到医院，化验检查显示手术部位有感染。急诊医生很负责，主动给褚医生打去电话，褚医生了解环球病情后第二天一大早就急急忙忙赶回来了。

看过环球的全部资料后，褚医生当即就把他收住入院。住院后立即为他安排急诊手术，手术名称写着"左股骨干血肿清创术"。术中从环球骨折部位取出几百毫升血块。骨折局部为何会产生如此多的积血块？原因很多，可能是第一次手术术中出血点止血不彻底；可能是术后血色素没有恢复，导致局部渗血，等等。此时分析环球手术部位的血肿来源，有意义也没有意义，对环球本身没有太多意义，但对于褚医生们吸取教训并在之后不再犯同样错误，有着非常重要的意义。血肿清除术后，褚医生第一天查房，当着环球夫妻的面，将管床医生批得体无完肤，可是管床医生根本没有任何悔过表现，依然一副死猪不怕开水烫的吊儿郎当样，恨得环球夫妇俩咬牙切齿。对于有些人我们怒其不争，他们往往千方百计为自己的错误找借口，推卸责任，即使帮他们把路铺好，他们也会走着走着自己走歪了。

短时间内连续做了两次手术，显然让环球夫妇俩内心非常不舒服。此次手术褚医生明显上心了，每天早晚至少查房两次，对环球更是嘘寒问暖，看得出带有非常明显的补偿心理，这多少让环球内心的怨气消散了不少。对患者来说，能够获得痊愈，是他们最重要的初心。

术后半年，环球还无法扔掉双拐自由行走，褚医生说因为骨折部位很粉碎，愈合相对缓慢一些，还处于长与不长之间，让环球千万不能扔掉拐杖，更不能去工地干活。夫妻俩很着急，没有收入对他们这种家庭损失太大了，可是急归急，却又没有任何办法，毕竟骨头是自己摔断的，严格意义上跟医生关系不大。更不幸的是，一天凌晨，环球起来上厕所时，不小心被门槛绊了一下，摔倒在地，熟悉的痛感，让他迅速知道自己的噩梦依然没有醒。

再次见到褚医生，彼此内心都快崩溃了。环球当着大家的面，不断责怪工长当初不该送他来这个医院，破医院、破医生、破病房，而褚医生也非常尴尬，他懊悔自己当初不该接手他，想当初之所以选择小医院工作，就是抱着小富即安的心态，即使许多同班同学已经是省内、国内著名专家，他从来都不羡慕。所以说医生和患者，谁和谁能够遇上，一切都是缘分啊！

片子很快就出来了，情况比预想中更糟糕，不仅左侧股骨干再次骨折，钢板也断了。褚医生很耐心细致地给他们解释，解释为何钢板会在人体作用力下产生疲劳断裂？别人骨头会愈合你为什么不愈合？但任凭褚医生如何解释，压根说服不了环球一行人。环球是来治病的，他的诉求只是希望褚医生尽快帮他把病治好，让他重返工作岗位。第三次手术是否继续由褚医生主刀，环球内心非常动摇，摆在面前最现实的就是医院的承诺，如果继续留在他们医院动手术，第三次手术费用全部由医院承担。一听到能够免费治疗，工长眼睛都发亮了，他力主留下来手术，如此一来可以省去公司一大笔钱。

褚医生其实没有太多信心继续为环球手术，但现实逼迫着他，无论如何也要硬着头皮上，为慎重起见，术前特意组织全科室进行了术前讨论，再三邀请科主任一起上台手术。于是褚医生和科主任一起为环球开第三刀。手术顺利开始了，首先去掉断掉的钢板，清理长满纤维组织的骨断端，取一侧髂骨植入到骨折部位，最后从侧方和前方各上了一块钢板，目的显而易见，希望能够确保骨折部位获得全方位保护，希望能够在力学稳定性的保驾护航下骨折得以愈合。

理想很丰满，现实真的很骨感！双钢板固定术三个月后骨折没有明显愈合征象，半年有部分愈合，一年时再次出现部分愈合、部分骨吸收现象。三次手术下来，双方沟通已经彻底不顺畅了，环球不再信任褚医生。对环球来说，肯定非常冤枉，他完全遵照医嘱，却一直没有满意结果。反正环球来我门诊时，时不时可以听出他满满的责怪与愤恨，讲述欲望特别强烈，久病未必成良医，但是久病一定可以让一个人变成祥林嫂式的演说家，第一次在特需门诊，环球一个人占用了我一个多小时，若不是研究生在一旁反复提醒，估计讲一个下午都没有问题。

环球的现状非常值得同情，骨不连的事实摆在眼前，再次手术成了唯一选择，但是他这样的患者，浑身上下长满毛刺，自我保护欲特别强烈，每一句请教都是赤裸裸的反问，若不是此类患者见多了，一般医生很容易就把他打入不受欢迎之列了。我否定了其他医生为他制订的骨不连端局部清理加植骨的方案，而是提出了钢板取出＋更换髓内钉＋骨不连端清理＋自体髂骨植骨术，手术名称很多，归结一点就是否定了他之前的治疗方式。环球夫妻回家商量了三天后决定接受我的建议。术前与环球夫妻聊了很多，对于他的遭遇和内心感受给以足够的重视，并且耐心解释。手术很顺利，我们团队本身以治疗骨不连起家，环球的类型并不复杂，处理起来得心应手。术后半年，环球即重返工作岗位，夫妻俩都很开心。

我再次复盘环球的整个治疗过程，焦点是对于环球股骨干骨折，中午摔伤送到该医院，医生是否有必要着急连夜手术？本来可以不着急手术的骨折，却为何如此着急呢？原因无非是以下几方面：一是担心患者第二天有足够时间去市区大医院就诊，担忧患者流失；二是医生对手术准备不足，股骨干粉碎骨折采用切开复位钢板内固定，术中出血必然比较多，术中血压不稳是正常反应，但术前没有备血；术后第二天、第三天居然没有及时复查血常规，直到术后第四天，患者状态不好才想起查血常规，发现血色素只有 57g/L，才备血、输血，未待身体完全恢复，又让患者匆忙出院，导致后续出现感染；三是入院清创。此次清创对骨折愈合产生了重要影响，进一步导致骨折愈合不良进而钢板断裂，再次手术时又盲目选择双钢板固定，极大破坏了本就不堪重负的血供，之后一直没有恢复，功能受到非常大影响。

所以说，每一个伤病的治疗，看似简单，其实都需要医者投入全部的精力。如果褚医生按照医疗常规执行，比如不急诊手术，比如常规备血，比如第一次手术选择髓内钉固定，这都会留给环球获得康复的机会，可惜这些都在医生手中轻而易举地丧失了。

初稿：2021 - 12 - 05　周日　17:34
修改：2022 - 03 - 15　周二　17:25
校对：2022 - 03 - 27　周日　13:12

陨落的星辰

流星划过天际的瞬间，不是终点，却是重生。

——迦钰小语

　　章东星 53 岁，出生于江西赣州某偏远小山村，年幼时日子虽不算特别艰辛，但也只是勉强温饱。千金难买少年穷，东星从小到大一直很懂事，他幼小心灵里早就扎下了要好好读书，将来要离开贫穷的家乡这个想法，于是他将所有能够用的时间都毫无保留地投入学业之中。上天酬勤，东星小学、初中、高中，成绩始终名列前茅，一直是同学眼中佼佼者。高中毕业顺利考入西北某著名高校，就读机械制造专业，30 岁之前一口气读完本科、硕士、博士。博士毕业时，许多大单位向他伸出橄榄枝，位子、票子、房子，要啥给啥，综合考虑之后，他最终入职上海某重要装备研究单位，从事研发工作。

　　初到新单位，东星浑身上下铆足了劲，开足马力全身心投入工作，他的梦想是希望用自己的知识与才华，助力国家重大装备早日投产。他与同事夜以继日，死抠每一个细节与难点，丰富的理论知识、精湛的操作技术、高超的领导艺术以及令人敬佩的敬业精神，使他迅速出类拔萃，三年不到就成为领军的课题组长了。

　　在事业顺利发展的同时，东星还收获了爱情。夫人小罗任职于某国营厂，担任会计工作，上海本地人，没有读过多少书，但对东星特别关爱，婚后第三年儿子出生了。儿子生来乖巧，遗传东星的良好基因，成绩很好，是夫妻二人的骄傲。小罗主动承担了全部家务，完全不需要东星操一丁点心，使他能够全身心投入到研究工作中，熟悉的同事和朋友都交口称赞，说东星有个贤内助，每到此时，东星脸上都会洋溢出幸福的笑容。追逐梦想的路上，有一份真情时刻相伴，温暖一路奋斗的艰辛与寂寞，是许多人的美好向往，家庭生活美满对东星事业发展有着不可或缺的助力。

日子在平淡而不平凡中悄悄流逝，东星逐渐成长为领域内有影响力的著名科学家，工作更加繁忙，会议、研究、出差等占据了他大部分日程。作为负责全面工作的研究所所长，东星专注于单位管理却忽略了对自己身体健康的关注，每年的体检，虽然东星都去参加，或许对自己身体太自信，他从不认为自己身体会有什么问题，体检对他来说只是一项常规任务，只是例行公事走过场，所以每次拿到体检报告，看都不看直接往办公桌里一塞，甚至有时连塞报告动作都由助理代为完成。研发工作处于关键期，忙，实在是太忙了，他早就忘了体检报告这回事了。事后才发现，连续三年体检报告都清晰显示肾功能异常，强烈建议尽快去肾内科就诊，可是东星一直没有注意到这些文字，错过了治疗的最佳时机。

"我好恨自己啊，东星身体早就有异常，肾功能这么差，我竟然一点都没有发现，我也是在他走后收拾整理他的遗物时才发现的。唉，我真是悔恨万分啊！"东星爱人每当说起，总是泪流满面，她无法原谅自己。

2017年底圣诞节前后吧，东星出差回来跟夫人说，最近可能路走得太多的缘故，时常感到上下楼梯左边膝盖发软，好几次站不稳差点摔倒。东星夫人赶紧弯下腰，仔细检查他的双膝关节，发现左侧膝关节确实比右侧要肿胀许多。东星说问题不大，肯定是因为年纪大了，零部件超期服役所致。之后东星的左膝关节病症变成东星爱人的一块心病，虽不至于茶不思饭不香，却总是心神不宁，她向亲朋好友广撒英雄帖，希望帮忙推荐专家，为东星治病出谋划策。国人一向秉承热心、友爱、互助的传统美德，诸如求医问药或介绍对象，均会不遗余力、全力以赴。我半夜经常接到一些莫名其妙的电话，无比嘈杂的电话那头，往往是某个朋友酒足饭饱之后与人闲聊，席间谈起最近颈椎或腰椎不适，热心朋友马上说自己认识某骨科教授，为了体现关系不一般，立即拨通电话开始远程问诊。此类朋友有时并非真朋友，真朋友会体谅医者辛苦，决不会半夜三更打扰休息，只为一个并非急症的问诊，这样三次之后此类朋友基本上躺在我的黑名单里了。东星爱人平时为人热情，与亲朋好友关系融洽，很快有了多个著名骨科专家的联系方式。

找不到专家苦恼，专家多了也苦恼。此现象乃看病的困局，找少了怕没有找到最好的，找多了又眼花缭乱无所适从。东星爱人认为应逐家医院去看，货比三家后选出最合适的专家。东星听后立即摇头，春节前工作特别忙，年终总结、项目推进、年度计划，每一样都推不掉、离不开，没时间安排这么多医院。夫人老罗看东星如此态度，相当不高兴，坚持找个专家看看才肯罢休，东星实在架不住夫人的天天唠叨，勉强答应抽半天时间找专家看一下。

得到东星同意后，老罗继续上网做功课，重点看患者评价。经过一番仔细挑选，老罗终于筛选出一位年龄稍长的老专家。确定专家人选后老罗仍不放心，还自己专程去"拜见"了老专家一回。说是拜见其实并没有面对面谈话，而是躲在老专家诊室外观察，见老专家候诊病人很多，态度和蔼可亲，病人满意度似乎很高，于是预约了老专家的门诊号。

工作依然忙碌，即便如此东星仍按计划请了半天假，与其说老罗陪东星看病，不如说是东星为了满足老罗的心愿。老专家认真仔细为东星做了全方位检查，结合影像结果，详细分析了膝关节肿胀和上下楼梯活动受限的主要原因，说膝关节没有太大问题，只需要吃点药便可以缓解。听完老专家讲解，老罗长久以来悬在嗓子眼的心才终于放到肚子里去，谢天谢地，天大的好消息啊，老罗为自己少见多怪深深自责一番，主动向东星做了检讨，东星清楚夫人是为了自己身体着想一笑而过。

之后东星开始遵从老专家医嘱，定时定量服药，欣喜的是效果立竿见影，吃药三天后，左膝关节肿胀略有减退，上下楼梯似乎也较前有劲了许多。夫妻俩非常高兴，庆幸找对了专家，好专家就是能药到病除，好专家就是能给病人以希望。此后每个月，老罗都陪东星去看老专家门诊，希望趁早把病完全治好。

但事与愿违。大概半年左右，东星的左膝关节症状出现了反弹，基本上一夜回到解放前。无奈之下再次求助老专家，老专家似乎没什么办法了，既诊断不出新毛病，也开不出新药方，翻来覆去老三样。老罗本就急性子，追着老专家问有没有更好的药物或者更好的技术。老专家摇摇头说坚持用药即可，临了老专家摆出逐客姿态，东星夫妇俩只能悻悻然作罢。

老罗通过朋友找到我时东星已经驾鹤西去，她找我的主要目的是分析一下治疗过程，是否存在某些遗憾或者瑕疵。我仔细看了东星的全套病历，发现一开始老罗过分相信网络，老专家水平确实非常不错，只是骨科专业亚学科细分非常细致，东星的毛病属于关节外科或者运动医学诊治范畴，而老专家主攻中医骨伤，聚焦跌打损伤，对东星的疾病并不擅长。我不清楚老专家当时的真实想法，医学发展相当快速，如果老专家能够主动承认自身知识结构不足，向老罗推荐更加专业的医生，可能结局会有不同。医者向患者或家属承认自己某些方面能力不足，并不丢人，老罗不是医疗从业人员，以为骨科专家可以包打天下，其实不然。

当然这一切都不是最终坏结局出现的主要原因。老专家半年多的诊治，在老罗看来即使不是失败，至少也是相当不成功，此次诊治经历让东星产生了强烈的抵触情绪，借着开玩笑说老罗找的专家不靠谱，从而对老罗提出的每一条建议多了一份质疑，这才是让老罗无法接受的关键点。事已至此，没有回头路可走，继续寻找吧。很巧，老罗隔壁办公室同事有位亲戚是本市某著名三甲医院的骨科病区护士长，护士长非常给力，给老罗推荐了行业内如日中天的顶尖专家高教授。

获得高教授相关信息后，老罗如获至宝却又将信将疑，一朝被蛇咬，十年怕井绳，又是上网猛一通搜索，发现高主任临床特色就是诊治东星这类病，曾主刀过数千台此类手术，经验丰富；50 岁不到的年龄，正是外科医生黄金年龄阶段。老罗第一时间将这个好消息告诉了东星，东星虽然只是回了两个字"好的"，但在老罗看来，这短短两个字，已经是对她这段时间以来全部工作的认可。

开春之后，东星感觉左腿症状越来越重，走路一天不如一天，左下肢浮肿日渐加重，踝关节部位穿鞋都挤得生疼，膝关节疼痛越来越剧烈，早起时还可以，到下午就很严重，严重时候甚至无法支撑走上 100 米。想着如此下去会愈加影响工作，长痛不如短痛，东星决定住院手术，彻底解除身体的病痛。老罗很开心东星终于思想开窍，于是请护士长介绍，找到了仰慕已久的高教授。

见到高主任第一面，东星夫妻俩就被彻底折服了。高主任看过片子后，未待夫妻俩开口，便一五一十将东星的症状说了出来，其准确性让东星这个行业精英心悦诚服，夫妻俩认为高主任比之前的老专家水平高了几个数量级，不愧是三甲医院扛把子，见多识广，值得信赖。谈话将结束时，高主任宽慰东星说，对他自己而言，东星手术属于非常常规的微创手术，术后恢复很快，不必太担心，并满口答应亲自为他手术。最后这句话一说出来，东星夫妻便彻底放心了，本来担心三甲医院骨科专家牌子大，未必好找，又担心专家不一定肯亲自手术。全部疑问得到满意回应之后，老罗便开心地去为东星办理住院手续了。

住院第二天便安排手术，由高主任亲自担纲主刀，做了左膝关节关节镜下游离体摘除＋滑膜切除＋关节清理术，手术时长一个小时，过程非常顺利，东星表现相当优秀，未述任何不适。当东星被送回病房，看到焦急等待的妻子和儿子满脸愁容时，东星开玩笑说他俩太紧张，人生还有那么多重要事要做，如此小小手术能奈他何呢？术后还能自如开玩笑，至少说明手术与麻醉对他影响不大。术后第二天，伤口恢复情况满意，无明显红肿，高主任查房后建议可以出院回家，一便于家人照顾，二有助于休养。老罗本来担心每天往返黄浦江两岸，确实力不从心，回家好处多多，省去奔波之苦不说，也方便为东星做可口的饭菜。

　　手术后回家康复的东星，终于迎来了难得休闲时光，从博士毕业分到单位算起，东星可以用许多个几乎形容：几乎没有休过一天假，几乎见证了研究所每个重要腾飞，几乎全部时间献给了心爱的研发事业等等。闲下来的东星头几天相当不习惯，时不时拿起手机看上几眼，或者给课题组长们打电话发信息，老罗发现后非常生气，把手机抢过来予以没收，不允许他再操心单位事情，好好养病才能尽快上班。东星听后觉得在理，便一心一意休养，抽空阅读以前很想看却没空看的书籍。选择放下需要更多的勇气与智慧，人生要有所为，更要有所不为，你不可能与每一个人、每一件事较劲，与天斗与地斗未必能其乐无穷，反而可能让自己陷入纷纷扰扰的无谓困扰之中。

　　术后一周，老罗按照约定，预约了高主任的专家门诊复查，高主任看过之后认为恢复得非常好，乐观估计过一到两周就可以恢复如常，去单位上班了，听到这句话，东星相当高兴，紧紧握着高主任的手不断道谢，老罗则给高主任连续鞠了好几个躬，对高主任的感激之情溢于言表。复查回家之后，东星突然感到乏力不得劲，有几次上厕所时差点晕倒，老罗取笑他平时缺乏锻炼，想当初生小孩她也没有像东星如此虚弱，于是特意嘱咐亲戚从乡下送来好几只老母鸡，天天炖给东星补身子。

　　术后第二周，东星感觉自己身体越来越不对劲，再次到高主任专家门诊复查。高主任看着有些虚脱的东星，相当诧异，赶紧叮嘱助手给他开单抽血做化验检查，结果出来后吓了高主任一跳，肌酐 500 多，血色素只有 6 克不到，这时高主任依然认为是东星身体太虚弱，嘱咐加强营养，并建议去内科看一下。老罗很担心，问高主任这种情况是否需要住院，高主任说目前病情应该去找内科医生，即使住院也应该由他们安排，他是个骨科医生无法处理，并答应帮他们找熟识的内科专家。此时的东星，已经是非常严重的尿毒症了，假如高主任能够再细心一点，或许东星尚有救。

　　不巧高教授帮忙介绍的内科医生当天外出开会，告知过一天来专家门诊就诊。无奈之下，老罗只好带着几近虚脱的东星回家。老罗明显感觉到东星身体愈加虚弱了，独自斜躺在床上，说话有气无力，连去洗手间都显得无比困难。老罗赶紧给之前帮忙介绍的护士长打电话，护士长听后相当警觉，叮嘱她立即带东星去内科住院，老罗赶紧问东星的意见，东星想了想认为暂时没那么严重，住院一家人都要折腾，能不住还是不住了，他对住院已经害怕了。作为典型工科男，他喜欢把方向盘始终握在自己手里，专业领域专家经常会有如此的自信，认为自己能解决专业上很复杂的问题，把控自己的身体同样不在话下。

当天晚上东星睡得很香，一直到第二天上午 10 点多才醒，算是睡了一个香香的懒觉，已经很长时间都没睡过这么舒服的觉了，醒来第一件事他对老罗说，特别想吃门口饺子馆的饺子和小米粥，这让老罗无比欣喜，胃口恢复是身体复原的第一步，忙不迭答应。小区门口左手边的东北饺子馆，店招红底烫金字，远远望去显得很醒目，饺子馆开了二十多年，食客换了一拨又一拨，老板始终是同一个，这么多年除了价格略有微调、老板从青春少年变成中年油腻男之外，饺子味道始终未变。或许因为工作缘故，东星喜欢上这种简单而又可以快速填饱肚子的食物。饺子馆是夫妻俩经常光顾的地方，三十分钟不到，老罗便端着一盆饺子和一缸小米粥来到东星床边，东星似乎胃口很好，一个人吃掉了大半盆水饺，并喝了两小碗小米粥。看着狼吞虎咽的东星，老罗紧绷的心终于有了些许放松，这是手术后半个多月以来第一次稍微松了一口气，老罗想，终于否极泰来了，困难的日子终于要结束了。

早午餐过后，东星心满意足地对老罗说，饺子还是那么美味，小米粥还是那么香甜，午餐可以不吃了，尔后拿出一本书，翻看了起来。看着东星状态如此好，老罗便开心地去厨房忙活了，想着晚上给东星煮一条黑鱼，鱼是昨天单位同事来家探望东星时带过来的，鱼挺新鲜，据说黑鱼汤有助于伤口愈合。

东星看了大约一个多小时的书，便闭上眼睛休息一会儿，其间老罗特意进屋察看，发现东星神色并无异常，便放心地去厨房处理黑鱼了。就在老罗专心烹饪黑鱼汤的时候，突然屋里传来一声巨响，似乎是有东西撞击地面发出的声音。老罗心里一惊，有种不祥的预感向她突然袭来，她顾不上擦拭手里的鱼鳞，赶紧往卧室跑去，一进卧室只见东星倒在地上，脸色煞白，嘴唇发紫，一直在颤抖。老罗急忙过去将东星抱在怀里，东星嘴里一直在含混不清地说着老罗听不懂的话。老罗一下子急哭了，赶紧给相识的护士长打电话求助。护士长显然特别有经验，告诉老罗不要慌张，立即打120。

老罗强压着内心的恐惧与悲痛，向120急救中心的值班人员讲述东星情况，恳请立刻上门。打完电话，老罗恐慌地发现，东星对她的呼叫基本没有任何回应。"东星，你回答我啊，你怎么不说话啊，120马上就到了，你不要吓我啊！你快说话啊！"老罗感觉到自己的心就要停止跳动，却又无人可以依靠。老罗不断在呼喊，东星回应越来越弱，直到完全失去意识。120人员快速赶到，迅速对东星展开了抢救，但是无论如何努力，东星已经彻底没有生命迹象了。看着泣不成声的老罗，急救人员嘱咐将东星直接送到殡仪馆，不需要送去医院了。老罗根本无法接受这个现实，早上还好端端跟她说话的至亲爱人，到下午竟然阴阳两隔了。老罗完全不知道自己该如何去面对今后的人生之路，原来东星一年有六十多万年薪，而自己每个月工资只有五千多元，儿子尚在读大学，收入上的差距，导致她迅速返贫，这一切该如何去面对，对她来说太难了。

梳理东星的整个治疗过程，应该反思的是，为何一个简单的手术，最终导致了一位优秀科学家遗憾离世？这一切是如何造成的，又有什么经验教训可以吸取呢？俗话说向成功者学经验，向失败者学教训，东星之死是一个惨痛事实，其教训是什么呢？首先是东星自己的问题，连续三年体检显示肾功能异常，肌酐常年保持400以上，他却完全忽略了自己的身体健康问题，这是造成这一切后果的始发因素；第二是糊涂僧乱断糊涂案，之前老专家有责任，没有仔细辨别东星全身问题，只见树木不见森林，如果当时能够多花一点时间查看东星体检报告，找出下肢浮肿原因是肾功能异常导致，早一天诊断便可以早一天治疗；第三主刀医生高主任难辞其咎。他认为手术责任当中麻醉医师占据主导，麻醉医师应该能够发现患者肾功能异常，及时发出停止手术指令，但手术过程中麻醉医生并没有。因此作为主刀医生的他责任轻微，不应该受到过分苛责。这分明是属于狡辩。

上天给了东星六次机会延续自己的生命，但是在一个个的遗憾中，他走到了生命的终点。三年的体检报告，哪怕有一次他能认真翻阅一下，及时去医院，他的肾功能问题都可能得到及时纠正；第四次机会是老专家。如果能够细心一点，关注一下东星的肾功能，则东星的疾病便不会恶化；第五次机会是手术前。如果住院医生、主治医生看东星的术前化验单能够更仔细，如果主刀医生能够亲自查阅，如果麻醉医生能够术中提醒，那么术前尿毒症诊断便会及时终止手术，将东星送去肾内科接受透析或者肾移植手术，可惜这一切都没有发生；上天给东星最后一次活命机会是两周门诊复查，肌酐已经500多，血色素更是提示重度贫血，此时如果高主任能够将患者及时收治入院进行综合诊疗，那么死亡便不会成为必然。如此多的机会，却一次也没有把握住，最终让最坏的结局发生了。

每个人的人生，都是一段独一无二的旅程，名和利，生不带来死不带去，人生中有许多神奇的事情发生，在我们认知无法完全看透之前，我们喜欢将它称之为缘分。缘分可以解释很多人和事，殊不知很多事情冥冥之中自有天意，看似偶然实则是必然。东星永远离开了他心爱的事业，离开了他心心念念的家人，满腔愤恨与不平，都无法用言语去评说。

唯愿逝者安息，生者勇敢面对未来。

初稿：2021 - 05 - 30　周日　11:15
修改：2022 - 03 - 11　周五　22:27
三校：2022 - 03 - 25　周五　21:36

误　解

轻描淡写的言行，或是日后误伤自己的利刃。

——迦钰小语

居彩霞，58 岁女性，上海本地人，退休多年赋闲在家，膝下有一子，已成家生子，儿媳妇不工作全职在家，不需要她带孙子。居阿姨不是一般的广场舞爱好者，而是极度狂热的发烧友。在医生眼中，中老年人跳广场舞不只有优点，多年前我曾呼吁，老年人跳广场舞须慎之又慎，执业多年的我亲身诊治过不少因跳广场舞时动作幅度过大，用力不当，轻则导致扭伤，重则导致骨折、股骨头坏死或膝关节骨性关节炎等病人，这些人最终无一例外都需要接受手术干预。对不少广场舞爱好者来说，颇有不见黄河心不死，只有到骨关节疾患必须要手术时，他们才会懊悔与恐惧，才知道早知今日何必当初。所以，广场舞虽好，务必适度，毕竟跳舞的目的是为了强健体魄，愉悦心情。

居阿姨，作为资深广场舞者，绝对算得上是典型代表中的经典案例。她热爱并痴迷广场舞带来的身心愉悦，总是带着音响第一个来，最后一个收拾妥当离开，在她心中，广场舞胜于一切。一个普通的夜晚，如往常一样，居阿姨早早吃过晚饭来到广场上，此时只有三五个舞友，各自在做着准备活动。

居阿姨最近从视频上学习了一套高难度动作，这套动作她们舞蹈队从来没有排练过，居阿姨不仅是队长还兼教练，总是自己先学会再教给大家。此套动作里有较多旋转，居阿姨白天已经在家试过几遍，碍于家里地方小，施展不开，好不容易盼到夜幕降临，来到广场上，一遍、两遍、三遍，旋转次数一多，居阿姨感觉有些头晕，心想动作这么难，一般队员恐怕很难学会，正是她们学不会，我得赶紧练好。目标一明确，浑身立即干劲十足，引得其他队员都停下来静静欣赏，用力鼓掌并连连高声叫好。受到鼓舞，居阿姨越加来劲，连续旋转后除头晕之外体力也渐渐不支，突然一个趔趄，整个身体快速倒向地面，左膝盖重重磕在水泥地上。

剧烈的疼痛让居阿姨忍不住哭叫出来，周围队友见到队长受伤，副队长（广场舞绝对有意思，貌似松散型，却几乎每一支广场舞队都会有队长、副队长、管理器材的、播放舞曲的等等，分工明确）关掉音乐，大家快速围拢到居阿姨身边，时值夏天，队员中正好有位退休的老护士，立即上前仔细查看居阿姨的左膝关节，见表皮有轻微擦伤，些许血滴在往外渗，肿得厉害像馒头一样，老护士轻轻触碰了一下，居阿姨立即哇哇直叫。

距离居阿姨受伤不远处有一家国内知名三甲医院，舞友们见到居阿姨受伤，一帮人手忙脚乱将她送去急诊。一路上居阿姨暗自叫苦，从疼痛程度自我判断骨头情况不妙。拍片报告验证了她的担心，明明白白写着左髌骨下极粉碎性骨折，医生直接告诉她此种类型骨折需要手术治疗，否则后遗症巨大。居阿姨老公闻讯快速赶来，听完医生的诊断和病情分析，两口子商量后决定听从医生建议。保守治疗说不定带来更多后续麻烦，需时间更长、预后更差，居阿姨不愿意绑石膏，效果如何暂且不说，大夏天整个下肢裹在密不透风的石膏里，痛痒够不着还不能洗澡。此种痛苦根本受不了，长痛不如短痛，坚决选择手术治疗。

或许是长期坚持锻炼的缘故，住院后各种检查下来，居阿姨身体状况良好，有明确手术适应证且无明显手术禁忌证，老公给了她非常坚定的支持，不仅没有埋怨或责怪，反而一再鼓励她，并宽慰她说只不过是做个小手术，不出半年就可以重返广场舞沙场，儿子儿媳带着孙子，常来病房陪她聊天。经治医生综合考量之后，择期为她施行了左髌骨下极粉碎性骨折切开复位空心钉加捆绑带内固定术，手术很顺利，居阿姨恢复良好，医患双方都很满意。

从医二十余载，经手的髌骨骨折患者数量颇多，缘于课题组有张教授研发的独步天下的髌骨治疗神器——形状记忆合金聚髌器，临床应用案例保守估计肯定超过十万例，治愈率相当高，在我印象中，没有聚髌器解决不了的髌骨骨折，骨折越是粉碎、越是难处理，它越是好用。基于团队长期积累的髌骨骨折基础研究与临床治疗经验，五年前我们编写并由第二军医大学出版社出版了第一部《髌骨临床治疗学》，受益者众多。髌骨粉碎性骨折，经验不多的年轻医生往往觉得很简单，实则不然。我个人体会是没有一个简单的髌骨骨折手术，如果你认为它简单，往往是你的认知而已，说明你对它的复杂性准备不足。实际情况往往要复杂好几倍，轻视并忽略细节处理是预后不佳的一个重要因素，因为手术不当引发医疗纠纷、医疗事故者大有人在。

为居阿姨施行手术的主刀医生，是业内经验丰富且有较高知名度的创伤专家，手术方案属于目前常规手段，虽然没有形状记忆合金髌骨聚合器好使，却已是大多数医生的选择了。术后居阿姨老老实实按照主刀医生交代，每个月准时去专家门诊复查拍片，遵照医嘱完全待在家里进行康复训练。老年人最关注自己的身体，她们之所以去跳广场舞，就是为了运动健身，为了健康长寿，但我这里要提醒大家，若运动不加注意，老年人容易遭受骨骼和肌肉的运动性损伤。一朝被蛇咬十年怕井绳，居阿姨变得紧张而敏感，比如老公不小心碰了一下伤腿，她立即感觉骨头又裂开一般，火急火燎赶到医院去拍片，几次折腾后，老公被她折腾得同样有些神经质，相当脆弱。

伤后半年，居阿姨按照医生吩咐从最初每月一次的复查，减少到两到三个月复查一次，直至基本恢复正常活动，只是左膝关节仍遗留一点点不舒适，当然行走或上下楼梯没有太大问题，她比较满意现有状态，给主刀医生送去一面锦旗表示感谢。

居阿姨为了健康一向听从医嘱，每次医生说什么，她都要老公——记录，回家商量如何执行。医生说散步有助于关节功能恢复，一天晚饭后，居阿姨如平常一般跟老公下楼散步，小区中央是组合式小花园，晚饭后小花园非常热闹，有散步的老人，遛娃的大人，间或有小猫小狗穿梭其中，惊得散步的行人不时尖叫几声。

因为左膝受过伤，两口子特意绕着小花园外圈行走，因为外圈行人少，没有小动物窜来窜去。走了两圈，居阿姨觉得有些累，正好前方是个分叉路口，一边朝向回家，一边继续新的一圈，两口子正在商量是否早点回家休息，冷不丁有个小朋友骑着儿童单车从分岔口窜了出来，为了躲避不被碰撞，居阿姨快速往路边闪躲，不巧路边正好散落着数颗鸡蛋大小的鹅卵石，居阿姨踩上去之后，左下肢朝边上一滑，左膝关节快速扭动了一下，立即听到咔嗒一声，至于声响是来自膝关节还是鹅卵石，她分辨不清，只感觉左膝关节很疼，几乎无法站立，更谈不上行走了。小朋友没事一样一刻没停继续朝前快速骑行，老公赶紧把她扶到长椅上休息，想等小朋友骑过来狠狠教训他一番。

始终没有等来小朋友，居阿姨觉得膝关节虽然只是有点轻微肿胀，但疼痛感却越来越剧烈，已经无法坚持，夫妻俩商量后决定打车去医院急诊。医生检查发现，居阿姨髌骨下方髌韧带附着点有压痛，其余部位没啥异常，而且拍片显示骨折已愈合，内固定还在原来位置上。医生认为是急性扭伤，制动休息一周到十天即可，那时应该就没啥大问题了。关于制动方式，医生介绍有塑料托和石膏托两种。居阿姨第一次骨折已经了解过石膏的诸多缺点了，况且塑料托相对比较轻，洗澡时可以取下，二话不说她直接选择了塑料托临时固定。

离开急诊，回到家中已经夜里 11 点多了，老两口喝口水，静坐之后越想越气，若不是骑车小朋友的冒失行为，居阿姨怎么会无端扭伤呢？反正一番折腾后两人毫无睡意，索性连夜把事情弄清楚。于是他们立即找到物业，要求调取录像监控。小区监控还算给力，经过两个多小时仔细辨认，保安认出小朋友确实是本小区居民，于是夫妻俩对监控视频用手机拍了照，连夜上小朋友家讨说法去了。中间过程很精彩，反正那天晚上小朋友家整个门洞的人基本上是下半夜才睡觉，最终以小朋友父母赔偿医药费及额外2000元营养费结束。

为慎重起见，居阿姨佩戴了两周塑料托，确认完全没有疼痛感后才去掉，走起路来非常小心，跟之前比，走平路没有任何异样，但上下楼梯明显感觉抬腿乏力。再去找主刀医生询问，居阿姨刻意没有提及曾经扭伤看急诊的经过，单纯强调自己膝关节功能明显受限，主刀医生觉得很诧异，不断追问有无外伤史，居阿姨闪烁其辞，始终不说实情。这里有个很重要的点需要提醒，为什么居阿姨不跟主刀医生说实情？很重要的原因是当天晚上居阿姨走得着急，没有带医保卡，看急诊是自费，费用已经由小朋友父母买单，所以主刀医生无从看到相关的就诊记录。居阿姨的这种情况在临床上非常常见，有些患者会有意无意隐瞒自己在术后恢复过程中，因为自己不当心而导致的意外情况。

医疗的复杂性，有时候不仅仅是疾病本身，患者或家属的心态也非常重要，有时候可能你费时费力地救治，都不如一些行外人三言两语的煽风点火，现在社会上有些莫名其妙的现象，尤其对医学的误解最深，与欧美国家尊重医学、尊重医生的风气截然不同。

对居阿姨来说，扭伤后每一天其实都挺挣扎，主刀医生想了很多办法，针灸、理疗、外敷、内服，十八般武艺样样用上，始终无法改善她的左膝抬腿困难的问题。居阿姨对于主刀医生的态度最初很不错，毕竟她觉得功能受损完全是自己扭伤导致，可是随着症状没有改善，尤其是广场舞姐妹有意无意跟她说会不会是手术有问题，使居阿姨内心发生了微妙变化，慢慢地把关节功能不佳与主刀医生存在手术问题关联在一起。对于这个年龄的女性，一旦做了如上关联，那么曾经的扭伤病史便会被她完全遗忘，并随着时间推移不断强化，对主刀医生的态度变得越来越恶劣，反复追问何时关节功能可以获得满意康复。主刀医生只好搪塞说或许一年左右取出内固定后，说不定会有进展。对主刀医生来说，每隔一个月的专家门诊与居阿姨交流，都让他身心俱疲，唯寄希望术后一年早点到来，那时骨折已经愈合，为她取掉内固定，彼此便不需要再相见了。

很多患者都有一种误解，都指望医生能够百分之一百解决她的病痛，殊不知这也是医生们努力的方向，但是很不幸，现有医疗水平还远远达不到患者的期待。比如骨折治疗，很多伤者都希望做完手术能够恢复到受伤前状态，可以说这是不可能的，完全恢复的是幸运的少数人，遗留后遗症的则是普遍的大多数人。骨头跟镜子道理上有一定相似性，破镜难圆，骨头同样如此。骨科教科书上的所谓解剖复位，从微观来说几乎很难达到，可是一些不理解的患者总会纠结一点点骨折的错位，害怕后续恢复有困难云云。如果要破解此类担心，看看老祖宗骨伤治疗理念便知道，骨折处理并不需要百分之百的复位。

好不容易熬到了一年，主刀医生所在医院以床位紧张著称，一般情况下取内固定之类的"小"手术等个一年半载再住院是家常便饭，即使找熟人打过招呼，大多数患者依旧会被转到有合作关系的二级医院，没有办法，确实一床难求，但是主刀医生显然已经迫不及待地想给居阿姨解决问题了，一年时间刚到，立即安排入院，着实让居阿姨享受了一把超级 VIP 待遇，入院完善各项检查后，主刀医生便安排居阿姨的取内固定手术。

手术当天，主刀医生答应亲自为居阿姨做内固定取出手术，且术中会为她探查是否有膝关节附属韧带损伤，如果发现有损伤将会为她做相应的修补手术。对于主刀医生来说，这是手术效果不理想情况下的一种弥补方式。活该主刀医生"倒霉"，手术当天医院临时派他外出会诊，而代替他手术的主治医生偏偏又是一个大嘴巴，手术全程肆意"跑火车"。由于居阿姨采用腰麻，手术全程头脑清醒，术中不断追问主刀医生来了没，主治医生都轻飘飘地说马上就来，可惜直到手术结束，主刀医生都没有出现。居阿姨固执地认为主刀医生是有意欺骗她。更关键的是术中出现了另一个小插曲，有一小段捆绑带抽取时由于用力过猛导致从中间断开了，藏在肌肉里非常难找，没有办法只好借助透视定位，折腾了好半天才彻底弄干净。

可以想象躺在手术床上的居阿姨此时绝对是怒火中烧，只是囿于现状无法爆发而已。她在心里暗暗记录下手术过程的不顺利，记录下几个主治医生与护士开玩笑的小段子，假如手术效果满意这些都不是事，但手术效果不满意，这些将会成为她有力的呈堂证据。虽然居阿姨内心有无数火想要爆发，但是在手术效果未完全明朗之前，她选择了隐忍，对医生的态度虽然算不上礼貌，但至少不是冷冰冰的。她心中有一个简单想法，如果手术效果满意，那么就让一切都随风而去吧。

手术后第三天，按照安排居阿姨出院回家了，术后两周门诊顺利拆线，一切似乎都在朝着好的方向发展，但是最关键的是看术后第四周，在居阿姨下地那一刻才能知道膝关节功能恢复程度到底如何。居阿姨很期待，主刀医生同样如此！很不幸，结果很残酷，居阿姨左膝关节抬腿功能跟取内固定之前相比，虽然有些许改善，但是比起扭伤前状态，这一丁点改善几乎可以忽略不计。如果说此次手术之前，居阿姨多少还有些顾忌自己曾经扭伤过的不安，那么这一次手术的效果不佳，再加上主刀医生临时爽约、主治医生水平缺陷等等都成为点燃她火气桶的那根导火索，轰的一下彻底炸裂开来，顺带着把她老公的脾气也点燃了，居阿姨觉得无比委屈、无比痛苦，自己一年多来的坚持换来的却是如此的结果，她完全无法接受，她认为这一切完全是主刀医生的不负责任所导致！血债血偿，主刀医生必须付出代价。

夫妻俩直接在门诊砸坏了所有他们认为可以砸的东西，最后一丝理智告诉他们，他们只能砸物不能砸人，所以主刀医生才得以幸免。虽然门诊护士及时报警了，但警察认为这属于医疗纠纷范畴，让医院与患者及家属友好协商解决，至于如何解决，警察叔叔没有说。很多时候我对于"友好协商"表示很不可理解，却又说不清楚为何难以理解，真是一出罗生门！主刀医生完全无法平复自己的心情，只好由学生出面，建议候诊的患者转挂其他专家或者退号处理。

大闹一番之后，居阿姨彻底不再相信主刀医生了，从此走上了漫漫求医路。作为国际化大都市，上海的患者无疑是幸福的，手握双卡，一张医保卡一张交通卡，可以走遍上海全部大大小小医院，从最基层的社区医院到最高水平的三甲医院，各色专家比比皆是，只需提前预约便能够顺利找到专家，这是生活在上海的最大福利。当我有机会翻阅居阿姨病历时，发现她前前后后看过几十个创伤骨科及关节外科专家，专家们给她写下的意见五花八门，仔细算算竟然有几十种之多。

翻阅病历是一种很好的学习过程，这当中有个贾教授很有意思，竟然在患者病历上洋洋洒洒写了诸多之前医生处理的错漏之处，而且是手写，不是打印。一般来说，同行虽然相轻，但却很少会直接跟患者说其他医家的问题，这谈不上是互相袒护，而是行医的基本准则，毕竟每个人学习成长曲线不同，对同一个疾病的理解也不一样，自然会采用不同的治疗手段，因此稍微上点年纪的医生都会把握一个原则，那就是我可以谈自己的手术方案或者技术，绝不会贬低别人来抬高自己。

贾教授与我虽然算是同龄，但是出道较晚，圈内同道对他评价一般。贾教授早年与主刀医生在一个单位，据说曾经在主刀医生手下学习过一段时间，后来不知道为何突然辞职离开了原单位，入职另一家三甲医院。细细算来，应该是六七年前的事情了。

贾教授给居阿姨指出了一条"康庄大道"，居阿姨感觉自己不应该再拘泥于看病这件小事上了，应该转换思路，如贾教授所言去法院起诉主刀医生，是手术失败酿成的医疗事故。我不清楚最后鉴定情况如何，因为我只是凑巧作为居阿姨亲戚的好朋友，帮她诊治一下膝关节，或许我跟她没有直接的利害关系，所以她对我和盘托出了全部资料和过程，我多少明白了她的内心想法。

此事过去大约一两年，有一次在学术会议上遇到主刀医生，我随口问起居阿姨的情况，他轻描淡写地说，她告了，但是医疗事故鉴定支持我，认为不构成事故。我紧接着问他，当年你们医院贾医生为啥辞职啊？他笑笑说，这个哥们半夜偷偷拉病人去手术，没有跟我汇报，又偷偷收病人红包，被我当众批评了一顿，他不服气，就辞职走人了。怎么啦，你们很熟悉吗？我赶紧摆摆手说，不熟悉，只是听说而已。

于是，关于居阿姨治疗进程的前前后后，我便大抵知晓个中缘由了。

初稿：2021 - 10 - 31 周日 22:06
修改：2022 - 03 - 14 周一 17:00
校对：2022 - 03 - 27 周日 09:50

救　星

刀尖舞春秋·冷暖

　　世界很吊诡，家属常常告了该感谢的医生，感谢了该
告的医生。

——迦钰小语

　　语言，人类社会进步和文明发展的重要基石，是人与人交流最直接的
手段，如果没有语言，可能我们仍生活在茹毛饮血的原始社会里，遇到争
议靠武力而非谈判解决一切。语言恰当与否同样至关重要，它既可以让对
方如沐春风宾至如归，也可以让双方瞬间电光火石直至坠入深渊，语言带
给人的伤害虽不如刀枪棍棒直接，但其范围和影响有时候并不亚于核爆炸。
古人早就知道语言的威力，春秋战国时纵横家张仪"积羽沉舟，群轻折轴，
众口铄金，积毁销骨"成就了巧舌如簧，三国时卧龙先生诸葛亮孤身闯虎
穴舌战群儒说服孙权联合抵抗曹操，都有一夫当关、万夫莫开的高超本领，
故而古人早就劝诫人们，时时刻刻须谨言慎行。

　　生活中不少悲剧的发生与言语激烈冲突有关，比如夫妻之间、母子之
间、情侣之间、师生之间、朋友之间、同学之间，均可因说话不当引发争
吵，甚至危及彼此关系。更有甚者，陌生司机会因路怒最终兵戎相见，惨
剧频发。郊区某高一学生小龙 18 岁了，一向对学习提不起兴趣，成绩始终
中不溜秋，基本徘徊在班级中下三分之一，根据学校以往成绩比对，假如
一直保持此状态，高考最理想的结果，十有八九到偏远省市上个热门二本

专业。

　　小龙年幼时父母经常吵架，龙爸是个出租车司机，龙妈在商场做收银员，龙爸脾气暴躁，龙妈则不甘示弱，两人针尖对麦芒，三天一小吵，五天一大吵，经常在家里摔东西，小龙从来不知道什么是亲子时光。吵架的最终结局便是家庭的解体，父母根本无暇顾及他的感受，小学一年级时父母离婚。小龙跟随龙妈，龙爸本有每周探望、陪伴的义务，却时常几个月才出现一回，每次都是匆匆而来，匆匆而去，应付性完成任务而已。离婚后龙妈未再婚，独自抚养儿子，日子过得清贫。龙妈本姓周，四十多岁的年纪，辛苦的操劳使她看上去像六十多岁的人，满头白发，满脸皱纹，满身疾病。

　　一天晚餐后龙妈和小龙之间到底发生了什么样的冲突，双方都讳莫如深，不愿意过多提及，于我而言，不在伤口上撒盐是本分更是善意。我没有求证受伤的过多细节，事情已发生就不要再纠缠过去的细节，因为对母子两人未来的生活毫无益处。从两人冲突发生的时间点推测，以及龙妈平常表现出来的强烈自我意识及对小龙的高压态势，大体能勾勒出当晚母子餐桌上的情形，或许因某个议题发生矛盾直至剧烈争吵，可能是学习成绩不稳定，或者随性买了不该买的东西，抑或是熬夜打游戏导致上课无精打采，甚至可能是青春期给某个女生写信被老师发现，等等。母子间的争吵不外乎都是因家庭琐事，最后层层升级达到爆点。

　　以往每一次冲突过后，双方都会回归平静，进入短暂的平静期，如此周而复始。当晚争吵过后，小龙闷闷不乐，气呼呼走回房间，龙妈开始收拾家务，看起来貌似相安无事。晚上9点左右，在龙妈差不多做完所有家务时，突然听到屋外传来一声闷响，紧接着听到楼下有邻居在呼喊，似乎是说有人跳楼了。起初她听了不以为意，想想肯定跟自己没关系，不过龙妈还是下意识喊了两声小龙，却没有听见有回应，她提高嗓门又连续喊了几声，屋里依然一片静寂，这时她有些慌了，赶紧从厨房探出半个头，侧耳倾听房间里的儿子有无回应，可是，依然没有。

　　龙妈赶紧冲进小龙卧室，只见窗户大开，她心一紧，涌上一种不祥的预感，她快步走到窗边，伸出头去，远远看到地面上躺着一个男孩，或许是因为疼痛，男孩不断在地上蠕动着，虽然距离较远视线不佳，龙妈依然能够通过穿着判断地上躺着的应该是小龙。她眼前一黑，猛然间感受到强烈的窒息感，似乎有一双无形的手死死掐住她的咽喉，她此刻脑子一片空白，惊慌失措迅速往楼下跑，甚至连门都没关。

　　小龙家是一栋五六十年代的老公房，没有电梯，楼道里的灯非常昏暗，龙妈连滚带爬跑到楼下，浑身上下完全湿透了，心早已经跳到嗓子眼。龙妈内心非常清楚，如果小龙有意外的话，她一个人也无法活下去。小龙是她活下去的唯一希望，是她后半辈子的全部依靠。

　　当龙妈跑到小龙身边时，她完全不知道该做什么，妈妈的本能想抱住小龙，又担心给小龙造成二次伤害，只能无助地瘫在地上，边高声呼救边痛哭。邻里之间的守望相助此时此刻体现得淋漓尽致，早有好心邻居看到小龙坠楼，帮忙拨打了急救电话，就在龙妈哭喊时120急救车已经呼啸抵达。120急救医生训练有素，快速检查后，冷静地跟龙妈交代，孩子目前没有生命危险，让她放心，不要因为情绪过度影响了小孩抢救。急救医生的宽慰，犹如消防员手中的灭火器，让龙妈暂时冷静下来。

　　从五楼高处坠落，小龙之所以还能暂时保住性命，应该说与香樟树高大的树冠有直接关系，香樟茂密的树冠阻挡了小龙的下坠，延缓了下坠的速度，使小龙与地面碰撞时的作用力减少很多。

　　小龙家不远处有一家水平不算高的二级医院，特别危重的急症肯定治不了，假如非要送到三级医院救治，路上至少多花二十分钟以上，对小龙来说，时间就是生命。急救讲究黄金四分钟或白金十分钟，当然不论白金或黄金，总而言之就是一个字快，越快越好。120医生没有跟龙妈多商量，直接将小龙送到了二级医院。这个决定绝对正确，节省路途时间不说，更省去了三级医院就诊的等待时间，毕竟比起繁忙的三级医院，二级医院相对会空闲许多。

事实证明这步棋确实走对了。送到急诊的小龙，立即得到了最高级别的照护，二级医院动员能力并非一般人想象得那么差，起码在小龙抢救上相当及时。当天骨科值班专家是董主任，一个年近五旬的老专家，创伤急救经验非常丰富，组织抢救过程合理且井然有序。首先给小龙补液输血稳定血压，在送往监护室途中做了全身影像检查，明确是否有颅脑损伤、腹部脏器破裂或者脊柱及四肢骨折等。

等小龙进入监护室接受最高级别护理时，董医生开始与龙妈进行第一次谈话。董医生按常规向她下达了病危通知书，让她必须要有思想准备。甫一听到病危两字，龙妈的心脏马上揪成一团，再次迅速提到嗓子眼，她只觉得自己双侧膝盖一软，起身就要给董医生下跪，磕求他不遗余力救助小龙。董医生见状眼疾手快双手撑住龙妈的右上臂，言辞恳切地说，救死扶伤是本职工作，一定带领医护团队全力以赴。陪同前来的邻居在一旁不断安抚，让她仔细听医生的病情分析，这样才有利于小龙下一步治疗。

董医生目前对小龙的诊断是：高处坠落伤，失血性休克，腰 5 骶 1 骨折脱位，左侧骶骨粉碎性骨折，双侧肱骨干粉碎性骨折，左侧股骨干粉碎性骨折，腹部脏器暂时未见到破裂，但是不排除后续有发生延迟性破裂的可能性。董医生简要说完小龙诊断后，向龙妈强调目前主要以保命为主，治疗组会尽一切手段，全力维持并巩固住小龙的生命体征，过程大概需要五到七天，如果小龙能够挺过第一关，才可以进入第二阶段即骨折功能重建，如此多处骨折，届时治疗组会为他制定分阶段手术策略。

就在董医生跟龙妈进行病情交流时，突然一个中年男子撞门而入，上身奋拉一件背心，下身套一条大而宽松的裤衩，脚上穿着一双夹脚拖鞋，之所以用"撞"字，是因为男子力量实在太大，让聚精会神谈病情的董医生和龙妈都吓了一大跳。董医生正在诧异闯进来的男子是什么人，却见他径直走向龙妈，指着鼻子就骂她不会当妈，也不配当妈，逼得儿子去跳楼，是心肠恶毒的坏母亲。董医生立即明白进来的男子是龙爸。龙妈不甘示弱，马上针锋相对反击，小龙跳楼给她带来的紧张、痛苦、不安、委屈瞬间涌上心头，汇聚成一股能量强大的激光炮。她早就想发泄了，一直找不到发泄对象，龙爸这时对她的指责，立即点燃了她心中的怒火。两人互相指责，互相谩骂，穷尽彼此字典里最肮脏最恶毒的词语，不留余地地开火。

董医生看着这一幕呆若木鸡，他三十多年从医生涯，见过许多吵架，但这一次的对骂，着实让他大开眼界，原来恨是可以恨得如此深透骨髓。至于陪同龙妈一起过来的邻居，却站在一旁冷眼旁观，没有人上前做过多的劝解，想必对于这两人此种做派已经非常熟悉，见怪不怪了。作为医护人员，董医生显然不可以任由这种局面继续蔓延，他厉声制止他们之间的争吵，要求他们保持克制，维护医疗环境的安静，说这样继续吵下去，极有可能影响小龙生命的抢救。一听此言，暴怒中的两个人居然同时泄了气，一下子就闭嘴不说话了。

面对迟来的龙爸，看着他刚刚吵完架而涨红的脸，以及对小龙病情的担心，董医生没有办法，只能耐着性子再次把刚刚跟龙妈说过的话复述一遍，从法律角度说，夫妻俩虽然已经离婚，但共同享有对小龙伤病的知情权。当董医生与小龙父母交代完病情并签字后，龙妈再次声嘶力竭地想给董医生下跪，哭求董医生救救她的孩子，再三承诺只要能够保住小龙的命，下辈子做牛做马都要回报董医生。言辞之恳切，连过往患者家属都为之动容。

创伤患者治疗过程中，有一个非常奇怪的现象，就是家属内心不断升级对治疗预后的要求，但对医护的信任感则不断下降。第一阶段笃信无疑期，创伤发生时患者生命垂危，家属唯一要求医生能够尽一切力量保住性命，此时家属对医生完全信任，全力配合，甚至会发生如龙妈那般跪谢医生的场景；第二阶段将信将疑期，经过医护人员的抢救，患者脱离生命危险，家属终于有时间复盘急诊抢救经过以及与医护人员交流的每一个细节，一旦其中有某些处理手段或者方式与自己的认知有出入，甚至某些话语不够动听，便会对医护人员产生怀疑，只是囿于刚刚抢救了生命，仍会努力压制内心疑惑，尽量做出配合的姿态，口头上依然会残存感谢口吻，却已经不如初期那般真诚；第三阶段半信半疑期，跟第二阶段不同之处是此时质疑占据上风，虽然内心还有一点初始的感激，却被患者日益加重的康复任务和治疗费用渐渐压垮，会产生对医护人员诸多不满，比如完全不论疾病之轻重，一味渲染花钱了没有完全把病看好，就是医生昧良心，水平差，该千刀万剐，此时口头上已经不复有任何感谢，对医生提出的治疗方案都要四处咨询，并用自己的一知半解去跟医生交换治疗意见，医生稍有不从，便会导致纠纷产生，不外乎是说医生水平一般、态度很差等等；第四阶段叫彻底否定期，一般这个阶段的患者要么情况得到极大改善，要么经过努力之后病情急剧恶化，从家属角度这个阶段肯定背上了比较沉重的经济负担，如何通过与医生理论获得经济上的解脱，逐渐变成一种刚需。

所以，医生在家属心目中一会是天上无所不能的神仙，一会是与常人无异的肉眼凡胎，一会又可能是误入凡间的凶神恶煞，此中无奈，恐怕只有亲身经历过的医者才能感同身受。对于龙妈的表现，董医生习以为常，没有多说什么，常年端着医疗这碗饭，见惯了太多家属，感谢时候有多卑微，翻起脸来就有多嚣张。其实家属不明白，医生最需要的不是感谢，而是理解与信任。

董医生轻轻摇了摇头，不置可否，没有因为家属的顶礼膜拜忘乎所以，转身走进监护室，下级医生已经等待多时，两人共同配合为小龙左下肢打上胫骨结节牵引，忙完这一切，已是深夜 2 点。董医生走出监护室，看着走廊上疲惫地斜靠在地板上的小龙父母，想着刚刚还剑拔弩张、势不两立的场面，内心中有一种说不出的五味杂陈，既心酸也无奈，为小龙，更为他父母。

高处坠落导致的多处骨折，让小龙尝到了出生以来肉体上最大的痛苦，幸运的是没有一处致命伤，如果能跨过今天这道坎，相信未来小龙不会再如此率性做事了。在监护室观察了一周，小龙便符合转普通病房的条件了。考虑到他多发骨折的复杂性远远高过单处骨折，权衡之下，董医生建议骨折治疗期间小龙继续留在监护室比较稳妥。董医生确实算得上德艺双馨的好医生（该评价来自我对他治疗过程中的整体表现而得出），他为小龙制定的手术顺序是：股骨干骨折，腰骶部和骶骨骨折，双侧肱骨骨折，及从下往上逐步实施手术，分步骤实施，既不会导致术中出现危险，又能够确保小龙手术间隔期得到较好的恢复，因此即使经历如此多次手术，小龙身体状态一直维持在理想状态，不得不说董医生及其团队已经尽力做到了最好。

一处又一处骨折逐步得到了圆满解决，小龙父母对董医生的感激之情溢于言表，每一次见到他都点头哈腰，无比敬重，多次提出要请医生们一起吃饭，表达感激。面对如此困难的一家人，董医生怎么可能赴这个约呢？他只希望小龙能够获得满意康复，弥合一下夫妻间的关系。医生的内心就是如此柔软，希望患者伤病得到治疗的同时，可以收获更多额外惊喜。

理想很丰满，现实很骨感。小龙先后经历三次大手术，终于在伤后第二十五天，从监护室转入骨科普通病房，意味着决定性治疗基本结束了。当他真正回到与父母朝夕相处的状态，小龙无比开心，他毕竟只是一个高一的孩子，想念亲人是正常的行为。可能是因为担忧，或许是因为发愁，龙妈的头发在这二十五天里白了一大片，人也苍老了不少，她想象过许多最坏的状况，好在董医生治疗组很给力，让小龙一次次转危为安。

之前说过小龙是龙妈活下去的全部且唯一希望，决定了龙妈对他的一举一动都特别关注，甚至可以说是过度关注。二十五天重症监护室与小龙的短暂隔离，是她从未有过的经历。每天早餐后，龙妈就会来到小龙床边护理、陪伴，经此一劫，母子俩情绪似乎都有意克制，相处变得轻松不少，而龙爸每次过来探望，都会想办法带来小龙喜欢的可口饭菜，态度比之前好了许多，不再当着小龙的面与龙妈吵架。大概是转到普通病房的第三天，在龙妈为小龙擦洗身体时，偶然发现小龙左下肢会不由自主朝外翻，越看越明显，于是找到董医生，请他帮忙查看是否有问题。董医生将双下肢仔细对比后认为不存在太大问题，让她不要过度紧张。

董医生的解释没有打消龙妈的疑虑，相反越看越觉得左下肢肯定存在问题。再去找董医生咨询，董医生解释说，人躺着时双下肢都会自然朝外翻，是人的一种正常生理表现，让她不必担心。但不论董医生如何解释，龙妈总有些怀疑，总感觉董医生在敷衍或搪塞，于是强烈要求董医生帮小龙查找原因。对她来说，小龙已经吃了很多苦，绝对不可以承受身体的残疾。董医生给小龙拍了很多片子，做了不少检查，直到转去康复科仍没有找到病因。在康复科，小龙接受了系统康复理疗，左下肢肌力明显改善，已经可以扶拐下地行走，至于左下肢外翻畸形，康复科医生认为是左侧骶骨粉碎性骨折以及左侧股骨干骨折所致，如此严重的伤病，遗留部分的功能障碍属于可以接受的范畴，劝龙妈不要过分担忧，但龙妈压根听不进康复科医生的任何解释。

　　说不清什么原因，小龙大约在做了半个月左右康复理疗后，龙妈突然无任何征兆地办理了出院手续，并迅速从董医生眼中消失了。一般来说，如此大创伤、如此多手术干预，龙妈于情于理都应该及时带小龙复查，听取主刀医生的康复意见，这对于患者恢复才是上上之选。

　　可是，很遗憾，当董医生再次见到母子俩时，居然已经是对簿公堂了。原来当小龙仍在康复科做理疗时，内心存疑的龙妈便带着小龙的病历四处求医，非常"幸运地"在某三甲医院遇到了孙教授。孙教授相当热情地接待了她，并站在她的角度有意无意挑了之前治疗过程中的所谓毛病，当然放大了去看，即使所谓毛病确实存在也不会对小龙的治疗产生多少影响。谈话结束时孙教授坚决地告诉她，不应该让小龙继续在那种小医院治疗了，病情一定会被耽误。孙教授说到小龙的抢救医院时，态度极度轻蔑。龙妈本来就已经开始怀疑董医生的水平，一听与自己的判断相吻合，更是心急如焚，立马就来投奔孙教授。

　　孙教授很细心，特意为小龙安排了全身检查，针对骶骨骨折做了左下肢神经肌电图，毫无意外，结果显示左侧骶丛神经有损伤，龙妈马上联想到小龙左下肢外翻畸形应该与骶丛神经损伤有关。孙教授肯定了她的想法，认为事实就是如此。她如同发现新大陆一般，对孙教授又是一番顶礼膜拜，视他为小龙人生中的又一个救星，当然前一个救星董医生，已经被她赶下神坛了。

小龙除了左下肢遗留轻微外翻之外，身上其他部位骨折已经恢复如常了，对于这一遗留畸形，孙教授很认真，使出十八般武艺，为小龙制订各种各样康复方案，效果如何不好去评价，但是龙妈为之付出的是六个月时间外加 80 万费用（其实翻阅就诊病历，感觉很多理疗手段是无效或是非必须的），而且大部分是自费的，真是可怜天下父母心，龙妈确实舍得掏空一切。对一个人来说，最强大的精神支柱有时不一定是信仰或者意志，而是长年累月始终如一的坚持和习惯。

六个月漫长康复期，最初一个月的效果相当明显，后五个月却没有什么特别进展，小龙左下肢依然有点外翻，其他功能只比在董医生那边时略有好转。龙妈心情再次郁闷了，看着钱一天天花出去，她的耐心逐渐失去，孙教授很聪明，敏锐且及时抓住了龙妈急于找替罪羊的心理，一再引导一再强化，说正是初诊医生的粗心大意，漏诊了左侧骶丛神经损伤，才造成如今小龙轻微残疾的局面，不是我孙某人不努力，而是初诊医生搞砸了。

好吧，问题核心找到了，孙教授无可挑剔，大好人一个，虽然不再是大救星，却也马马虎虎，暂时不找他麻烦。当务之急赶紧找黑心到极点的董医生算账。我曾参与过他们之间的几次调解，或多或少能够了解他们之间的争论焦点，尤其清晰记得在一次调解过程中双方的冲突画面。

"我儿子在你这边前前后后治疗了快两个月，你们居然都没有想到给他做一个神经肌电图，判断一下骶丛神经是否损伤，你们医院明明有神经肌电图设备，如果早点诊断出来，不就可以早点治疗吗？你们站在一个母亲角度上替我想想看，这难道不是误诊漏诊，难道不是耽误治疗耽误恢复吗？"说到此处，龙妈大声喘着粗气，显然对医生的辩解特别生气特别不可思议。

"我不认为我们治疗组有故意漏诊，急诊当时您也在场，肯定以保命为主，不可能冒着风险去为小朋友做并不重要的神经肌电图检查。退一万步讲，即使早期诊断出左侧骶丛神经损伤，以当时多发骨折治疗来说，不可能对损伤的骶丛做任何处理。"董医生从专业出发振振有词，不卑不亢。

"你在狡辩，你说的我听不懂，我就想要你告诉我，小龙在监护室二十五天为何不能去做神经肌电图？为何不能做骶丛神经探查？明明是你们水平不行还不敢承认！你们没有完成家属的嘱托，必须退钱、必须赔偿才行。"说到此处，或许太累，龙妈有些语无伦次。

"对不起，何时安排做哪些检查，何时该给患者做什么治疗，既是医院的规定，有些更是医疗常规，任何人没有权力去随意更改，我们也爱莫能助。"董医生对于龙妈的无厘头很是无奈，摇了摇头轻轻叹了一口气。

"规定，规定，规定就他妈是个屁，不要总拿破规定来忽悠老百姓。谁不知道规（龟）就是王八，定（腚）就是屁股，你们口口声声的所谓规定就是王八的屁股。"龙妈说话声音本就比一般人高不少，冲突状态下，更是提高了好几度。

眼看双方几乎要吵起来，我赶紧示意周女士冷静一下，医生都是要面子的，不到万不得已，肯定不会放下斯文去与一个患者家属高声争论。

"小龙妈，有个问题我想问您一下，当天晚上是您陪小龙去医院就诊的吗？"为了不让小龙妈妈继续宣泄自己的情绪，我先从小龙的就诊时间点入手，希望能够暂时转移她的注意力。

"小龙当然是我亲自陪着送过去的，我的儿啊，咋能受这么大苦呢？作孽啊！怪他们，都怪他们，明明有检查设备却不给小龙做神经肌电图检查，否则肯定不是现在这个样子。要不是他们漏诊，我不需要再花 80 万去做康复。康复的钱必须要他们出，就该他们出，是他们的问题。"说到此处，龙妈又是好一阵激动。

"那么当天晚上在急诊，你自己所见小龙是什么一个样子呢？医生跟您又是如何交代孩子的病情的？最后您又是如何评估小龙的状态呢？"我特意点出了几个时间节点，目的在于让她再次回到受伤时的情境。

龙妈听完我的发问沉默许久，并不正面回答我，而是呼天抢地撒起泼来，或许她已经想起，或许她有意忘记，这都没有关系，只要自己良心过得去就可以。看到从龙妈那边问不出所以然，我特意跟小龙交流起来，我让小龙认真思考后告诉我，他目前的全身状况跟受伤前比起来，恢复程度用百分比能够达到多少。小龙歪着头想了好一会儿，然后告诉我说大概恢复了95%，自己很满意，非常感谢董医生救了他的命，董医生是他的救命恩人，是他的大救星。

我终于厘清了全部问题。小龙冲动跳楼，经过董医生全力救治，小龙恢复满意，但是康复期龙妈过分着急，相信了孙教授的说辞，白白花了80万元冤枉钱，康复情况不如预期，咽不下这80万元的痛，心有不甘，于是便想找她认为的始作俑者董医生赔偿损失。面对爱子如命的龙妈，我深深感动于她对小龙全力付出的爱，可是我很犹豫，不知道是否应该告诉她，骶丛神经损伤从现有研究来说，大部分只要给以稳定固定，尔后等待时间的奇迹，一般经过三年左右，90%以上患者，无需任何特殊处理，都会自行恢复。孙医生明明做了不该做的事情，却收获了龙妈的感激，而倾尽全力将小龙挽救回来的董医生，却要经受龙妈一次次的诘难。

评价一个人好坏有许多不同的指标，每个人心中都有各自的哈姆雷特，公说公有理，婆说婆有理。我们不需要对医者封神，却应该建立合理的评价体系。漫漫人生路上，每个人都是自己成长路上的孤岛，若能有幸寻一温馨港湾，时常温暖孤寂的内心，则三生有幸。生如蝼蚁，虽只能负重前行，却应有鸿鹄之志；命如纸薄，虽只能疲于奔命，却应当有不屈之心。人生道路从来没有康庄大道，大多是泥泞与平坦、昏暗与光明交替，偶尔让我们绝望，偶尔让我们柳暗花明，我们所应该保持的就是内心的强大驱动力，临危不惧，做自己的救星。

初稿：2021－11－03 周三 16：00
修改：2022－03－15 周二 12：00
校对：2022－03－27 周日 11：10

强　姐

披着白大褂的未必是良医，或许是白无常。

——迦钰小语

　　强姐出生于 20 世纪 70 年代末的温州，彼时温州正酝酿着一场巨大的变革，中国民营经济的先锋队开始萌芽、成长、壮大，强姐从懂事起，身边便不断有财富神话接连上演，其父母很幸运，跟上了潮流，早早积攒了丰厚的家底，故强姐的口头禅就是"俺家不差钱"。强姐父母最担心的是家人的健康，从小给女儿灌输"一人学医，全家受益"的理念，在她高中毕业时，高考志愿填的全是医科院校，反正家里不缺钱，培养个医生保障全家看病，是一笔相当划算的买卖。强姐父母不愧是做生意的，算盘打得当当响。

　　强姐打小成绩不算好，也不是勤奋之人，高考成绩自然不怎么理想，结局是没有考上心仪的 211 医科院校，对于复读既没信心也很排斥，只能无奈选择一所二本医科大学临床专业。好在医科院校不论级别，老师大多相当负责任，毕竟同样的课程、同样的考试，跟你所处学校没有关系。未考进自己理想大学刺激了强姐的好胜心，她全力以赴学习，成绩始终位列上游，希望五年后可以考上 211 院校医学硕士，以求脱胎换骨。所谓一分耕耘一分收获，宝剑锋从磨砺出，梅花香自苦寒来，强姐本科毕业如愿以偿考取硕士，一路从硕士又读到博士，并顺利毕业。仔细看，强姐这种顺利只是简历上的顺利，看看专业就知道并不顺利，强姐硕士是全科医学，博士则转为内分泌专业。

强姐与我并非一个单位的同事，关于她的故事，完全来自某些熟悉她、了解她的同事与朋友的描述，细节未必精确，却能大概勾勒。强姐并不姓强，名字由来亦非她自身实力有多强，更多的是她有过许多不可思议的行为之后，依然能够笃定地怡然自得，完全没有羞愧心，大家私下认为她很倔强，起初喊她"强（音'将'）姐"，后觉得拗口，便改成"强（音'墙'）姐"。没想到强姐听了之后不以为忤，反而觉得这个称呼符合她的身份与地位，以至于自我介绍时都以强姐示人，渐渐大家都只知道她叫强姐，而鲜少提及其大名了。

其实如强姐般硕博非同一专业的人比比皆是，是医科院校一道奇特的风景线。究其原因，最主要是医科院校学术壁垒森严，导师比较喜欢招收自己熟悉的学生。虽然都是统招，硕士相对好一些，博士招生更讲究出身，毕竟硕士毕业很容易，博士毕业要求很高，不小心招到毕业困难户就麻烦了。我曾听说有个博士生，读了八年还没有毕业，导师的心都操碎了也无济于事，关键本人压根无所谓。正因为如此，医学硕士毕业能够考上博士的寥寥无几，毕竟本硕扩招之外，一年博士招生不过十二万人，僧多粥少。记得几年前，曾有个学生小冰想报考我的博士研究生，其经历给我留下了非常深刻的印象。小冰母亲叶教授是国内某大学物理专家，从小对小冰要求非常严格，尤其对其学习更是严厉无比，出了年级前三名就要彻头彻尾思想洗礼。或许是压力太大，小冰高考成绩跟强姐一样不理想，同样入读一所不知名的医科大学的基础医学专业，比起强姐，专业更不如意。

大学毕业后叶教授帮女儿联系赴美国读研究生，美国临床研究生不好申请，只好选择病理专业，毕竟以她的成绩申请临床研究生太难了。无心插柳柳成荫，小冰相当喜欢病理学科，希望将来可以做科研。但叶教授不这么认为，她心中有个医生梦，希望女儿能够从病理专业跳到临床学科，搞病理没出息，一辈子从事幕后工作，不像临床医生那般风光，坚决要求女儿放弃病理这个无用的专业，选择临床这条康庄大道。

　　小冰虽不乐意却仍然按照母亲的指引，努力去申请医科院校的临床医学博士。但不论国内还是国外，博士研究生的招录越来越趋向于保守化，导师优先选择自己的硕士研究生，虽难免有近亲繁殖之嫌，但毕竟是自己的"亲生孩子"，不给人家留名额似乎太过于绝情。同时对每个学校来说，博士名额又是宝贝疙瘩、香饽饽，一个导师一年最多只有一个博士名额，特殊情况下可以有两个名额，但比起动辄十个、二十个的报名人数，确实百里挑一，因此小冰的博士申请之路并不顺畅。

　　叶教授看女儿始终没有进展，便亲自出马帮她联系，不清楚绕了多少弯终于与我取得了联系，希望投入我的门下，读骨科博士，希望未来成为团队一分子。对招收女研究生我一向比较纠结，自己脾气不算很好，经常严厉批评学生，担心女孩子脸皮比较薄，未必能够接受我的指导方式，一直没有松口答应。叶教授继续发扬搞科学研究的执着精神，通过很多朋友联系到我，一而再、再而三地表达希望给她女儿机会。博士研究生招收是个技术活，学生正式报名需要导师签字这个环节，充分尊重导师、发挥导师的遴选作用。在她和家人的软磨硬泡下，我同意她报考并且在报名表上签了字，本意觉得团队中有个学病理的研究生，能够串联起目前很多研究工作，对团队来说是非常有益的补充。小冰全国统考英语成绩一般，处于中等水平，但面试时劣势非常明显，虽临时抱佛脚，但比起科班出身的骨科硕士，复试结果差强人意，最后被调剂到另一所医院入读了整形外科专业，好歹延续了叶教授的医生梦。

　　由此可见强姐硕博专业不同，并非她不够努力，只能说明临床医生的学历进阶之路太过艰难。博士毕业后，强姐家人希望她能够回到温州，当地有不少大医院。但是接受完本、硕、博教育之后的强姐，眼里已经看不起老家的医院了，眼界高且志存高远，一心想入职上海的三甲医院，毕竟放眼全国，北上两大超级城市的医疗水平全国并列第一。她给每家三甲医院都投递了简历，结果令她大失所望，活生生的现实让她知道老牌医院的超高人事壁垒，给了踌躇满志的强姐重重一击。毕竟每个科室人满为患不说，每年招收的新人主要来自科室自己培养的毕业生。原因很简单，彼此知根知底，再说碍于情面，哪有放着自己孩子不招，从外面招别人家孩子的道理。

强姐不服气，王侯将相宁有种乎，天生我材必有用。天生不服输的强姐，既然跟家人说过不回老家，那么就打定主意一定要在上海立足；既然三甲不肯接收，那就找家二级医院过渡吧，二级医院虽然档次低一些，好歹是上海医院，收入肯定还说得过去。谁知道居然连二级医院也无人要。综合考量后，她决定暂时到邻近上海的S市F医院工作。S市社会、经济比起温州层次高许多，F医院又是当地非常有名的三甲医院，强姐心想等积攒了临床经验后再择机转回上海，家人听后便同意了她的选择。

初到F医院，强姐快速找到了工作感觉，毕竟大上海读过医学博士，临床技能和理论水平肯定比同科室人员高出不少，半年不到强姐基本立住了脚跟，更加幸运的是遇到了白马王子随先生。随先生宁波人，某政法大学法律专业毕业，S市著名律师事务所高级合伙人，与强姐算是半个老乡。某天晚上随先生同三五知己好友夜宵，情到深处大量小龙虾与啤酒在胃里混合，产生激烈化学反应后突觉腹痛难忍，拉了几次肚子后脸色惨白惨白，被惊慌失措的朋友送到F医院内科急诊，正赶上强姐值班。彼时随先生的律师事务所正与F医院洽谈法务战略合作事宜，院方高度重视，来了不少头头脑脑。强姐用专业征服了随先生，药到病除后，随先生迅速被俘虏成为爱情的手下败将，急诊之夜后不到半年，随先生不仅顺利成为F医院法律顾问，与院方高层关系熟络，更是与强姐携手步入了婚姻的殿堂。

强姐婚后第一件奇葩事，便是给公公婆婆一个下马威。随先生结婚后，父母考虑到儿子很辛苦，吃饭没有规律，强姐一向不烧饭，老两口觉得反正退休在家，于是跟儿子商量后决定搬到S市，希望跟小夫妻俩住在一起相互有个照应。老两口当初为了儿子结婚，帮他在市中心购买了一套复式房，房款儿子出一半，老两口出一半，指望将来能够过上儿孙满堂的幸福生活。但美好愿望迅速被强姐击碎，强姐坚决不同意与公婆住在一起，连过渡也不行。初到 S 市的老两口，只能去住酒店，心里觉得很窝囊，想回宁波，但又怕被人笑话。随先生担心婆媳关系搞僵，只好在隔壁小区买了一套小两居室给老两口居住，算是勉强体面地解决了争端。

老两口没来之前，强姐请了个居家保姆，包揽全部家务，现在老两口搬过来了，再请保姆似乎说不过去，强姐跟随先生大吵一架之后，才勉强同意解聘保姆，让公公婆婆来家帮忙打理，只是连续好几周始终阴沉着脸，一声不吭，这让老两口很不适应。他们有知识有文化，却在自己儿子家里过寄人篱下的日子。有一天中午，强姐下夜班，或许头天晚上处理患者加上急诊手术太过劳累，回到家里倒头就睡，或许担心睡觉受到影响，强姐不知为何竟然不可思议地把家里大门反锁上了。

老两口下午 5 点整准时出现在儿子家门前，之前在菜市场逛了一个多小时，买了不少小两口喜欢吃的东西，准备晚上烧几道拿手菜，一家人吃顿团圆饭，缓和缓和尴尬的气氛。当两位老人气喘吁吁准备进屋喝口水、歇口气的时候，却惊讶地发现，门居然打不开。起初婆婆还埋怨老随是不是拿错了钥匙，老随反复确认后，没有拿错，他们尝试敲了一会儿门，没有动静，按了几次门铃，也没有动静，心想可能是小两口出门时不小心反锁了，于是赶紧打电话给小随，告知家里无法开门的情况。小随认为不可思议，给强姐打电话，电话关机，小随想她会不会还在手术台上呢？

小随担心家里出问题，匆忙从单位赶回家。到了家门口，看到蹲在地上的父母，边上摆放着好几个装满各色食材的包装袋，眼泪不由得湿润了眼眶。他尝试着摁了几下门铃，门居然开了，开门的是刚刚睡醒的强姐。小随看着蹲在地上的父母，再看看睡眼惺忪的强姐，怒从胆边生，立即一顿狂轰滥炸，他简直不敢相信自己的老婆居然能够心安理得地在屋里睡大觉，让父母吃了那么久的闭门羹。他质问强姐有没有听到敲门声，强姐无辜地说没有听到，两个老人不愿意看到小两口因他们而吵架，便当起和事佬，一番和稀泥才把小随的火气压下去。事后，老两口觉得强扭的瓜不甜，再住下去没意思，便找个借口回宁波了。至于强姐则得意地跟闺蜜说，她其实当天听到敲门了就是不想开，就是要给他们难堪，就是想让他们早点回宁波去。

生活的小插曲，不影响强姐的伟大抱负。婚后不久，按照排班表强姐即将轮转到肛肠外科，她向来是个有心人，提前打听好了肛肠外科Z教授是著名内镜专家。很多人会问为什么肛肠外科也有内镜专家，那是因为很多肛肠科疾病需要内镜下辅助诊断，一些早期癌变更是可以早期治疗。记得读大学时，长海医院有不少肛肠科专家都是顶尖内镜专家，其中有位M教授，据说做了一万多例肠镜，无一失手，号称长海"第一钢门（肛门）"。当然，强姐并非喜爱肛肠外科，真正目的是学好内镜技术后，进一步可做肛肠外科大夫，退一步可以去消化内科执业，她门槛精得很，之前没有条件选择，现在有老公撑腰，腰杆子硬了不少。至于什么全科医学、什么内分泌都非她所爱，能够成为一个内镜专家是强姐的梦想。强姐通过随先生邀请院长、科主任以及Z教授沟通感情，席间一再表达当年没有考上肛肠外科的遗憾，以及渴望拜入Z教授门下的心情。

人都好面子且经不住表扬，尤其有点名气的专家，Z教授同样不能免俗，酒过三巡之后，便众星拱月般被推上了全国前十行列。酒是情感的催化剂，感情深一口闷，随先生对于强姐未来的老师表现出极大尊重，连连拎壶冲。接近尾声时，在强姐一番请示、科主任一番暗示、院长一番指示后，Z教授给出了明确表示，强姐明里暗里总算拜入Z教授名下。当然科主任不忘提醒，F医院人际关系复杂，常规是轮转两年左右举行一次答辩，再由各科室主任根据平时表现、个人意愿及科室需求进行重新分配，虽然目前提前内定，但强姐一定要低调、低调再低调，万一惹到哪路神仙，一不小心就会被搅黄。强姐听后连连点头，内心却嗤之以鼻，她从来没有在F医院终老的想法，人在屋檐下暂时先低头，把专业从内分泌换到热门的肛肠外科是她现阶段的首要任务。

某种意义上，强姐把握住了到F医院以来的第一个机遇。什么是机遇呢？古希腊有个经典寓言，机遇如同手中滑过的玻璃瓶，必须选择合适时机及时抓住它，如果握早了瓶子未到达，瓶子撞上拳头快速溜走跌碎；如果握晚了，瓶子从手心穿过，瓶子直接落地摔碎，不论早晚机遇都会从手上溜走，说明时机很重要。与此同时，力度同等重要，如果见机遇到来，内心极度渴望使出全部力气，可能力度过大瓶子破碎，机遇随即化成泡影；如果机遇到来，担心自己不够优秀不能匹配机遇，虽出手抓住机遇，但总患得患失用力不足，瓶子会从手中滑落，同样机遇丧失。面对机遇，保持良好心态，适度地努力，恰当地投入，花开堪折直须折，莫待无花空折枝。

　　如愿以偿的强姐到肛肠科第一个月，表现很优秀，处处冲锋在前，积极参与科室急诊手术，内镜操作更是当仁不让，一有空就往内镜室钻，尤其 Z 教授操作时她总跟班学习，抢了本该属于别人的位置和机会，碍于 Z 教授的面子，很多同事敢怒不敢言。人容易自我膨胀，更容易恃宠而骄，Z 教授的支持慢慢让强姐飘了起来，想想自己是毕业于上海 985 学校的医学博士，先生是院长的座上宾，Z 教授对自己厚爱有加，说啥啥都行，此时强姐眼里已然没有其他人了。内镜操作是一项技术性非常强的技术活，初学者不大容易看到它的危险罢了。Z 教授当时正跟随国内潮流，在 F 医院积极推广无痛胃肠镜，强姐清楚那将是未来的方向，更加积极地跟上 Z 教授的步伐。

　　一天下午，Z 教授连续排了三个无痛肠镜，跟班学习的还有另一位主治医生阿能。第一个病人是位 68 岁的老太太，重度肥胖，Z 教授带着强姐上台操作，或许认为强姐已经学习了八个多月，操作渐趋熟练，Z 教授便将主要步骤交给强姐操作。强姐动作娴熟，一气呵成，顺利而漂亮，术毕 Z 教授伸出大拇指对她示以赞赏。不过由于要连台手术，麻醉医生人手不足，肥胖老太太苏醒比较慢，交代强姐留在房间观察，等患者彻底醒透之后帮忙护送回病房。强姐站在操作台旁边，看着熟睡的老太太，因受到 Z 教授表扬而心里乐开了花。

　　只是隔壁即将开始的第二个手术，强姐才是真正的管床医生，Z 教授搞混了，第一个病人是阿能的病人。这个手术她一直想学习，为此做了许多知识准备，看了不少视频，但人算不如天算，谁知道Z教授放手让她做了第一个手术，如此一来只能把机会让给阿能，她心里希望Z教授安排其他人观察第一位病人，毕竟做这个事毫无技术含量可言。强姐看着老太太仍然在熟睡，估计一时半会应该醒不了，于是走到两个房间的中间地带，在这里透过玻璃窗可以观看第二个手术病人的屏幕，眼睛余光又可以瞟到老太太，一举两得。手术确实很有难度，遇到几个关键部位，按照强姐理解应该很难通过，但是Z教授用巧妙的手法，成功将镜子送达指定部位，引得台下一帮进修生齐声赞叹，强姐跟着不住点头赞叹。

就在强姐津津有味地欣赏Z教授的杰作时，突然一声物体撞击地面的巨响，将强姐惊醒，她下意识往老太太方向望去，发现床上空荡荡的，心脏立马蹦蹦乱跳起来，暗叫不好，赶紧往操作床跑去，只见老太太直挺挺地躺在地上，身体不断在抖动，强姐吓坏了，赶紧大声喊叫，隔壁的麻醉医生听到后赶紧跑过来，迅速将老太太抬到床上，麻醉医生显然很有经验，观察老太太生命体征后，抓紧施行气管插管。Z教授第一时间知道了前一个手术病人麻醉未醒跌落的事情，依然镇定地做完第二个手术，有麻醉医生赶去抢救，一时半会能够稳住局面，而不要影响手头台上患者的救治。

当Z教授好不容易完成第二台手术，匆匆下手术时，老太太已经被送到了急诊监护病房，没有人知道整个过程中他内心到底经历了什么波澜，反正他始终没有在同事面前表露出来，作为一个资深临床专家，他很清楚一个人在毫无意识状态下跌落地面的严重后果。果然不出所料，监护室专家告诉Z教授，老太太因麻醉苏醒过程中看护不当，跌落导致脑溢血，生命体征目前相对平稳，脑外科会诊过后，认为当前先保命，至于意识大概率恢复不了，可能性万分之一。同行之间不好意思把话说死，但是这样的比例，基本上就是一点希望都没有的通用表述。三周之后，老太太转回普通病房，医院组织专家判定责任，谁都知道首当其冲是强姐，她却睁眼说瞎话，反把阿能推到台前，原因很简单，阿能才是管床医生。站在医院角度来说，这件事百分之一百是医院全责，只要不走到医疗事故鉴定环节，是张三或李四的负责没有本质区别，与其跟家属解释阿能管床，强姐却要负责任，可能导致更大纠纷，不如直接让阿能顶包。反正据说随先生通过医院高层对阿能恩威并重，让他愉快接受了这个艰巨的任务，反正第二年阿能就开开心心去美国留学了。阿能走后科室重新安排了一个新人做老太太的主管医生。

无辜的老太太本想做一个无痛肠镜检查，却莫名其妙变成了植物人，静静躺在病房里，对她来说，物理生命似乎尚在延续，社会属性的生命已经结束了。医院与家属谈判，不仅答应终身免费为老太太治疗，还赔付一大笔钱，子女们开开心心数着钱各自置办家产去了。植物人事件并没有给强姐造成一丁点影响，她仍然该吃吃，该喝喝，有说有笑，从未见她有丝毫愧疚，医院没有给她任何处分，执业资质未受一丁点影响。每当有人提起老太太，她都会很自然地一扭头，煞有介事地说是阿能的责任，还说因为这个事，小伙子跑美国去了，到现在都不敢回来。强姐逢人便说她不需要努力奋斗，随哥可以为她准备一切。

植物人事件过去大概半年多，除了新的管床医生每天早晚两次查房，忙碌的临床工作压得每个人都喘不过气，大多数人已经淡忘了她。或许随先生给力，科主任居然给了强姐独立胃肠镜操作权限，真是逆风飞扬，很多人看不懂。反正有了独立操作权限的强姐，慢慢对很多复杂操作都能上手，每次做完某个高难度手术时，就感慨自己技术已经炉火纯青了，此时如有不知情者赞叹名师出高徒，说她是Z教授带出来的好徒弟时，必定招来强姐一顿长时间白眼，她还会说，这个手术科里没有几个人能做，Z教授未必有我做得好，得意之情溢于言表。她自我吹嘘久了，有些人真就以为她很厉害了，三人确实可以成虎。

F医院后勤于科长是江苏启东人，舅舅当年72岁了，既往有肝硬化病史，最近一直觉得胃很不舒服，吃点东西就闷胀不适，稍微过饭点没吃饭就会火辣辣痛。在南通当地医院看了不少专家，胃镜做过好几次，报告比较一致是提示有胃溃疡。专家们各显神通，按照自己特长，中药、西药轮番调理，效果只能说差强人意，吃药时略微缓解一些，稍微一两天用药不规律，立马又饱受折磨，完全没有生活质量可言。一段时间过后，当地专家挨个看了遍，没有人能够根治他的病。起初老爷子希望去上海找大医院专家看看，家人考虑到老爷子晕车非常严重，一刻钟路程不到就翻江倒海，加之上海没有亲戚朋友，人生地不熟，找个对路的医生很困难，况且陪同人员的吃住行更是问题。一家人几番商量下来，始终拿不出一个可执行方案。

于妈妈偶然知晓哥哥病情后，立马火急火燎跑回家，对哥哥好一顿兴师问罪，小时候哥哥没少照顾妹妹，给钱给物，彼时哥哥强势腰杆硬、底气足，近年妹妹家境远远超过哥哥，到了娘家总喜欢激扬文字、指点江山，因此娘家人有些躲着她。于妈妈不断责怪哥哥和侄子，遇到这种事情居然不找她商量，说儿子在F医院工作，经常听他夸赞医生水平都很高，关键离家又不远，省得到上海折腾，建议哥哥可以找外甥解决。再说儿子在F医院好歹是个中层干部，上上下下人头熟，找医生相对方便。哥哥听了半天不吭声，其他晚辈更不敢发声，最终于妈妈一锤定音，择日去F医院。

接到妈妈指令，于科长便开始忙乎起来，天大地大，舅公最大，这个事情务必重视。虽然贵为后勤科长，医院吃喝拉撒睡样样少不了他，但跟临床医生毕竟离得远，彼此并不熟悉。所谓无巧不成书，他一直负责对接随先生，常常在一起喝酒，知道他夫人是本院医生，便通过他联系上了强姐。强姐虽然有些天不怕地不怕，对于科长亲属，她还是比较重视，特意请Z教授帮忙诊治。Z教授仔细阅读病史和以往病理报告后，建议再做一次胃镜，他感觉前几次胃镜活检可能医生不细心，没有找到关键病变部位。按常理，于科长特别希望Z教授亲自帮舅舅做，但在Z教授看来，让他去做这个胃镜活检，颇有些飞弹打蚊子，大材小用，虽然医者应该尊重每个患者，但也确实存在一定级别医生做该级别手术的不成文规矩，否则大专家包打天下，难免产生大树底下不长草的现象。

　　Z教授对于科长的要求不置可否，不说行也不说不行，只是含含糊糊答应一定关照。于科长一看Z教授的态度，心里没有底，转而找强姐商量。强姐听后深有感触地说，Z教授处理人际关系就是简单粗暴，本院工作人员的面子一点都不给，她已经见怪不怪了。说得于科长心里暖洋洋的，心里想上海学习过的医生就是善解人意。尔后强姐又拍着胸脯说，这是一个简单操作，杀鸡焉用牛刀，让于科长放一百个心，她绝对能够胜任，一定把他舅舅的病情诊断妥了。临了还悄悄跟于科长说，Z教授很长时间不做普通胃镜了，技术估计生疏了，像这种小手术，还是得她这个级别的医生做，天天都在做，熟练、保险。于科长听后感觉强姐说得很有道理，豁然开朗，原来Z教授不肯帮忙是担心自己技术生疏啊，于科长庆幸自己找对了人。

　　在一个团队里面，能力再强也必须守规矩，如果不守规矩，能力越强，对团队的破坏性越大。比如《西游记》里的孙悟空，能力大到可以大闹天宫，可是要不是如来佛祖将他压在五行山下五百年，好好上了一堂守规矩的课，他又如何能够心甘情愿跟着唐僧去西天求取真经呢？说实话，当一个平台在飞速发展的时候，如果你原地踏步，必然会被这个平台甩下，唯有前进，才能与平台共进步，孙悟空做到了与时俱进，才能修得正果。用三年学说话，用一生去学闭嘴。我们做每一件事，都要用心去做，整理出自己的工作思维和习惯，让人觉得思路清晰、执行到位，而不是对自己接手的事情，如同穿着溜冰鞋一般，滑到哪里算哪里，好坏都与己无关。或许强姐真的很有能力，但如此挤兑自己的授业恩师，无论从哪个角度都说不过去。

　　强姐给老爷子排手术之前，特意向Z教授做了汇报，Z教授虽然没有亲自上手的想法，但毕竟是后勤科长的舅舅，碍于面子，表面文章还是要做足，抬头不见低头见嘛，交代取活检时千万当心，毕竟既往有肝硬化病史，胃部溃疡情况可能比较复杂，之前给老先生做活检的医生肯定不是水平差，而是认为有难度、风险大才没有贸然行事。当然从Z教授的经验来说，再复杂也属于他们这个级别医院的常规操作，打个比方，二级医院做个关节置换基本是天花板手术，放在三级医院则是常规手术。只是再常规手术，不做好术前规划与准备，阴沟里翻船的事随时会发生。

老爷子的胃镜检查如期进行，考虑到年纪比较大，于科长要求给他做无痛胃镜。麻醉后胃镜常规插入，强姐在胃底部发现一个比较明显的溃疡灶，这个溃疡跟以前所见过的病灶有所不同，强姐很犹豫到底要不要取活检。这时边上小徒弟一个劲说这个部位应该取，取了之后病理肯定能确诊，本来强姐还琢磨是不是请Z教授帮忙看一下，这时小徒弟又激了她一下，说小地方小医院的医生就是差劲，这么明显的病灶都取不到病理，水平太次了，跟我们强姐比差几个级别。这话一说，强姐的虚荣心噌噌朝上涨，此时她已经被杠在高高的山头上，思想还在进退两难之际，手上的活检钳却往病灶上狠狠夹了上去，顿时满屏幕鲜血喷涌，强姐暗自叫坏了，整个人立马呆住了，双手一动都不动，边上早有护士赶紧去呼叫上级医生了。

幸亏隔壁有同科室老教授也在做手术，闻讯赶过来，迅速帮助止血。老教授起初还想找出血点，但在一片血泊之中谈何容易。或许是肝硬化等原因，老爷子胃壁非常脆弱，血越止越多，老教授担心有生命危险，保险起见，放置了一根三腔管止血。谢天谢地，病人至少可以下手术台了。老爷子被紧急送到重症监护室密切观察，血压一直不稳，输血后仍不见好转。于科长听到老舅在抢救，焦急万分，赶到监护室找到强姐，追问术中情况，强姐很平静地讲述了整个过程，并轻描淡写地说，这种情况早晚都会出现，在咱们这儿，至少抢救有保障，您放心吧，应该不会有生命危险，如果命没有保住，肯定是监护室水平太次了。于科长虽然不懂医，却能够听出强姐话里话外甩锅的味道，气得脸色立即变成铁青色，一句话都说不出来。

老爷子虽然经过输血血压暂时稳定住了，但是毕竟年龄摆在这儿，既往又有肝硬化，来回一折腾，电解质开始紊乱，反复调理就是不见好，后来又发作过一次胃出血，比上一次更凶险，因为没有及时发现，导致误吸引发肺部感染，然后高烧不退。监护室请了S市各科专家轮番来会诊，却一直不见好转，一个月不到人就走了。于科长肯定成为全家人的众矢之的，作为 F 医院中层小干部，居然让自己老舅在医院活活把命送掉了。于妈妈伤心欲绝，痛失亲哥哥，更失去了在娘家人面前的威望。当然强姐似乎没有受到老爷子死亡的影响，依然逢人就说是老爷子病情太复杂了，压根与她做不做活检没有一毛钱关系，是她倒霉遇到了。

人之好坏，如何去辨别去区分没有定论。成年人的世界不应该讲对错，无论什么样的单位，或大或小，总会有好人和坏人。纵观历史，上下五千年，马放南山、刀枪入库之后便是鸟尽弓藏、兔死狗烹，凡此种种比比皆是，古今中外，概莫能外。人生而为人，最根本的底线在于保持对人的尊重，不论你身居庙堂之上，还是位处市井之远，应该时刻保持对人的尊重，对人个体的最大限度维护，维护尊严，可是不少人却连起码的尊重都不愿意给人家。当你看一个人不顺眼的时候，你会连带讨厌跟他相关联的一切。人生有很多如此尴尬的反转时刻，曾经你顶礼膜拜的高人，转眼就是你肆意踩在脚下随意唾弃的垃圾。

我们常说三十年河东三十年河西，说的是时间会改变曾经的一切，终是庄周梦了蝶，你是恩赐也是劫，山鸟与鱼不同路，从此山水不相逢。几年过去，F 医院领导新老更替，新院长重新选择律师事务所合作，随先生的法律顾问不再续聘，于科长时来运转竟然当上了副院长，第一件事就是暗示科室主任将强姐解聘。遭遇解聘的强姐，天天与随先生争吵不断，责怪随先生没本事，一段感情终于走向了离婚。不愿待在 S 市的强姐，二刷上海滩，规规矩矩应聘了一家二级医院，与世无争地当起了全科医生。

初稿：2022－03－09 周三 22:01
修改：2022－03－17 周四 16:30
校对：2022－03－29 周二 10:00

后 记
人情冷暖可无问 手不触书吾自恨

写下陆放翁的如题诗句，内心忽然有一种冲动，希望能够做一个穿越的小书童，静静站在一旁，倾听诗人当时的内心独白，到底是一种怎样人生豁达，让如此有才华的文学大师能够甘于寂寞，不问人间冷暖，偏爱案头书香味。每个人的一生，无论精彩或落寞，谁能做到完全与外界隔绝？谁能避免经历人生百味？既然是人生，自然少不了与人打交道，交道打得多了，自然衍生出远近亲疏的关系，或许小有所成时门庭若市一座难求，或许龙潜低谷时门前冷落车马稀，皆是冷暖交替的人间常态。

宋代黄公绍在《青玉案·年年社日停针线》中写道：

年年社日停针线，怎忍见、双飞燕。

今日江城春已半，一身犹在，乱山深处，寂寞溪桥畔。

春衫著破谁针线，点点行行泪痕满。

落日解鞍芳草岸，花无人戴，酒无人劝，醉也无人管。

古人却知今人意，全诗描绘一位背井离乡、独自在外打拼的游子，即使逢年过节，也只能独自在外品味孤独，虽有花枝却无人佩戴，虽有美酒却无人劝酒把盏，纵然醉了也无人照管。试想每个为了理想拼尽全力的追梦人，谁不曾徘徊过、品尝过、经历过、痛苦过！行走在人世间，我们应该时刻注意自己的思想，因为它会转变成我们的言辞；应该时刻注意自己的言辞，因为它将转化成我们的行动；应该时刻约束自己的行动，因为它会固化成我们的习惯；更应该时时反思自己的习惯，因为它会决定我们的性格；而性格终将决定我们的命运。由此可见，每个人的命运都来自自己灵魂深处的思想。

　　近读历史才明白，许多英雄豪杰，哪怕再优秀，在滚滚时代洪流中，完全没有能力去对抗，包括一代诗圣杜甫亦如此。话说开创开元盛世的唐玄宗，为了扩大人才选择面，发起一次史上最大规模的科举考试，在全国选拔贤才，李林甫听后害怕不已，缘于朝中大小官员皆由他一手提拔，有才华或者看不惯的早已经被收拾得一干二净，剩下的全是他的门生故吏，但凡朝堂上所提计策不论好坏，立即一大堆马屁精跟上歌功颂德。李林甫担心新选拔来的官员，万一在唐玄宗面前不守规矩，攻击或者揭发他就相当难堪了。

　　不愿冒险的李林甫向唐玄宗提出自己的担忧，大量外人涌入长安，容易引发社会动荡导致治安问题，建议将推荐权交给地方官员，经考核后逐级上报，至于何人合适何人不合适完全由他制定标准。比如李林甫听说某考生常在家与老婆吵架，坚决反对作为候选人上报，身边谋士问他为何，答曰情绪不稳定者不好掌控。至于那些好不容易通过层层考核，被推荐到京城的学子，则要经历近似炼狱般的考试，政治、经济、管理等统统考一遍，只要某个学科考试成绩不理想，即刻失去进入下一关的资格。一番折腾下来，浪费了无数纳税人的真金白银不说，居然一个人才也没有选中。按理说，此结果李林甫应该很难向唐玄宗交差才是，但奸相就是奸相，居然大言不惭地向唐玄宗夸口道，由于皇上文治武功实在了得，我朝已聚集所有优秀人才，朝堂之外居然没有一个贤能值得提拔，此为著名的野无遗贤。事实果真如此吗？答案是否定的，正在李林甫狂拍唐玄宗马屁时，杜甫独自在草堂前大声疾呼苍天无眼，缘于他看到皇帝诏书后，不仅报名了，而且被李林甫毫不留情地刷掉了！

周国平在《人生哲思录》中写道："人皆有弱点，有弱点才是真实的人性。那种自己认为没有弱点的人，一定是浅薄的。那种众人认为没有弱点的人，多半是虚伪的。"由此可见人性具有自私的特性，每个人做事情的出发点都是利己，即使权倾朝野的李林甫同样未能免俗。每个人都会把人性隐藏保护起来，只有关键时刻，人性才会显露无遗，比如泰坦尼克号上男扮女装的逃兵，比如疫情期间你是挺身而出还是明哲保身，你是大公无私还是自私自利，都是固有品格的直接显现。再比如电信诈骗非常猖獗，当然有不法分子挖空心思、专挑老年人下手、连蒙带骗外加威逼利诱。但更大部分骗局诸如中奖、投资高额回报则体现了人性的贪婪，如果你不为之所动，犯罪分子又怎能有机可乘呢？由此可见反诈是一件值得提倡且相当有价值的事情，或是亲人或者好朋友，居然都有相同被诈骗的经历，少则几百元，多则数十万元，不可谓损失不惨重，更有甚者，被骗者一时想不开选择轻生者亦有之。

2021年12月24日上午9点，我正参加一个视频会议，突然接到96110来电，手机来电显示是反诈110。觉得很新鲜，除了有一次忘带钥匙打过110外，一般不麻烦警察叔叔。女警官善意地提醒我，诈骗分子是否给我打过电话或者是否正在给陌生人转账，我明确告知绝对没有。小姐姐很负责，做了一遍常规宣讲，再次询问是否接到过诈骗电话。我明确自己是医疗专家，具备很强的辨别能力，绝对不可能上当受骗，请她放心，如果有问题我会主动联系他们。我以为此事到此结束了，把它就当作繁忙工作中的小插曲。

下午到黄浦区开线下会议，疫情以来，线下会议比较少，会议间隙看到一陌生来电。此类电话我一般直接按掉，但该号码特别像某委办局电话，担心有行业通知，于是按了接听键。原来是辖区民警，再次将早上110的一番言语重复一遍。我再次告知他，一绝对没有接到任何诈骗电话，二目前没有给任何账户转账，请他们放心，同时再次表明身份。他们对我的单位很熟悉，不少民警我都给他们做过手术，本希望表明身份能够打消他们的疑虑，谁知道不论我如何证明，他们就一个要求，希望我当日到现场做一次笔录，以确保我没有受到诈骗。

　　当天行程安排很满，我跟警察叔叔请求可否有别的方式，尽量避免改变行程，专程去做一个跟我毫无瓜葛的笔录。警官很坚持，告知我二十四小时之内若不跟他们碰面，他们只好到家里上门做笔录。想想如此劳烦警官大驾，实在不妥，于是答应当天一定去做笔录。说实话之前从未有过类似经历，一下午我都在琢磨到底被谁诈骗了，为何不自知？转而又想，铁定不存在他们描述的状况。半信半疑间，决定赶去配合工作，做个遵纪守法的好公民。下午5点，开完会第一时间从市中心驾车前往派出所，不巧正好晚上是平安夜，又赶上上海下雨大降温，路上行色匆匆的路人都是赶去与朋友或家人欢聚平安夜，只有我一路堵着去接受反诈教育。想想觉得特别有意义，人间冷暖，此其味也。

　　花了将近一个小时，于傍晚6点一刻抵达派出所，才发现原来与我有相同经历的并非个例，与我一样实际并没有被诈的同志，气呼呼、嘟嘟囔囔往门口走去，边走边摇头，一副相当不爽的样子。犹豫间推开反诈办公室大门，里面没有太多人，看得出接待我的警官似乎情绪不怎么高，想必被动接受了来自潜在"被骗者"不少负能量吧。

　　警官强打精神向我进行反诈宣传和教育，诸如是否下载非法APP等，我将手机直接展示给他看。我的手机屏幕比较干净，除了随申办、交警12123、云医签、腾讯会议、ZOOM、东方航空、航旅纵横等出行、工作APP之外，没有任何可疑APP，我主动出示工作证给他，表明我不可能被诈骗。谁知警官笑笑说，这种情况他们遇到多了，不少大学教授信誓旦旦说不会被骗，到派出所签署承诺书不下十次，最后仍然上当被骗。边上警官更直言高智商未必不会被骗，前几天碰到一个海外留学归来的博士后，莫名其妙被骗了大笔现金，民警善意提醒他时，他反复拍胸口说自己社会阅历、文化水平绝对能够保证不受骗。"很多正在被骗过程中的受害者，往往刻意回避警官告诫，一味听信诈骗人员单方面说辞，最终导致不可挽回的恶劣后果。"

听到此处我突然灵光一闪，眼前警官与我在从医过程中，面对有意回避既往病史的情形是何其相似啊。不论患者如何对天发誓，表白自己绝对没有做过某些导致疾病进展或者变化的事情，医生都会自觉见多识广，对患者自我保证不以为然，甚至患者辩解越多，越是笃定认为患者肯定做了某些医生禁止的事情。想到此处，我突然间释然了，从最初尚有怨气，转而非常理解并配合警官工作，毕竟他们与我素不相识，只希望尽己所能阻止上当受骗，防患于未然，我必须无条件地认真配合。

心态决定态度，心态对了，态度自然就会不一样。我一五一十回应警官每个问题，积极展示全部证据，努力消除他们的疑问。至于警官所述我是否存在有意把诈骗短信或通话记录删掉、规避检查等问题，我反复确认没有上述情况。边上警官适时插播小广告：前几天一对老夫妻，为了"成功"被骗，在警官数次上门劝阻情况下，自己删掉跟骗子的通话和短信记录，让警官们误以为他们具有很强的反诈骗能力。他们如此"努力"，居然为了全力配合骗子，并最终让骗子成功得手。当他们反应过来谁好谁坏时，一切为时已晚，以至于在派出所痛哭流涕、大呼小叫，但已经无济于事了。

两位警官最终确认我肯定不会被骗之后，示意我可以签字回家了。对于我来说，不可能有那么多时间为一件并不存在的事情反复奔走，我向警官提出是否可以签署类似承诺书方式，避免将来再次被通知需要处理此类情况。来，浪费时间；不来，不配合工作。警官起初有些为难，请示领导后，同意自行书写承诺书，意即将来受骗，一切后果自负。其实一个人真的被骗了，除了自己还有旁人能负责吗？签了承诺书，可以避免没有必要的打扰，但也确实为上海警官点赞，他们在努力坚守城市安全的同时，尽可能体现执法的人性化。结束时接待警官提了个小要求：下载反诈APP。我欣然答应了。于他们而言，完成了一个下载任务，于我而言，多了一份安全保障，一举多得，美哉！在我们生活的每一寸土地上，警察守护着法治，医者守护着健康，很多时候，他们所做的每一件事，并非与生俱来的任务，而是一种发自内心的责任。

当真正死到临头，谁能保证自己是永远善良？GREENLAND（《格陵兰》）展现了世界末日即将到来前的疯狂景象：武装部队出动维持治安，疯狂囤积与抢夺粮食，甚至不惜发生流血冲突，世界一片混乱；有些人选择寻欢作乐，大口喝酒面对世界末日，有人慌不择路选择生机，从中可以看到许多人性的 AB 面。当艾莉森带着儿子内森跑进药房，为内森糖尿病寻找胰岛素时，遇上一群少年结伙抢劫，持枪威胁，甚至不惜杀人；当艾莉森带着内森站在路旁招揽顺风车去往北方会合点时，又怎会料到车主正对着内森手上挂着的通行证虎视眈眈。人性的丑陋一遍一遍循环呈现在我们眼前，将一个平素柔弱的女子锻炼成了为命拼命的猛女。正所谓未经他人苦，莫劝他人善。

逢年过节，我们都喜欢祝朋友事业进步、财源广进，可是事业进步的尽头在哪里，财源广进的目标又是什么呢？想想应该知足常乐，事业再进步也到不了世界 500 强，财源再广进也当不了世界首富，生活如此简单，吃穿不愁足矣。你不要逢人就去贩卖你的情怀，兜售你的远大理想，说穿了，买房不买房、结婚不结婚，甚至于生不生孩子都只不过是你自己的事情罢了，完全与他人无关，你一次次跟别人谈你的梦想，不会增加他人对你的敬佩或者好感，无形中只会拉大别人与你之间的距离，毕竟你怀揣如此多想法，谁看到都害怕。曾经认识这样一个朋友，他是江湖上不少人心中的模子，经常从哈尔滨飞到海南，或者从上海飞到乌鲁木齐，仅仅为了吃顿饭或者喝场酒，酒足饭饱之后再次各奔东西。如此貌似留住了感情，却累坏了自己的身体，虽有数亿资产，却空留一堆遗产英年早逝。

成熟的人与普通的人之间区别并不复杂，一个成熟的人不会轻易看不惯，能够更加合理地控制自己的情绪，轻易不会暴跳如雷或情绪失控。当然事物都有两面性，我们既要看到情绪自然流露的不可理喻，也要理解不善掩饰自我情绪的真性情。很多时候面对我们不可明说的场合，我们不论是该聪明点还是偶尔装糊涂，都是一种智慧成熟的表现。

在医者的世界里，需要努力做到利他，即使并非是圣人，古人曾说不为良相，便为良医。做良医首先要学会利他。不可否认存在少数不负责任的医者，将患者作为攫取的对象断骨吸髓，每闻及此，难免为其违背从医初衷愤恨不已。我很反感某些媒体为了吸人眼球，过分渲染医患矛盾来赚取所谓流量，所谓好人不长寿，坏蛋活千岁，是我们看到的表面现象。曾听说过某地一科主任，为人尖酸刻薄，劣迹斑斑，对患者极尽各种盘剥手段，一个简单疾病到他手里都会变成即将病入膏肓，利用信息不对称推荐使用最新最贵的药品或器械，全然不管患者及家属负担。此人在业界名声很臭，据说学生背后都鄙视他，但他自我感觉相当良好，殊不知在很多人眼里，他作为人的属性已荡然无存，是活生生披着白大衣的恶狼吧。

寓所的楼下有一个小花园，是小区居民早起锻炼或晚餐后散步的去处，小花园呈环形分布，连接着一个下沉式广场，广场周边有围墙，围墙上方与步道平齐处散落着数个组团式花坛。疫情开始前不久，一只狸花猫带着一黑一白两只小猫占据了其中一个花坛，并安营扎寨下来。小朋友下楼玩耍时，总喜欢从家里带点食物投喂它们。母猫起初比较警惕，总担心有人趁机偷它孩子，时刻处于戒备状态。随着小猫日渐长大，母猫感觉到居民的善意，慢慢放松戒备，开心享受美食之余，可爱、友好与大家互动，从未发生过抓、挠、咬等事件，渐渐成了小区居民的开心果。突如其来的疫情，改变了很多人的生活方式，直接影响了三只小猫的生活，居委会建议居民听从专家建议，不要给流浪猫、流浪狗投喂，以免造成疫情扩散。老百姓普遍听劝，流浪猫再好玩，总不如自己命珍贵吧，多一事不如少一事，不喂就不喂吧。

此时母猫大约3岁，两只小猫估摸8个多月，尚不具备自己觅食能力，疫情前尚能旱涝保收勉强果腹，疫情后以往对流浪猫无比热情的爱心人士都主动收敛，轻易不给流浪猫喂食。母猫被迫出去觅食，如此一来，母猫尚且不能自保，更遑论如何养活两只小猫了。半个多月时间，两只小猫相继一命呜呼，母猫围着小猫不断高声喊叫，似乎在哭泣，又似乎在责怪曾经喂它们食物的人怎么突然终止了善行。疫情影响方方面面，不单是人，连流浪猫都会瞬间改变命运。人世间的冷暖，背后有无数个体在同甘共苦。

世态炎凉自古有，人间冷暖寻常见！

友人发来自创佘山雪景的作品，触景生情，眼前浮现一段话：忽有故人心上过，回首山河已是冬，他朝若是同淋雪，此生也算共白头。人这一辈子其实很无奈，如我爷爷奶奶这代人，如果没有人给他们记录，可能很多年之后连名字都会被遗忘。正所谓：残门锈锁久不开，灰砖小径覆干苔；无名枯草侵满院，一股辛酸入喉来。忽忆当年高堂在，也曾灶头烧锅台；恍觉如今形影只，故乡无人诉情怀！水暖水寒鱼自知，花开花谢春不管。我决定在未来某个合适时间，尝试记录一下爷爷奶奶、外公外婆的足迹，证明他们曾经来过！

行文至此，本书全稿尚余两章便可完工，为了激励自己，特意将后记赶在 2021 年最后一天最后一刻完成。生活需要仪式感，曾经给自己制订今年完成《刀尖舞春秋·冷暖》的计划，虽略有拖沓，虽原因多多，但好歹勉强将就，只是第五部《净土》，想想颇有些畏难，不知道是否还有勇气继续写。唯愿新的一年，寒辞去冬雪，暖带入春风，开启自性真智慧，笑游清秀山水间！

初稿：2021 - 12 - 31 周五 23：50
修改：2022 - 03 - 17 周四 19：38
校对：2022 - 03 - 29 周二 16：00

图书在版编目(CIP)数据

刀尖舞春秋·冷暖：一名创伤骨科医生讲述的故事/
苏佳灿著. —上海：文汇出版社，2022.8
ISBN 978 - 7 - 5496 - 3815 - 4

Ⅰ. ①刀… Ⅱ. ①苏… Ⅲ. ①骨损伤－病案 Ⅳ.
①R683

中国版本图书馆 CIP 数据核字(2022)第 116932 号

刀尖舞春秋·冷暖

苏佳灿 ◎ 著

责任编辑 / 竺振榕
封面装帧 / 薛　冰

出版发行 / 文汇出版社
　　　　　上海市威海路 755 号
　　　　　(邮政编码 200041)
经　　销 / 全国新华书店
排　　版 / 南京展望文化发展有限公司
印刷装订 / 上海颛辉印刷厂有限公司
版　　次 / 2022 年 8 月第 1 版
印　　次 / 2022 年 8 月第 1 次印刷
开　　本 / 720×960　1/16
字　　数 / 232 千字
印　　张 / 16.75

ISBN 978 - 7 - 5496 - 3815 - 4
定　　价 / 39.00 元